Ergänzung

Durch die Veröffentlichung der Heilmittel-Richtlinien im Bundesanzeiger am 09. Juni 2004 und durch das gemeinsame Rundschreiben der Spitzenverbände der Krankenkassen vom 15. Juni 2004 haben sich noch kurzfristig Änderungen gegenüber der hier abgedruckten Fassung ergeben.

- **Seite 87**
  SB5 Gelenkerkrankungen/Störung der Gelenkfunktion *mit prognostisch länger dauerndem Behandlungsverlauf.* Der kursiv gedruckte Text wurde in Spalte 1 eingefügt.

- **Seite 143, Block 3**
  Neben der Verordnungsmenge und dem Heilmittel ist stets die **Behandlungsfrequenz je Woche** *anzugeben.* Dies ersetzt den Text unter dem letzten Spiegelstrich in Block 3.

- **Seite 143, Block 4**
  Für die Ergotherapie ist auf dem Verordnungsblatt ein **dreistelliger Indikationsschlüssel** anzugeben (vierstellig nur bei Physiotherapie), z.B. bei Apoplex EN2, da die Leitsymptomatik im Bereich Ergotherapie nicht verschlüsselt, sondern nur als Text eingetragen werden muss.

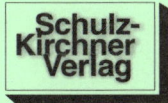
Schulz-Kirchner Verlag

Deutscher Verband der Ergotherapeuten e.V. (Hrsg.)

Reinhild Ferber
Mathias Gans

Indikationskatalog Ergotherapie
Die Darstellung des derzeitigen Spektrums der Ergotherapie in der Sozialversicherung

Inhalt

Inhalt

1 Einleitung

Die Protestaktionen im Jahre 1996 um die „Gestaltungsleistungen" führten dazu, dass zum 1. Juli 1997 mit dem GKV-Neuordnungsgesetz von Bundesgesundheitsminister Seehofer das so genannte „Partnerschaftsmodell" eingeführt wurde. **Heilmittel-Richtlinien** (HMR) nach § 92 und **Rahmenempfehlungen** nach § 125 SGB V sollen die medizinisch notwendigen Leistungen im Heilmittelbereich und die Zusammenarbeit zwischen Ärzten und Therapeuten regeln. Nach einer mehrjährigen Verhandlungszeit traten am 1. Juli 2001 die Heilmittel-Richtlinien mit dem Maßnahmenkatalog Ergotherapie und am 1. August 2001 die Rahmenempfehlungen mit der dazugehörigen Leistungsbeschreibung Ergotherapie in Kraft.

Mit dem im Juli 2001 erschienenen Indikationskatalog für die **ambulante** Ergotherapie hat der Deutsche Verband der Ergotherapeuten e.V. (DVE) die beiden, in dieser Form noch nie da gewesenen, Leitlinien miteinander verzahnt und damit einen Katalog geschaffen, der die Leistungen der ambulanten Ergotherapie im Rahmen der gesetzlichen Krankenversicherung (GKV) darstellt. Er war eine große Hilfestellung bei der Umsetzung der neuen Richtlinien und ein gutes, komprimiertes Nachschlagewerk für den Praxisalltag.

Die letzten Jahre waren für die deutsche Ergotherapie eine sehr ereignisreiche Zeit. In erster Linie wird dies im Hinblick auf die inhaltliche Weiterentwicklung des Berufes deutlich. Die Ergotherapie muss sich den Innovationen in der Medizin, der Psychologie, der Soziologie und anderen Entwicklungen anpassen. Der Ruf nach Wirksamkeitsnachweisen in der Ergotherapie wird immer lauter und erfordert ein entsprechendes Handeln. Die Situation im Heilmittelbereich, zu dem auch die Ergotherapie gehört, hat durch die massiven Probleme im Gesundheitswesen allerdings eine besondere Dynamik entwickelt. Durch den immer größer werdenden Budgetdruck waren und sind alle Beteiligten gezwungen, den Berufsgruppen der Heilmittelerbringer bestimmte Leistungen im Detail zuzuordnen.

Im Jahr 2003 verstärkte sich der Ruf nach Einsparungen im Gesundheitswesen und die Vorgaben des Bundesministeriums für Gesundheit und Soziale Sicherung (BMGS) führten dazu, dass zum 1. Januar 2004 das Gesetz zur Modernisierung der Gesetzlichen Krankenversicherung (GMG) in Kraft trat. Zeitgleich wurden die Heilmittel-Richtlinien samt der Kataloge vom Gemeinsamen Bundesausschuss (G-BA) komplett überarbeitet und traten am 1. Juli 2004 in Kraft. Es wird deutlich, dass bei allen derzeitigen Diskussionen nicht mehr die medizinisch notwendige Versorgung im Vordergrund der Überlegungen steht, sondern primär ökonomische Aspekte das Denken bestimmen.

Am 1.1.2000 hat der Gesetzgeber im Gesundheitsreformgesetz festgelegt, dass alle Krankenhäuser zukünftig ihre Vergütung nach einem neuen System erhalten. Die Abrechnung über Abteilungspflegesätze wurde am 1.1.2004 durch die Vergütung über die German-Diagnosis Related Groups (G-DRG) abgelöst.

Im stationären Bereich hat der DVE keine direkten Mitwirkungsrechte. Das heißt, alle systemtechnischen und inhaltlichen Fragen werden ohne Beteiligung des DVE entschieden, auch die konkreten Fragen bezüglich ergotherapeutischer Leistungen. Aus diesem Grunde ist der DVE eigenständig tätig geworden. In den letzten beiden Jahren arbeiteten Kolleginnen und Kollegen daran, eine Leistungsbeschreibung Ergotherapie für die Krankenhausbehandlung zu erstellen. Dabei bildete die Leistungsbeschreibung aus dem ambulanten Bereich die Grundlage. Ein wichtiges Ziel dabei ist es, auch für den stationären Sektor eine gemeinsame Ausgangsbasis für alle in der ergotherapeutischen Behandlung Tätigen zu entwickeln.

Viele, wenn nicht sogar die meisten Inhalte dieses Indikationskataloges treffen auf den ambulanten wie den stationären Bereich zu, einige Kapitel sind jedoch auch unterschiedlich. So konnte diese Neuauflage um diverse Kapitel für den stationären Bereich erweitert werden. Durch die gewollte Zusammenfassung beider Bereiche in einem Buch werden Gemeinsamkeiten und Unterschiede deutlich und auch die politisch gewollte Verzahnung zwischen stationär und ambulant kann hier dargestellt werden.

Die grundlegende Überarbeitung der Heilmittel-Richtlinien und die Einarbeitung der Vorgaben für den stationären Bereich führten dazu, dass eine völlig überarbeitete Ausgabe des Indikationskataloges erstellt werden musste. Mit dem vorliegenden Buch wird vor dem Hintergrund der vermehrten und auch vom Gesetzgeber geforderten Bestrebungen nach Qualitätssicherung der Standard der **ambulanten** und **stationären** Ergotherapie definiert. Er gibt damit Kolleginnen und Kollegen, Kostenträgern, Ärzten und anderen Vertretern der Gesundheitsberufe einen Überblick über das derzeitige Spektrum der ergotherapeutischen Versorgung in der Sozialversicherung.

Der Indikationskatalog erhebt nicht den Anspruch auf Vollständigkeit. Dennoch hoffen wir, dass er als Basis für alle Kolleginnen und Kollegen gelten kann, damit die ergotherapeutische Behandlung vergleichbar und damit auch überprüfbar wird.

Die Grundlage für diese jetzt vorliegende Neuerscheinung ist der 2001 erschienene Indikationskatalog für die ambulante Ergotherapie. Etliches konnte übernommen werden und daher nochmals ein Dank an alle damaligen Autoren. Ein herzliches Dankeschön geht auch an diejenigen, die als Unterstützung für die jetzige Ausgabe zur Verfügung standen und an Carola Habermann, die insbesondere für den Bereich der Befunderhebung Pate stand.

2 Gesetzliche Grundlagen

Die Sozialgesetzgebung in Deutschland ist ein extrem kompliziertes und unüberschaubares Regelungswerk. In diesem Kapitel sind die für Ergotherapeuten relevanten Gesetze und Auszüge daraus zusammengestellt.

Besonderes Augenmerk wurde dabei auf das SGB V gelegt, nicht nur, weil dort die ambulante Versorgung mit dem Heilmittel Ergotherapie sowie die Krankenhausbehandlung geregelt ist, sondern auch, weil im SGB V Grundlegendes für die anderen Sozialgesetzbücher festgeschrieben ist.

Gliederung des Sozialgesetzbuches (SGB)

SGB I   Allgemeiner Teil

SGB II   Grundsicherung für Arbeit Suchende

SGB III   Arbeitsförderung

SGB IV   Gemeinsame Vorschriften für die Sozialversicherung

SGB V   Gesetzliche Krankenversicherung

SGB VI   Gesetzliche Rentenversicherung

SGB VII   Gesetzliche Unfallversicherung

SGB VIII   Kinder- und Jugendhilfe

SGB IX   Rehabilitation und Teilhabe behinderter Menschen

SGB X   Verwaltungsverfahren

SGB XI   Soziale Pflegeversicherung

SGB XII   Sozialhilfe (früher BSHG)

Allgemeine Versorgungsaspekte

Im **stationären Bereich** sind neben der Gesetzlichen Krankenversicherung (SGB V) und der Privaten Krankenversicherung (PKV) auch die Rentenversicherungsträger (SGB VI) und die Unfallversicherungsträger (SGB VII) die Kostenträger.

Kostenträger im **ambulanten Bereich** sind im großen Umfang lediglich die Gesetzliche Krankenversicherung (SGB V), im geringeren Umfang sind es die Unfallversicherungsträger (SGB VII) und die Private Krankenversicherung (PKV), vereinzelt auch Rentenversicherungsträger (SGB VI) und andere.

Von größerer Bedeutung für die Übernahme ambulanter ergotherapeutischer Leistungen werden neben der GKV zunehmend andere Kostenträger. So wird zukünftig die ambulante Rehabilitation einen größeren Stellenwert erhalten. Als Qualitätssicherungsinstrument entwickeln die Kostenträger für viele Versorgungsleistungen Richtlinien, Leitlinien oder Rahmenempfehlungen. Der DVE steht als kompetenter Gesprächspartner jederzeit zur Verfügung und versucht ein Mitspracherecht in all den Arbeitsgruppen zu erhalten, die sich mit der Festschreibung solcher ergotherapeutischer Leistungen befassen.

Nachfolgend sind in Auszügen Leistungen und Leistungserbringer der einzelnen Gesetzbücher aufgeführt. Dazu gibt es selbstverständlich noch andere Kostenträger wie Gemeinde, Land und Bund sowie völlig private Kostenträger.

Wegen der besonderen Bedeutung als wichtigster Kostenträger für die stationäre und ambulante Versorgung wird zuerst auf das **SGB V** eingegangen, die anderen Gesetzbücher werden im Anschluss zitiert.

SGB V   Gesetzliche Krankenversicherung

Die Regelungen für die Versorgungsbereiche der gesetzlichen Krankenversicherung sind im Sozialgesetzbuch V, kurz SGB V genannt, festgeschrieben.
Für die ambulante Versorgung mit dem Heilmittel Ergotherapie gibt es im SGB V bereits besondere Regelungen wie § 92 Heilmittel-Richtlinien, § 124 Zulassung und § 125 Rahmenempfehlungen und Verträge. Die Ergotherapie ist in diesem Zusammenhang ein anerkanntes Heilmittel. Für den stationären Bereich gibt es auch im SGB V keine besonderen Regelungen für das Erbringen von ergotherapeutischen Leistungen.

Zur Verdeutlichung sind nachfolgend **Auszüge** aus einigen wichtigen Paragraphen des **SGB V** (Stand: 1. Januar 2004) abgedruckt, auf die sich die späteren Kapitel dieses Indikationskataloges in der Hauptsache beziehen.
Die einzelnen Paragraphen, die die Qualitätssicherung der stationären Versorgung regeln sollen, wurden hier aufgrund ihrer Komplexität und ihres Umfanges nicht aufgeführt.

Nicht alle Paragraphen sind hier in Gänze abgedruckt.

Erstes Kapitel
Allgemeine Vorschriften

§ 1   Solidarität und Eigenverantwortung
Die Krankenversicherung als Solidargemeinschaft hat die Aufgabe, die Gesundheit der Versicherten zu erhalten, wiederherzustellen oder ihren Gesundheitszustand zu bessern. Die Versicherten sind für ihre Gesundheit mitverantwortlich; sie sollen durch eine gesundheitsbewusste Lebensführung, durch frühzeitige Beteiligung an gesundheitlichen Vorsorgemaßnahmen sowie durch aktive Mitwirkung an Krankenbehandlung und Rehabilitation dazu beitragen, den Eintritt von Krankheit und Behinderung zu vermeiden oder ihre Folgen zu überwinden. Die Krankenkassen haben den Versicherten dabei durch Aufklärung, Beratung und Leistungen zu helfen und auf gesunde Lebensverhältnisse hinzuwirken.

§ 2 Leistungen

(1) Die Krankenkassen stellen den Versicherten die im 3. Kapitel genannten Leistungen unter Beachtung des Wirtschaftlichkeitsgebots (§ 12) zur Verfügung, soweit diese Leistungen nicht der Eigenverantwortung der Versicherten zugerechnet werden. Behandlungsmethoden, Arznei- und Heilmittel der besonderen Therapierichtungen sind nicht ausgeschlossen. Qualität und Wirksamkeit der Leistungen haben dem allgemein anerkannten Stand der medizinischen Erkenntnisse zu entsprechen und den medizinischen Fortschritt zu berücksichtigen.

(2) Die Versicherten erhalten die Leistungen als Sach- und Dienstleistungen, soweit dieses Buch nichts Abweichendes vorsieht. Über die Erbringung der Sach- und Dienstleistungen schließen die Krankenkassen nach den Vorschriften des 4. Kapitels Verträge mit den Leistungserbringern.

(3) Bei der Auswahl der Leistungserbringer ist ihre Vielfalt zu beachten. Den religiösen Bedürfnissen der Versicherten ist Rechnung zu tragen.

(4) Krankenkassen, Leistungserbringer und Versicherte haben darauf zu achten, dass die Leistungen wirksam und wirtschaftlich erbracht und nur im notwendigen Umfang in Anspruch genommen werden.

§ 4 Krankenkassen

(2) Die Krankenversicherung ist in folgende Kassenarten gegliedert: Allgemeine Ortskrankenkassen, Betriebskrankenkassen, Innungskrankenkassen, die See-Krankenkasse, Landwirtschaftliche Krankenkassen, die Bundesknappschaft als Träger der knappschaftlichen Krankenversicherung, Ersatzkassen.

Drittes Kapitel
Leistungen der Krankenversicherung

§ 27 Krankenbehandlung

(1) Versicherte haben Anspruch auf Krankenbehandlung, wenn sie notwendig ist, um eine Krankheit zu erkennen, zu heilen, ihre Verschlimmerung zu verhüten oder Krankheitsbeschwerden zu lindern. Die Krankenbehandlung umfasst:
3. Versorgung mit Arznei-, Verband-, Heil- und Hilfsmitteln
5. Krankenhausbehandlung
6. Leistungen zur medizinischen Rehabilitation und ergänzende Leistungen
Bei der Krankenbehandlung ist den besonderen Bedürfnissen psychisch Kranker Rechnung zu tragen, insbesondere bei der Versorgung mit Heilmitteln und bei der medizinischen Rehabilitation.

§ 32 Heilmittel

(1) Versicherte haben Anspruch auf Versorgung mit Heilmitteln, soweit sie nicht nach § 34 ausgeschlossen sind. Für nicht nach Satz 1 ausgeschlossene Heilmittel bleibt § 92 unberührt.

(2) Versicherte, die das 18. Lebensjahr vollendet haben, haben zu den Kosten der Heilmittel als Zuzahlung den sich nach § 61 Satz 3 ergebenden Betrag an die abgebende Stelle zu leisten.

§ 39 Krankenhausbehandlung

(1) Die Krankenhausbehandlung wird vollstationär, teilstationär, vor- und nachstationär (§ 115a) sowie ambulant (§ 115b) erbracht. Versicherte haben Anspruch auf vollstationäre Behandlung in einem zugelassenen Krankenhaus (§ 108), wenn die Aufnahme nach Prüfung durch das Krankenhaus erforderlich ist, weil das Behandlungsziel nicht durch teilstationäre, vor- und nachstationäre oder ambulante Behandlung einschließlich häuslicher Krankenpflege erreicht werden kann. Die Krankenhausbehandlung umfasst im Rahmen des Versorgungsauftrags des Krankenhauses alle Leistungen, die im Einzelfall nach Art und Schwere der Krankheit für die medizinische Versorgung der Versicherten im Krankenhaus notwendig sind, insbesondere ärztliche Behandlung (§ 28 Abs. 1), Krankenpflege, Versorgung mit Arznei-, Heil- und Hilfsmitteln, Unterkunft und Verpflegung.

§ 40 Leistungen zur medizinischen Rehabilitation

(1) Reicht bei Versicherten eine ambulante Krankenbehandlung nicht aus, um die in § 11 Abs. 2 beschriebenen Ziele zu erreichen, kann die Krankenkasse aus medizinischen Gründen erforderliche ambulante Rehabilitationsleistungen in Rehabilitationseinrichtungen, für die ein Versorgungsvertrag nach § 111 besteht, oder, soweit dies für eine bedarfsgerechte, leistungsfähige und wirtschaftliche Versorgung der Versicherten mit medizinischen Leistungen ambulanter Rehabilitation erforderlich ist, in wohnortnahen Einrichtungen erbringen.

§ 42 Belastungserprobung und Arbeitstherapie

Versicherte haben Anspruch auf Belastungserprobung und Arbeitstherapie, wenn nach den für andere Träger der Sozialversicherung geltenden Vorschriften solche Leistungen nicht erbracht werden können.

§ 61 Zuzahlungen

Zuzahlungen, die Versicherte zu leisten haben, betragen 10 vom Hundert des Abgabepreises, mindestens jedoch 5 Euro und höchstens 10 Euro; allerdings jeweils nicht mehr als die Kosten des Mittels. Als Zuzahlungen zu stationären Maßnahmen werden je Kalendertag 10 Euro erhoben. Bei Heilmitteln und häuslicher Krankenpflege beträgt die Zuzahlung 10 vom Hundert der Kosten sowie 10 Euro je Verordnung. Geleistete Zuzahlungen sind von dem zum Einzug Verpflichteten gegenüber dem Versicherten zu quittieren; ein Vergütungsanspruch hierfür besteht nicht.

Viertes Kapitel
Beziehungen der Krankenkassen zu den Leistungserbringern

§ 84 Arzneimittel- und Heilmittelbudget; Richtgrößen

(1) Die Landesverbände der Krankenkassen und die Verbände der Ersatzkassen gemeinsam und einheitlich und die Kassenärztliche Vereinigung treffen zur Sicherstellung der vertragsärztlichen Versorgung mit Arznei- und Verbandmitteln bis zum 30. November für das jeweils folgende Kalenderjahr eine Arzneimittelvereinbarung. Die Vereinbarung umfasst

3. ein Ausgabenvolumen für die insgesamt von den Vertragsärzten nach § 31 veranlassten Leistungen,

4. Versorgungs- und Wirtschaftlichkeitsziele und konkrete, auf die Umsetzung dieser Ziele ausgerichtete Maßnahmen (Zielvereinbarungen), insbesondere zur Information und Beratung und

5. Kriterien für Sofortmaßnahmen zur Einhaltung des vereinbarten Ausgabenvolumens innerhalb des laufenden Kalenderjahres.

(2) Bei der Anpassung des Ausgabenvolumens nach Absatz 1 Nr. 1 sind insbesondere zu berücksichtigen

1. Veränderungen der Zahl und Altersstruktur der Versicherten,
2. Veränderungen der Preise der Arznei- und Verbandmittel,
3. Veränderungen der gesetzlichen Leistungspflicht der Krankenkassen,
4. Änderungen der Richtlinien des Gemeinsamen Bundesausschusses nach § 92 Abs. 1 Nr. 6,
5. der wirtschaftliche und qualitätsgesicherte Einsatz innovativer Arzneimittel,
6. Veränderungen der sonstigen indikationsbezogenen Notwendigkeit und Qualität bei der Arzneimittelverordnung auf Grund von getroffenen Zielvereinbarungen nach Absatz 1 Nr. 2,
7. Veränderungen des Verordnungsumfangs von Arznei- und Verbandmitteln auf Grund von Verlagerungen zwischen den Leistungsbereichen und
8. Ausschöpfung von Wirtschaftlichkeitsreserven entsprechend den Zielvereinbarungen nach Absatz 1 Nr. 2.

(4) Werden die Zielvereinbarungen nach Absatz 1 Nr. 2 erfüllt, entrichten die beteiligten Krankenkassen auf Grund einer Regelung der Parteien der Gesamtverträge auch unabhängig von der Einhaltung des vereinbarten Ausgabenvolumens nach Absatz 1 Nr. 1 einen vereinbarten Bonus an die Kassenärztliche Vereinigung.

(8) Die Absätze 1 bis 7 sind für Heilmittel unter Berücksichtigung der besonderen Versorgungs- und Abrechnungsbedingungen im Heilmittelbereich entsprechend anzuwenden.

§ 92 Richtlinien der Bundesausschüsse

(1) Der Gemeinsame Bundesausschuss beschließt die zur Sicherung der ärztlichen Versorgung erforderlichen Richtlinien über die Gewähr für eine ausreichende, zweckmäßige und wirtschaftliche Versorgung der Versicherten; dabei ist den besonderen Erfordernissen der Versorgung psychisch Kranker Rechnung zu tragen, vor allem bei den Leistungen zur Belastungserprobung und Arbeitstherapie; er kann dabei die Erbringung und Verordnung von Leistungen oder Maßnahmen einschränken oder ausschließen, wenn nach dem allgemein anerkannten Stand der medizinischen Erkenntnisse der diagnostische oder therapeutische Nutzen, die medizinische Notwendigkeit oder die Wirtschaftlichkeit nicht nachgewiesen sind. Er soll insbesondere Richtlinien beschließen über die

1. ärztliche Behandlung,
2. zahnärztliche Behandlung einschließlich der Versorgung mit Zahnersatz sowie kieferorthopädische Behandlung,
3. Maßnahmen zur Früherkennung von Krankheiten,
4. ärztliche Betreuung bei Schwangerschaft und Mutterschaft,
5. Einführung neuer Untersuchungs- und Behandlungsmethoden,
6. Verordnung von Arznei-, Verband-, Heil- und Hilfsmitteln, Krankenhausbehandlung, häuslicher Krankenpflege und Soziotherapie,
7. Beurteilung der Arbeitsunfähigkeit,
8. Verordnung von im Einzelfall gebotenen medizinischen Leistungen und die

Beratung über die medizinischen, berufsfördernden und ergänzenden Leistungen zur Rehabilitation,

9. Bedarfsplanung,

10. medizinischen Maßnahmen zur Herbeiführung einer Schwangerschaft nach § 27 a Abs. 1,

11. Maßnahmen nach den §§ 24 a und 24 b

12. Verordnung von Krankentransporten.

(6) In den Richtlinien nach Absatz 1 Satz 2 Nr. 6 sind insbesondere zu regeln

1. der Katalog verordnungsfähiger Heilmittel,

2. die Zuordnung der Heilmittel zu Indikationen,

3. die Besonderheiten bei Wiederholungsverordnungen und

4. Inhalt und Umfang der Zusammenarbeit des verordnenden Vertragsarztes mit dem jeweiligen Heilmittelerbringer.

Vor der Entscheidung des Gemeinsamen Bundesausschusses über die Richtlinien zur Verordnung von Heilmitteln nach Absatz 1 Satz 2 Nr. 6 ist den in § 125 Abs. 1 Satz 1 genannten Organisationen der Leistungserbringer Gelegenheit zur Stellungnahme zu geben; die Stellungnahmen sind in die Entscheidung einzubeziehen.

Dritter Abschnitt
Beziehungen zu Krankenhäusern und anderen Einrichtungen

§ 107 Krankenhäuser, Vorsorge- oder Rehabilitationseinrichtungen

(1) Krankenhäuser im Sinne dieses Gesetzbuches sind Einrichtungen, die

1. der Krankenhausbehandlung oder Geburtshilfe dienen,

2. fachlich-medizinisch unter ständiger ärztlicher Leitung stehen, über ausreichende, ihrem Versorgungsauftrag entsprechende diagnostische und therapeutische Möglichkeiten verfügen und nach wissenschaftlich anerkannten Methoden arbeiten,

3. mit Hilfe von jederzeit verfügbarem ärztlichem, Pflege-, Funktions- und medizinisch-technischem Personal darauf eingerichtet sind, vorwiegend durch ärztliche und pflegerische Hilfeleistung Krankheiten der Patienten zu erkennen, zu heilen, ihre Verschlimmerung zu verhüten, Krankheitsbeschwerden zu lindern oder Geburtshilfe zu leisten, und in denen

4. die Patienten untergebracht und verpflegt werden können.

(2) Vorsorge- oder Rehabilitationseinrichtungen im Sinne dieses Gesetzbuchs sind Einrichtungen, die

1. der stationären Behandlung der Patienten dienen, um

a. eine Schwächung der Gesundheit, die in absehbarer Zeit voraussichtlich zu einer Krankheit führen würde, zu beseitigen oder einer Gefährdung der gesundheitlichen Entwicklung eines Kindes entgegenzuwirken (Vorsorge) oder

b. eine Krankheit zu heilen, ihre Verschlimmerung zu verhüten oder Krankheitsbeschwerden zu lindern oder im Anschluss an Krankenhausbehandlung den dabei erzielten Behandlungserfolg zu sichern oder zu festigen, auch mit dem Ziel, eine drohende Behinderung oder Pflegebedürftigkeit abzuwenden, zu beseitigen, zu mindern, auszugleichen, ihre Verschlimmerung zu verhüten oder ihre Folgen zu mildern (Rehabilitation), wobei Leistungen der aktivierenden Pflege nicht von den Krankenkassen übernommen werden dürfen.

2. fachlich-medizinisch unter ständiger ärztlicher Verantwortung und unter Mitwirkung von besonders geschultem Personal darauf eingerichtet sind, den Gesund-

heitszustand der Patienten nach einem ärztlichen Behandlungsplan vorwiegend durch Anwendung von Heilmitteln einschließlich Krankengymnastik, Bewegungstherapie, Sprachtherapie oder Arbeits- und Beschäftigungstherapie, ferner durch andere geeignete Hilfen, auch durch geistige und seelische Einwirkungen, zu verbessern und den Patienten bei der Entwicklung eigener Abwehr- und Heilungskräfte zu helfen, und in denen

3. die Patienten untergebracht und verpflegt werden können.

Fünfter Abschnitt
Beziehungen zu Leistungserbringern von Heilmitteln

§ 124 Zulassung

(1) Heilmittel, die als Dienstleistungen abgegeben werden, insbesondere Leistungen der physikalischen Therapie, der Sprachtherapie oder der Ergotherapie, dürfen an Versicherte nur von zugelassenen Leistungserbringern abgegeben werden.

(2) Zuzulassen ist, wer
1. die für die Leistungserbringung erforderliche Ausbildung sowie eine entsprechende zur Führung der Berufsbezeichnung berechtigende Erlaubnis besitzt,
2. über eine Praxisausstattung verfügt, die eine zweckmäßige und wirtschaftliche Leistungserbringung gewährleistet, und
3. die für die Versorgung der Versicherten geltenden Vereinbarungen anerkennt.
Ein zugelassener Leistungserbringer von Heilmitteln ist in einem weiteren Heilmittelbereich zuzulassen, sofern er für diesen Bereich die Voraussetzungen des Satzes 1 Nr. 2 und 3 erfüllt und eine oder mehrere Personen beschäftigt, die die Voraussetzungen des Satzes 1 Nr. 1 nachweisen.

(3) Krankenhäuser, Rehabilitationseinrichtungen und ihnen vergleichbare Einrichtungen dürfen die in Absatz 1 genannten Heilmittel durch Personen abgeben, die die Voraussetzungen nach Absatz 2 Nr. 1 erfüllen; Absatz 2 Nr. 2 und 3 gilt entsprechend.

(4) Die Spitzenverbände der Krankenkassen gemeinsam geben Empfehlungen für eine einheitliche Anwendung der Zulassungsbedingungen nach Absatz 2 ab. Die für die Wahrnehmung der wirtschaftlichen Interessen maßgeblichen Spitzenorganisationen der Leistungserbringer auf Bundesebene sollen gehört werden.

(5) Die Zulassung wird von den Landesverbänden der Krankenkassen, den Verbänden der Ersatzkassen sowie der See-Krankenkasse erteilt. Die Zulassung berechtigt zur Versorgung der Versicherten.

(6) Die Zulassung kann widerrufen werden, wenn der Leistungserbringer nach Erteilung der Zulassung die Voraussetzungen nach Absatz 2 Nr. 1, 2 oder 3 nicht mehr erfüllt. Die Zulassung kann auch widerrufen werden, wenn der Leistungserbringer die Fortbildung nicht innerhalb der Nachfrist gemäß § 125 Abs. 2 Satz 3 erbringt. Absatz 5 Satz 1 gilt entsprechend.

§ 125 Rahmenempfehlungen und Verträge

(1) Die Spitzenverbände der Krankenkassen gemeinsam und einheitlich und die für die Wahrnehmung der Interessen der Heilmittelerbringer maßgeblichen Spitzenorganisationen auf Bundesebene sollen unter Berücksichtigung der Richtlinien nach § 92 Abs. 1 Satz 2 Nr. 6 gemeinsam Rahmenempfehlungen über die einheitliche Versorgung mit Heilmitteln abgeben; es kann auch mit den für den jeweiligen Leistungsbereich maßgeblichen Spitzenorganisationen eine gemeinsame entsprechende Rahmen-

empfehlung abgegeben werden. Vor Abschluss der Rahmenempfehlungen ist der Kassenärztlichen Bundesvereinigung Gelegenheit zur Stellungnahme zu geben. Die Stellungnahme ist in den Entscheidungsprozess der Partner der Rahmenempfehlungen einzubeziehen. In den Rahmenempfehlungen sind insbesondere zu regeln:

1. Inhalt der einzelnen Heilmittel einschließlich Umfang und Häufigkeit ihrer Anwendungen im Regelfall sowie deren Regelbehandlungszeit,
2. Maßnahmen zur Fortbildung und Qualitätssicherung, die die Qualität der Behandlung, der Versorgungsabläufe und der Behandlungsergebnisse umfassen,
3. Inhalt und Umfang der Zusammenarbeit des Heilmittelerbringers mit dem verordnenden Vertragsarzt,
4. Maßnahmen der Wirtschaftlichkeit der Leistungserbringung und deren Prüfung und
5. Vorgaben für Vergütungsstrukturen.

(2) Über die Einzelheiten der Versorgung mit Heilmitteln sowie über die Preise und deren Abrechnung und die Verpflichtung zur Fortbildung der Leistungserbringer schließen die Landesverbände der Krankenkassen sowie die Verbände der Ersatzkassen mit Wirkung für ihre Mitgliedskassen Verträge mit Leistungserbringern oder Verbänden der Leistungserbringer; die vereinbarten Preise sind Höchstpreise. Wird die Fortbildung gegenüber den Landesverbänden der Krankenkassen sowie den Verbänden der Ersatzkassen nicht nachgewiesen, sind in den Verträgen nach Satz 1 Vergütungsabschläge vorzusehen. Dem Leistungserbringer ist eine Frist zu setzen, innerhalb derer er die Fortbildung nachholen kann.

SGB III   Arbeitsförderung

Es werden insbesondere Maßnahmen zur Eingliederung und/oder Wiedereingliederung in die Berufstätigkeit gewährt, wenn körperlich, geistig oder seelisch beeinträchtigte Personen, die wegen Art oder Schwere der Behinderung nicht nur vorübergehend wesentlich beeinträchtig sind, geminderte Aussichten haben, beruflich eingegliedert zu werden oder zu bleiben (siehe § 19 SGB III).

Die berufliche Rehabilitation umfasst alle Maßnahmen und Hilfen, die erforderlich sind, die dauerhafte Eingliederung oder Wiedereingliederung behinderter Menschen in Arbeit, Beruf und Gesellschaft zu erreichen. Rechtliche Grundlage ist vor allem das SGB III. Für die berufsfördernden Maßnahmen und Hilfen sowie die entsprechende finanzielle Förderung zur Ersteingliederung ist in der Regel die Agentur für Arbeit zuständig.

Ergotherapeuten sind in diesem Bereich stationär oder teilstationär tätig. Es gibt auch einige wenige ambulant Tätige, die über diesen Kostenträger abrechnen.

Richtlinien, Leitlinien oder Rahmenempfehlungen, in denen die ergotherapeutische Leistung geregelt ist, gibt es in diesem Bereich unseres Wissens nach nicht.

SGB VI   Gesetzliche Rentenversicherung

§ 9   Aufgabe der Leistungen zur Teilhabe

Die Rentenversicherung erbringt Leistungen zur medizinischen Rehabilitation, Leistungen zur Teilhabe am Arbeitsleben sowie ergänzende Leistungen, um

1. den Auswirkungen einer Krankheit oder einer körperlichen, geistigen oder seelischen Behinderung auf die Erwerbsfähigkeit der Versicherten entgegenzuwirken oder sie zu überwinden und
2. dadurch Beeinträchtigungen der Erwerbsfähigkeit der Versicherten oder ihr vorzeitiges Ausscheiden aus dem Erwerbsleben zu verhindern oder sie möglichst dauerhaft in das Erwerbsleben wiedereinzugliedern

Die Leistungen zur Teilhabe haben Vorrang vor Rentenleistungen, die bei erfolgreichen Leistungen zur Teilhabe nicht oder voraussichtlich erst zu einem späteren Zeitpunkt zu erbringen sind.

Ergotherapeuten sind in diesem Bereich stationär oder teilstationär tätig, es gibt auch einige wenige ambulant Tätige, die über diesen Kostenträger abrechnen.

Für die Rentenversicherungsträger gibt es schon einige Festlegungen, die so genannten BAR-Richtlinien. Sie regeln allerdings weniger den Inhalt der Leistung als vielmehr die räumlichen, sächlichen und personellen Voraussetzungen (vergleichbar mit den Zulassungsempfehlungen nach § 124 SGB V für die ambulante Leistungserbringung). Zusätzlich orientiert sich die BfA (Bundesversicherungsanstalt für Angestellte) an der von ihr entwickelten Klassifikation therapeutischer Leistungen in der medizinischen Rehabilitation (KTL). Im KTL sind fachgebietsgebundene Leistungseinheiten definiert.

SGB VII   Gesetzliche Unfallversicherung

§ 1   Prävention, Rehabilitation, Entschädigung

(1) Aufgabe der Unfallversicherung ist es, nach Maßgabe der Vorschriften dieses Buches
1. mit allen geeigneten Mitteln Arbeitsunfälle und Berufskrankheiten sowie arbeitsbedingte Gesundheitsgefahren zu verhüten,
2. nach Eintritt von Arbeitsunfällen oder Berufskrankheiten die Gesundheit und die Leistungsfähigkeit der Versicherten mit allen geeigneten Mitteln wiederherzustellen und sie oder ihre Hinterbliebenen durch Geldleistungen zu entschädigen.

§ 26   Grundsatz

(1) Versicherte haben nach Maßgabe der folgenden Vorschriften und unter Beachtung des Neunten Buches Anspruch auf Heilbehandlung einschließlich Leistungen zur medizinischen Rehabilitation, auf Leistungen zur Teilhabe am Arbeitsleben und am Leben in der Gemeinschaft, auf ergänzende Leistungen, auf Leistungen bei Pflegebedürftigkeit sowie auf Geldleistungen.

§ 27   Umfang der Heilbehandlung

(1) Die Heilbehandlung umfasst insbesondere
1. Erstversorgung,
2. ärztliche Behandlung,

3. zahnärztliche Behandlung einschließlich der Versorgung mit Zahnersatz,
4. Versorgung mit Arznei-, Verband-, Heil- und Hilfsmitteln,
5. häusliche Krankenpflege,
6. Behandlung in Krankenhäusern und Rehabilitationseinrichtungen
7. Leistungen zur medizinischen Rehabilitation nach § 26 Abs. 2 Nr 1 und 3 bis 7 und Abs. 2 des Neunten Buches.

§ 30 Heilmittel

Heilmittel sind alle ärztlich verordneten Dienstleistungen, die einem Heilzweck dienen oder einen Heilerfolg sichern und nur von entsprechend ausgebildeten Personen erbracht werden dürfen. Hierzu gehören insbesondere Maßnahmen der physikalischen Therapie sowie der Sprach- und Beschäftigungstherapie.

§ 33 Behandlung in Krankenhäusern und Rehabilitationseinrichtungen

(1) Stationäre Behandlung in einem Krankenhaus oder in einer Rehabilitationseinrichtung wird erbracht, wenn die Aufnahme erforderlich ist, weil das Behandlungsziel anders nicht erreicht werden kann. Sie wird voll- oder teilstationär erbracht. Sie umfasst im Rahmen des Versorgungsauftrags des Krankenhauses oder der Rehabilitationseinrichtung alle Leistungen, die im Einzelfall für die medizinische Versorgung der Versicherten notwendig sind, insbesondere ärztliche Behandlung, Krankenpflege, Versorgung mit Arznei-, Verband-, Heil- und Hilfsmitteln, Unterkunft und Verpflegung.

§ 34 Durchführung der Heilbehandlung

(1) Die Unfallversicherungsträger haben alle Maßnahmen zu treffen, durch die eine möglichst frühzeitig nach dem Versicherungsfall einsetzende und sachgemäße Heilbehandlung und, soweit erforderlich, besondere unfallmedizinische oder Berufskrankheiten-Behandlung gewährleistet wird. Sie können zu diesem Zweck die von den Ärzten und Krankenhäusern zu erfüllenden Voraussetzungen im Hinblick auf die fachliche Befähigung, die sächliche und personelle Ausstattung sowie die zu übernehmenden Pflichten festlegen. Sie können daneben nach Art und Schwere des Gesundheitsschadens besondere Verfahren für die Heilbehandlung vorsehen.

Ergotherapeuten sind in diesem Bereich stationär, teilstationär oder ambulant tätig.

Es gibt allerdings auch im ambulanten Bereich noch keine vertraglichen Regelungen, obwohl seit Jahren vereinzelte Gespräche geführt werden.
Im Herbst 2003 wurde dem Hauptverband der gewerblichen Berufsgenossenschaften eine vom DVE erstellte Leistungsbeschreibung für den ambulanten Bereich zugestellt mit der Bitte um zeitnahe Gespräche zur vertraglichen Umsetzung.

SGB IX   Rehabilitation und Teilhabe behinderter Menschen

§ 1   Selbstbestimmung und Teilhabe am Leben in der Gesellschaft

Behinderte oder von Behinderung bedrohte Menschen erhalten Leistungen nach diesem Buch und den für die Rehabilitationsträger geltenden Leistungsgesetzen, um ihre Selbstbestimmung und gleichberechtigte Teilhabe am Leben in der Gesellschaft zu fördern, Benachteiligungen zu vermeiden oder ihnen entgegenzuwirken. Dabei wird den besonderen Bedürfnissen behinderter und von Behinderung bedrohter Frauen und Kinder Rechnung getragen.

§ 4 Leistungen zur Teilhabe

(1) Die Leistungen zur Teilhabe umfassen die notwendigen Sozialleistungen, um unabhängig von der Ursache der Behinderung

1. die Behinderung abzuwenden, zu beseitigen, zu mindern, ihre Verschlimmerung zu verhüten oder ihre Folgen zu mildern,
2. Einschränkungen der Erwerbsfähigkeit oder Pflegebedürftigkeit zu vermeiden, zu überwinden, zu mindern oder eine Verschlimmerung zu verhüten sowie den vorzeitigen Bezug anderer Sozialleistungen zu vermeiden oder laufende Sozialleistungen zu mindern,
3. die Teilhabe am Arbeitsleben entsprechend den Neigungen und Fähigkeiten dauerhaft zu sichern oder
4. die persönliche Entwicklung ganzheitlich zu fördern und die Teilhabe am Leben in der Gesellschaft sowie eine möglichst selbständige und selbstbestimmte Lebensführung zu ermöglichen oder zu erleichtern.

§ 5 Leistungsgruppen

Zur Teilhabe werden erbracht

1. Leistungen zur medizinischen Rehabilitation,
2. Leistungen zur Teilhabe am Arbeitsleben,
3. unterhaltssichernde und andere ergänzende Leistungen,
4. Leistungen zur Teilhabe am Leben in der Gemeinschaft

§ 6 Rehabilitationsträger

(1) Träger der Leistungen zur Teilhabe (Rehabilitationsträger) können sein

1. die gesetzlichen Krankenkassen für Leistungen nach § 5 Nr. 1 und 3,
2. die Bundesanstalt für Arbeit für Leistungen nach § 5 Nr. 2 und 3,
3. die Träger der gesetzlichen Unfallversicherung für Leistungen nach § 5 Nr. 1 bis 4,
4. die Träger der gesetzlichen Rentenversicherung für Leistungen nach § 5 Nr. 1 bis 3, die Träger der Alterssicherung der Landwirte für Leistungen nach § 5 Nr. 1 und 3,
5. die Träger der Kriegsopferversorgung und die Träger der Kriegsopferfürsorge im Rahmen des Rechts der sozialen Entschädigung bei Gesundheitsschäden für Leistungen nach § 5 Nr. 1 bis 4,
6. die Träger der öffentlichen Jugendhilfe für Leistungen nach § 5 Nr. 1, 2 und 4,
7. die Träger der Sozialhilfe für Leistungen nach § 5 Nr. 1, 2 und 4.

§ 26 Leistungen zur medizinischen Rehabilitation

(1) Zur medizinischen Rehabilitation behinderter und von Behinderung bedrohter Menschen werden die erforderlichen Leistungen erbracht, um

1. Behinderungen einschließlich chronischer Krankheiten abzuwenden, zu beseitigen, zu mindern, auszugleichen, eine Verschlimmerung zu verhüten oder
2. Einschränkungen der Erwerbsfähigkeit und Pflegebedürftigkeit zu vermeiden, zu überwinden, zu mindern, eine Verschlimmerung zu verhüten sowie den vorzeitigen Bezug von laufenden Sozialleistungen zu vermeiden oder laufende Sozialleistungen zu mindern.

(2) Leistungen zur medizinischen Rehabilitation umfassen insbesondere

1. Behandlung durch Ärzte, Zahnärzte und Angehörige anderer Heilberufe, soweit deren Leistungen unter ärztlicher Aufsicht oder auf ärztliche Anordnung ausgeführt werden, einschließlich der Anleitung, eigene Heilungskräfte zu entwickeln,

2. Früherkennung und Frühförderung behinderter und von Behinderung bedrohter Kinder,
3. Arznei- und Verbandmittel,
4. Heilmittel einschließlich physikalischer, Sprach- und Beschäftigungstherapie,
5. Psychotherapie als ärztliche und psychotherapeutische Behandlung,
6. Hilfsmittel,
7. Belastungserprobung und Arbeitstherapie.

§ 30 Früherkennung und Frühförderung

(1) Die medizinischen Leistungen zur Früherkennung und Frühförderung behinderter und von Behinderung bedrohter Kinder nach § 26 Abs. 2 Nr. 2 umfassen auch

1. die medizinischen Leistungen der mit dieser Zielsetzung fachübergreifend arbeitenden Dienste und Einrichtungen,
2. nichtärztliche sozialpädiatrische, psychologische, heilpädagogische, psychosoziale Leistungen und die Beratung der Erziehungsberechtigten, auch in fachübergreifend arbeitenden Diensten und Einrichtungen, wenn sie unter ärztlicher Verantwortung erbracht werden und erforderlich sind, um eine drohende oder bereits eingetretene Behinderung zum frühestmöglichen Zeitpunkt zu erkennen und einen individuellen Behandlungsplan aufzustellen.

Leistungen nach Satz 1 werden als Komplexleistung in Verbindung mit heilpädagogischen Leistungen (§ 56) erbracht.

(2) Leistungen zur Früherkennung und Frühförderung behinderter und von Behinderung bedrohter Kinder umfassen des Weiteren nichtärztliche therapeutische, psychologische, heilpädagogische, sonderpädagogische, psychosoziale Leistungen und die Beratung der Erziehungsberechtigten durch interdisziplinäre Frühförderstellen, wenn sie erforderlich sind, um eine drohende oder bereits eingetretene Behinderung zum frühestmöglichen Zeitpunkt zu erkennen oder die Behinderung durch gezielte Förder- und Behandlungsmaßnahmen auszugleichen oder zu mildern.

§ 33 Leistungen zur Teilhabe am Arbeitsleben

(1) Zur Teilhabe am Arbeitsleben werden die erforderlichen Leistungen erbracht, um die Erwerbsfähigkeit behinderter oder von Behinderung bedrohter Menschen entsprechend ihrer Leistungsfähigkeit zu erhalten, zu verbessern, herzustellen oder wiederherzustellen und ihre Teilhabe am Arbeitsleben möglichst auf Dauer zu sichern.

(3) Die Leistungen umfassen insbesondere

1. Hilfen zur Erhaltung oder Erlangung eines Arbeitsplatzes einschließlich Leistungen zur Beratung und Vermittlung, Trainingsmaßnahmen und Mobilitätshilfen,
2. Berufsvorbereitung einschließlich einer wegen der Behinderung erforderlichen Grundausbildung,
3. berufliche Anpassung und Weiterbildung, auch soweit die Leistungen einen zur Teilnahme erforderlichen schulischen Abschluss einschließen,
4. berufliche Ausbildung, auch soweit die Leistungen in einem zeitlich nicht überwiegenden Abschnitt schulisch durchgeführt werden,
5. Überbrückungsgeld entsprechend § 57 des Dritten Buches durch die Rehabilitationsträger nach § 6 Abs. 1 Nr. 2 bis 5,
6. sonstige Hilfen zur Förderung der Teilhabe am Arbeitsleben, um behinderten Menschen eine angemessene und geeignete Beschäftigung oder eine selbständige Tätigkeit zu ermöglichen und zu erhalten.

(6) Die Leistungen umfassen auch medizinische, psychologische und pädagogische Hilfen, soweit diese Leistungen im Einzelfall erforderlich sind, um die in Absatz 1 ge-

nannten Ziele zu erreichen oder zu sichern und Krankheitsfolgen zu vermeiden, zu überwinden, zu mindern oder ihre Verschlimmerung zu verhüten, insbesondere

1. Hilfen zur Unterstützung bei der Krankheits- und Behinderungsverarbeitung,
2. Aktivierung von Selbsthilfepotentialen,
3. mit Zustimmung der Leistungsberechtigten Information und Beratung von Partnern und Angehörigen sowie von Vorgesetzten und Kollegen,
4. Vermittlung von Kontakten zu örtlichen Selbsthilfe- und Beratungsmöglichkeiten,
5. Hilfen zur seelischen Stabilisierung und zur Förderung der sozialen Kompetenz, unter anderem durch Training sozialer und kommunikativer Fähigkeiten und im Umgang mit Krisensituationen,
6. Training lebenspraktischer Fähigkeiten,
7. Anleitung und Motivation zur Inanspruchnahme von Leistungen zur Teilhabe am Arbeitsleben,
8. Beteiligung von Integrationsfachdiensten im Rahmen ihrer Aufgabenstellung (§ 110).

(8) Leistungen nach Absatz 3 Nr. 1 und 6 umfassen auch

1. Kraftfahrzeughilfe nach der Kraftfahrzeughilfe-Verordnung,
2. den Ausgleich unvermeidbaren Verdienstausfalls des behinderten Menschen oder einer erforderlichen Begleitperson wegen Fahrten der An- und Abreise zu einer Bildungsmaßnahme und zur Vorstellung bei einem Arbeitgeber, einem Träger oder einer Einrichtung für behinderte Menschen durch die Rehabilitationsträger nach § 6 Abs. 1 Nr. 2 bis 5,
3. die Kosten einer notwendigen Arbeitsassistenz für schwerbehinderte Menschen als Hilfe zur Erlangung eines Arbeitsplatzes,
4. Kosten für Hilfsmittel, die wegen Art oder Schwere der Behinderung zur Berufsausübung, zur Teilnahme an einer Leistung, zur Teilhabe am Arbeitsleben oder zur Erhöhung der Sicherheit auf dem Weg vom und zum Arbeitsplatz und am Arbeitsplatz erforderlich sind, es sei denn, dass eine Verpflichtung des Arbeitgebers besteht oder solche Leistungen als medizinische Leistung erbracht werden können,
5. Kosten technischer Arbeitshilfen, die wegen Art oder Schwere der Behinderung zur Berufsausübung erforderlich sind und
6. Kosten der Beschaffung, der Ausstattung und der Erhaltung einer behinderungsgerechten Wohnung in angemessenem Umfang.

Ergotherapeuten sind in diesem Bereich stationär, teilstationär oder ambulant tätig.

Da das SGB IX ein sehr junges Sozialgesetzbuch ist, werden Umsetzungsrichtlinien für die verschiedenen Bereiche jetzt erst erarbeitet.

Im Bereich der Frühförderung gibt es bundesweit seit 24. Juni 2003 die Frühförderungsverordnung (FrühV), die jetzt in Regelungen auf Länderebene umgesetzt wird. Regional sind Ergotherapeuten in die Gespräche eingebunden.

Diverse Gesundheitsreformen haben dazu geführt, dass das SGB V immer wieder überarbeitet und ergänzt wurde.

1. 1. 1989
Gesundheits-Reformgesetz (GRG)

1. 1. 1993
Gesundheitsstrukturgesetz (GSG)

1. 7. 1997
GKV-Neuordnungsgesetz (GKV- NOG 1 + 2)

1. 1. 1999
GKV-Solidaritätsstärkungsgesetz (GKV-SolG)

1. 1. 2000
Gesundheitsreformgesetz 2000

1. 1. 2002
Arzneimittelbudget-Ablösungsgesetz – ABAG
und andere Gesetze z.B. DMP

1. 1. 2003
Vorschaltgesetz zur Kostensenkung und Stabilisierung der
Krankenversicherungsbeiträge

1. 1. 2004
Gesetz zur Modernisierung der Gesetzlichen Krankenversicherung (GMG)

I   Ambulante Versorgung

3   Hinweise zur Benutzung

Der Abschnitt I des Indikationskataloges dient als Nachschlagewerk für die ambulante Ergotherapie. Hier können Sie gezielt umfassende Informationen zum Heilmittel Ergotherapie abrufen und nachschlagen.

§ 92   besteht aus: Richtlinientext   +   Maßnahmen der Ergotherapie

§ 125 besteht aus: Rahmenempfehlungen +   Leistungsbeschreibung

Die Heilmittel-Richtlinien bestehen aus dem Richtlinientext und den Maßnahmen der Ergotherapie (§ 92 SGB V), wie sie am 1. Juli 2001 in Kraft getreten und zum 1. Juli 2004 geändert sind. Eine weitere Grundlage bilden die in Kapitel **5** dargestellten Rahmenempfehlungen mit der Leistungsbeschreibung Ergotherapie (§125 SGB V), die seit 1. August 2001 in Kraft sind.

In Kapitel **4** finden Sie den **Heilmittel-Richtlinientext** mit den grün hinterlegten Kommentaren des DVE. Diese wichtigen Hinweise dienen Ihnen zum leichteren Textverständnis.

Die zu den Richtlinien gehörenden Maßnahmen der Ergotherapie (§ 92 SGB V) sind in Kapitel **6** mit der grün hinterlegten Leistungsbeschreibung nach § 125 SGB V verzahnt.

Unter dem jeweiligen Krankheitsbereich sind beispielhaft Diagnosen aufgeführt, wie sie bereits in den Maßnahmen der Ergotherapie benannt wurden.

Diesen wurden gängige Diagnosen vom DVE hinzugefügt und grün hinterlegt.

Die Verzahnung der Maßnahmen der Ergotherapie und der Leistungsbeschreibung bildet das Herz des vorliegenden Werkes. Grün hinterlegt finden Sie die Leistungsbeschreibung je nach Krankheitsbild modifiziert dargestellt und nicht im Originaltext abgedruckt.

Der Text zu den **Gemeinsamen Rahmenempfehlungen** mit der Leistungsbeschreibung Ergotherapie § 125 SGB V (Stand: 1. August 2001) im Kapitel **5** gibt Ihnen Aufschluss über die ausgearbeiteten Empfehlungen der Spitzenverbände der Krankenkassen und der Bundesarbeitsgemeinschaft der Heilmittelverbände (BHV).
Beachten Sie in diesem Zusammenhang auch die allgemeinen Hinweise zur Leistungsbeschreibung Ergotherapie Anlage 1b der Rahmenempfehlungen. Hier werden grundlegende Aussagen zum Inhalt der einzelnen Leistungen gemacht, wie z.B. zur ergotherapeutischen Befunderhebung.

In Kapitel **7** finden Sie Diagnosen für die Verordnung von Ergotherapie. Sie erhalten Informationen über die mögliche Heilmittelverordnung im Regelfall sowie die Seitenzahl und den Gliederungspunkt, unter denen Sie die Diagnose im Verzahnungskatalog (Kapitel 6) wiederfinden.

Im Maßnahmenkatalog geben Ihnen die Symbole „Kind" und „Erwachsener" oben rechts abgebildet an, ob diese ergotherapeutischen Maßnahmen für Kinder und Jugendliche oder für

Erwachsene Anwendung finden. Sind beide Symbole gemeinsam abgebildet, treffen die Maßnahmen sowohl auf Kinder und Jugendliche als auch auf Erwachsene zu.

Im Kapitel **8** sind die einzelnen Seiten der Verordnungsvordrucke (auch Heilmittelverordnung, Verordnungsblatt oder Rezept genannt) jeweils auf der linken Buchseite dargestellt, die dazu gehörenden Erklärungen jeweils rechts abgedruckt.

> **Wichtiger Hinweis:**
> Die Maßnahmenkataloge der Physiotherapie, der Stimm-, Sprech- und Sprachtherapie und der Podologie nach § 92 SGB V und die Leistungsbeschreibungen Physiotherapie, Stimm-, Sprech- und Sprachtherapie und der Podologie nach § 125 SGB V sind in diesem Buch nicht enthalten.

4 Heilmittel-Richtlinien mit Kommentar (§ 92 SGB V)

Richtlinien
des Gemeinsamen Bundesausschusses
über die Verordnung von Heilmitteln
in der vertragsärztlichen Versorgung

(Heilmittel-Richtlinien / HMR)

Beschluss

einer Neufassung der Richtlinien des Gemeinsamen Bundesausschusses über die Verordnung von Heilmitteln in der vertragsärztlichen Versorgung („Heilmittel-Richtlinien")

vom 01. Dezember 2003 / 16. März 2004
Der Gemeinsame Bundesausschuss hat in seinen Sitzungen am
1. Dezember 2003 und 16. März 2004 beschlossen, die Richtlinien über die
Verordnung von Heilmitteln in der vertragsärztlichen Versorgung (Heilmittel-Richtlinien)
in der Fassung vom 16. Oktober 2000 / 6. Februar 2001 (BAnz. Nr. 118 a vom 29.
Juni 2001), zuletzt geändert am 21. Juni 2002 (BAnz. S. 22 478), wie folgt zu fassen:

In diesem Kapitel ist der Originaltext der Heilmittel-Richtlinien abgedruckt, so wie er am 16.03.2004 vom Gemeinsamen Bundesausschuss verabschiedet und vom Bundesministerium für Gesundheit und Soziale Sicherung (BMGS) zum 1. Juli 2004 in Kraft gesetzt wurde.

Grün hinterlegt finden Sie jeweils erklärende Kommentare des DVE.

Erster Teil – Richtlinientext

I. Allgemeine Grundsätze

1. Die vom Gemeinsamen Bundesausschuss gemäß § 92 Abs. 1 Satz 2 Nr. 6 und Abs. 6 i.V.m. § 34 Abs. 2 und § 138 des Fünften Buches Sozialgesetzbuch (SGB V) beschlossenen Richtlinien dienen der Sicherung einer nach den Regeln der ärztlichen Kunst und unter Berücksichtigung des allgemein anerkannten Standes der medizinischen Erkenntnisse ausreichenden, zweckmäßigen und wirtschaftlichen Versorgung der Versicherten mit Heilmitteln.

   Den besonderen Bedürfnissen psychisch Kranker bei der Versorgung mit Heilmitteln ist Rechnung zu tragen.

   Die Richtlinien sind für die an der vertragsärztlichen Versorgung teilnehmenden Ärztinnen und Ärzte (im Folgenden Vertragsärzte genannt), Kassenärztlichen Vereinigungen, Krankenkassen und deren Verbände verbindlich.

   Die Kassenärztliche Bundesvereinigung und die Spitzenverbände der Krankenkassen wirken auf eine einheitliche Anwendung dieser Richtlinien und auf eine enge Zusammenarbeit zwischen verordnendem Vertragsarzt und ausführendem Therapeuten hin.

2. Die Abgabe von Heilmitteln ist Aufgabe von durch die Landesverbände der Krankenkassen und die Verbände der Ersatzkassen auf Landesebene (im Folgenden Landesverbände der Krankenkassen genannt) gemäß § 124 SGB V zugelassenen Leistungserbringern. Die Landesverbände der Krankenkassen stellen den Kassenärztlichen Vereinigungen auf Anforderung ein Verzeichnis der zugelassenen Leistungserbringer zur Verfügung.

3. Die Spitzenverbände der Krankenkassen werden in den Rahmenempfehlungen über die einheitliche Versorgung mit Heilmitteln und Verträgen nach § 125 SGB V den in diesen Richtlinien beschriebenen Leistungsrahmen nicht überschreiten.

   Die Landesverbände der Krankenkassen stellen den Kassenärztlichen Vereinigungen auf Anforderung Vergütungsvereinbarungen über die mit den nach § 124 SGB V zugelassenen Leistungserbringern vereinbarten Leistungen (einschließlich der Regelbehandlungszeiten) zur Verfügung.

4. Vertragsärzte und Krankenkassen haben darauf hinzuwirken, dass die Versicherten eigenverantwortlich durch gesundheitsbewusste Lebensführung, durch frühzeitige Beteiligung an Vorsorge- und aktive Mitwirkung an Behandlungsmaßnahmen dazu beitragen, Krankheiten zu verhindern und deren Verlauf und Folgen zu mildern. **(1)**

   (1) Die rechtzeitige therapeutische Intervention ist bei medizinischer Notwendigkeit unumgänglich. Prävention und Aufklärung können die medizinisch notwendige Behandlung nicht ersetzen, sondern nur unterstützen.

5. Vertragsärzte und Krankenkassen haben die Versicherten darüber aufzuklären, welche Leistungen nicht zu Lasten der Gesetzlichen Krankenversicherung verordnet und abgegeben werden können.

II. Grundsätze der Heilmittelverordnung

6.   Heilmittel sind persönlich zu erbringende medizinische Leistungen. Heilmittel sind

   6.1.   **A** die einzelnen Maßnahmen der Physikalischen Therapie (Nr. 17.A.1 bis 17.A.8)
   6.1.   **B** die einzelnen Maßnahmen der Podologischen Therapie (Nr. 17.B.3.1 bis 17.B.3.2)
   6.2   die einzelnen Maßnahmen der Stimm-, Sprech- und Sprachtherapie (Nr. 18.1 bis 18.3)
   6.3   die einzelnen Maßnahmen der Ergotherapie (Nr. 20.1 bis 20.5)

   Die Richtlinien regeln die Verordnung von Heilmitteln im Rahmen der vertragsärztlichen Versorgung. Die Verordnung von kurortsspezifischen bzw. ortsspezifischen Heilmitteln ist nicht Gegenstand dieser Richtlinien.

7.   Heilmittel können zu Lasten der Krankenkassen nur verordnet werden, wenn sie notwendig sind

   –   eine Krankheit zu heilen, ihre Verschlimmerung zu verhüten oder Krankheitsbeschwerden zu lindern,
   –   eine Schwächung der Gesundheit, die in absehbarer Zeit voraussichtlich zu einer Krankheit führen würde, zu beseitigen,
   –   einer Gefährdung der gesundheitlichen Entwicklung eines Kindes entgegenzuwirken oder
   –   Pflegebedürftigkeit zu vermeiden oder zu mindern.

8.   Heilmittel sind nur nach Maßgabe dieser Richtlinien nach pflichtgemäßem Ermessen verordnungsfähig. Der indikationsbezogene Katalog verordnungsfähiger Heilmittel nach § 92 Abs. 6 SGB V (im Folgenden Heilmittelkatalog genannt), der Bestandteil dieser Richtlinien ist, regelt

   –   die Indikationen, bei denen Heilmittel verordnungsfähig sind,
   –   die Art der verordnungsfähigen Heilmittel bei diesen Indikationen,
   –   die Menge der verordnungsfähigen Heilmittel je Diagnosengruppe und
   –   die Besonderheiten bei Wiederholungsverordnungen (Folgeverordnungen).

   Die Vertragsärzte stellen sicher, dass für sie tätig werdende Vertreter und Assistenten diese Richtlinien kennen und beachten.

9.   Die Abgabe von Heilmitteln zu Lasten der gesetzlichen Krankenkassen setzt eine Verordnung durch einen Vertragsarzt voraus. Der Therapeut ist grundsätzlich an die Verordnung gebunden, es sei denn im Rahmen dieser Richtlinien ist etwas anderes bestimmt.

   Um die Zusammenarbeit zwischen Vertragsarzt und Heilmittelerbringer im Hinblick auf eine gemeinsame, ausreichende, zweckmäßige und wirtschaftliche Leistungserbringung zu gewährleisten, dürfen für die Verordnung von Heilmitteln nur die jeweils vereinbarten Vordrucke verwendet werden. Das Nähere zum Inhalt und Umfang der Zusammenarbeit des Vertragsarztes mit dem Heilmittelerbringer und den Gebrauch der Verordnungsvordrucke ist in den Kapiteln VI und VII dieser Richtlinien bestimmt.

10. Die Verordnung von Heilmitteln kann nur erfolgen, wenn sich der behandelnde Vertragsarzt von dem Zustand des Kranken überzeugt, diesen dokumentiert und sich erforderlichenfalls über die persönlichen Lebensumstände informiert hat oder wenn ihm diese aus der laufenden Behandlung bekannt sind.

11. Der Heilmittelverordnung nach den Richtlinien liegt in den jeweiligen Abschnitten des Heilmittelkataloges ein definierter Regelfall zugrunde. Dieser Regelfall geht von der Vorstellung aus, dass mit dem der Indikation zugeordneten Heilmittel im Rahmen der Gesamtverordnungsmenge des Regelfalls das angestrebte Therapieziel erreicht werden kann. **(2)**

> **(2)** Der Regelfall wird im Heilmittelkatalog bestimmt durch
> – eine bestimmte Diagnose
> – spezifische Schädigungen/ Funktionsstörungen
> – bestimmte Leitsymptomatik: Fähigkeitsstörungen
> – ähnliche Behandlungsziele
> – die definierte Heilmittelverordnung
> – eine festgelegte Gesamtverordnungsmenge (max. Anzahl an Behandlungen pro Regelfall)

Die Gesamtverordnungsmenge und die Anzahl der Behandlungen (Einheiten) je Verordnung im Regelfall ergeben sich aus dem Heilmittelkatalog.

Die Verordnungsmenge richtet sich nach dem medizinischen Erfordernis des Einzelfalls; nicht jede Schädigung/ Funktionsstörung bedarf der Behandlung mit der Höchstverordnungsmenge je Verordnung bzw. der Gesamtverordnungsmenge des Regelfalls.

11.1 Im Heilmittelkatalog sind Einzeldiagnosen zu Diagnosengruppen zusammengefasst. Eine Heilmittelverordnung im Regelfall liegt dann vor, wenn die Auswahl zwischen den im jeweiligen Abschnitt des Heilmittelkataloges angegebenen Heilmitteln getroffen wird und die dort festgelegten Verordnungsmengen je Diagnosengruppe nicht überschritten werden.

Treten im zeitlichen Zusammenhang mehrere voneinander unabhängige Erkrankungen derselben Diagnosengruppen auf, kann dies weitere Regelfälle auslösen. Heilmittelverordnungen außerhalb des Regelfalls sind bis auf die in den Richtlinien genannten Ausnahmen nicht zulässig.

Rezidive oder neue Erkrankungsphasen können die Verordnung von Heilmitteln als erneuten Regelfall auslösen, wenn nach einer Heilmittelanwendung ein behandlungsfreies Intervall von 12 Wochen abgelaufen ist. **(3)**

> **(3)** Liegt ein behandlungsfreies Intervall von mehr als 12 Wochen vor, so beginnt auch bei gleicher Diagnose ein neuer Regelfall mit der je Diagnosengruppe vorgesehenen Gesamtverordnungsmenge. Ein neues Ereignis, wie z.B. ein weiterer Apoplex, löst aber auch vor Ablauf der 12-Wochen-Frist einen neuen Regelfall aus.

Ausnahmen werden im Heilmittelkatalog aufgeführt. Sofern das behandlungsfreie Intervall nicht abgelaufen ist, ist gemäß der Ausnahmeregelung nach 11.3/11.4 zu verfahren.

Heilmittel im Regelfall können wie folgt verordnet werden
1. in der Physikalischen Therapie als:
   – vorrangiges Heilmittel,
   – optionales Heilmittel,
   – ergänzendes Heilmittel,
   – standardisierte Heilmittelkombination,

2. in der Stimm-, Sprech- und Sprachtherapie:
   – das im Katalog genannte Heilmittel,

3. in der Ergotherapie als:
   – vorrangiges Heilmittel,
   – optionales Heilmittel,
   – ergänzendes Heilmittel, (4)

4. in der Podologischen Therapie
   – das im Katalog genannte Heilmittel.

11.2 Die Heilmittel sind nach Maßgabe des Kataloges im Regelfall verordnungsfähig als:
   – Erstverordnung,
   – Folgeverordnung. (5)

11.2.1 Nach einer Erstverordnung gilt jede Verordnung zur Behandlung derselben Erkrankung (desselben Regelfalls) als Folgeverordnung. Dies gilt auch, wenn sich unter der Behandlung die Leitsymptomatik ändert und unterschiedliche Heilmittel zum Einsatz kommen. (6)

11.2.2 Folgeverordnungen im Regelfall können nach Maßgabe des Heilmittelkatalogs bis zur Erreichung der Gesamtverordnungsmenge des Regelfalls ausgestellt werden.

11.2.3 Die maximale Verordnungsmenge bei Erst- und Folgeverordnungen beträgt bis zum Erreichen der Gesamtverordnungsmenge jedes Regelfalls in der
   – Physikalischen Therapie bis zu sechs
   – Stimm-, Sprech-, Sprachtherapie bis zu zehn
   – Ergotherapie bis zu zehn (7)
   Einheiten. Ausnahmen werden im Heilmittel-Katalog aufgeführt.

11.2.4 Folgeverordnungen sind nach Maßgabe des Heilmittelkatalogs nur zulässig, wenn sich der behandelnde Vertragsarzt zuvor erneut vom Zustand des Patienten überzeugt hat. Bei der Entscheidung des Vertragsarztes über Folgeverordnungen sind der bisherige Therapieverlauf sowie zwischenzeitlich erhobene Befunde zu berücksichtigen.

11.3 Lässt sich die Behandlung mit der nach Maßgabe des Heilmittelkatalogs bestimmten Gesamtverordnungsmenge nicht abschließen, sind weitere Verordnungen möglich (Verordnungen außerhalb des Regelfalls, insbesondere längerfristige Verordnungen). Solche Verordnungen bedürfen einer besonderen Begründung mit prognostischer Einschätzung. Dabei sind die Grundsätze der Verordnung im Regelfall, mit Ausnahme der Nummer 11.2.3 anzuwenden. Die Verordnungsmenge ist abhängig von der Behandlungsfrequenz so zu bemessen, dass mindestens eine

---

(4) Das **ergänzende Heilmittel** ist im Katalog mit **C** gekennzeichnet.
Ein „ergänzendes" Heilmittel kann nur zusätzlich zu einem „vorrangigen" oder „optionalen" Heilmittel verordnet werden und ist jeweils im Katalog aufgeführt.

(5) Die bisherige „Langfristverordnung" ist nicht mehr vorgesehen. An deren Stelle ist die in Nummer 11.3 beschriebene „längerfristige Verordnung" als Verordnung außerhalb des Regelfalls getreten.

(6) Hier sind unterschiedliche Heilmittel innerhalb der **Ergotherapie** gemeint.

(7) Hier ist die Verordnungsmenge je Rezept gemeint, die früher nur im Katalog festgeschrieben war. Der Arzt kann die Menge reduzieren, aber nicht erhöhen. Bei der längerfristigen Verordnung außerhalb des Regelfalls gibt es eine Sonderregelung, siehe Ziffer 11.3.

ärztliche Untersuchung innerhalb einer Zeitspanne von 12 Wochen nach der Verordnung gewährleistet ist. **(8)**

11.4 Insbesondere bei Verordnungen außerhalb des Regelfalls hat der Vertragsarzt störungsbildabhängig eine weiterführende Diagnostik durchzuführen, um auf der Basis des festgestellten Therapiebedarfs, der Therapiefähigkeit, der Therapieprognose und des Therapieziels die Heilmitteltherapie fortzuführen oder andere Maßnahmen einzuleiten.

11.5 Begründungspflichtige Verordnungen sind der zuständigen Krankenkasse vor Fortsetzung der Therapie zur Genehmigung vorzulegen. Nach Vorlage der Verordnung durch den Versicherten übernimmt die Krankenkasse die Kosten des Heilmittels unabhängig vom Ergebnis der Entscheidung über den Genehmigungsantrag, längstens jedoch bis zum Zugang einer Entscheidung über die Ablehnung der Genehmigung. Eine Rückforderung der Kosten bereits erbrachter Leistungen ist unzulässig.
Verzichtet eine Krankenkasse auf die Vorlage, informiert sie darüber schriftlich die Kassenärztliche Vereinigungen. **(9)**

> **(8)** Jede weitere Verordnung außerhalb des Regelfalls bedarf immer einer Begründung und prognostischen Einschätzung. Diese muss der Arzt auf das Verordnungsblatt eintragen.
> Bei Verordnungen außerhalb des Regelfalls kann der Arzt die in Ziffer 11.2.3 angegebene maximale Verordnungsmenge von 10 auch überschreiten.

> **(9)** Begründungspflichtige Verordnungen sind der Krankenkasse des Patienten zur Genehmigung vorzulegen.
> Wie das Procedere der Genehmigungspflicht aussieht und ob Kassen darauf verzichten werden, bestimmt jede Kassenart eigenständig.

12. Beim Vorliegen von geringfügigen Gesundheitsstörungen dürfen Heilmittel anstelle der nach § 34 Abs. 1 SGB V von der Verordnung ausgeschlossenen Arzneimittel nicht ersatzweise verordnet werden. Dies gilt insbesondere für Maßnahmen der Physikalischen Therapie zur Anwendung bei Erkältungskrankheiten.

13. Vor jeder Verordnung von Heilmitteln soll der Vertragsarzt prüfen, ob entsprechend dem Gebot der Wirtschaftlichkeit das angestrebte Behandlungsziel auch
- durch eigenverantwortliche Maßnahmen des Patienten (z.B. nach Erlernen eines Eigenübungsprogramms, durch allgemeine sportliche Betätigung oder Änderung der Lebensführung), **(10)**
- durch eine Hilfsmittelversorgung oder
- durch Verordnung eines Arzneimittels

> **(10)** Prävention und Aufklärung können die medizinisch notwendige Behandlung nicht ersetzen, sondern nur unterstützen, siehe auch Kommentar 1.

unter Abwägung der jeweiligen Therapierisiken qualitativ gleichwertig und kostengünstiger erreicht werden kann. Dann haben diese Maßnahmen Vorrang gegenüber einer Heilmittelverordnung.

14. Neue Heilmittel oder zugelassene Heilmittel nach Maßgabe dieser Richtlinien zur Behandlung nicht im Heilmittelkatalog genannter Indikationen dürfen nur verordnet oder gewährt werden, wenn der Gemeinsame Bundesausschuss zuvor in diesen Richtlinien den therapeutischen Nutzen anerkannt und Empfehlungen für die Sicherung der Qualität bei der Leistungserbringung abgegeben hat. Das Verfahren richtet sich nach der Richtlinie des Gemeinsamen Bundesausschusses zur Bewertung medizinischer Untersuchungs- und Behandlungsmethoden (BUB-Richtlinie).

15. In der Anlage **(11)** dieser Richtlinien sind Maßnahmen aufgeführt, die in der vertragsärztlichen Versorgung nicht als Heilmittel verordnet werden können, oder Indikationen, in denen zugelassene Heilmittel im Rahmen der Gesetzlichen Krankenversicherung (GKV) nicht verordnungsfähig sind.

16. Die Auswahl und die Anwendung (insbesondere Einheiten pro Verordnung, Gesamtverordnungsmenge, Empfehlung zur Behandlungsfrequenz) des Heilmittels hängt von Ausprägung und Schweregrad der Erkrankung (Schädigung / Funktionsstörung / Fähigkeitsstörung) sowie von dem mit dieser Verordnung angestrebten Ziel (Therapieziel) ab. **(12)**

16.1 Die gleichzeitige Verordnung mehrerer Heilmittel ist nur dann ausreichend, zweckmäßig und wirtschaftlich, wenn durch sie ein therapeutisch erforderlicher Synergismus erreicht wird. Das Nähere hierzu wird in Kapitel VI bestimmt.

16.2 Heilmittel können, sofern in den Kapiteln III-V nichts anderes bestimmt ist,
– als Behandlung beim Therapeuten (Einzel- oder Gruppentherapie) oder
– als Behandlung im Rahmen eines Hausbesuchs durch den Therapeuten

vom Vertragsarzt verordnet werden. Sofern Einzeltherapie medizinisch nicht zwingend geboten ist, ist wegen gruppendynamisch gewünschter Effekte oder i.S. des Wirtschaftlichkeitsgebots Gruppentherapie zu verordnen. **(13)**

Die Verordnung der Heilmittelerbringung außerhalb der Praxis des Therapeuten ist nur dann zulässig, wenn der Patient aus medizinischen Gründen den Therapeuten nicht aufsuchen kann oder wenn sie aus medizinischen Gründen zwingend notwendig ist.
Die Behandlung in einer Einrichtung (z.B. tagesstrukturierende Fördereinrichtung) allein ist keine ausreichende Begründung für die Verordnung eines Hausbesuchs. **(14)**

(11) Durch den Wegfall der bisherigen Anlage 1 (diese wird durch die unter Punkt 14 genannte BUB-Richtlinie ersetzt) gibt es nur noch eine Anlage.

(12) Als Funktionsstörung wird die ursächliche Schädigung bezeichnet, der im Bereich der Ergotherapie zumeist eine Fähigkeitsstörung folgt. Im Bereich der Ergotherapie wird daher die Fähigkeitsstörung als Leitsymptomatik bezeichnet.

(13) Die Entscheidung, ob Gruppen- oder Einzeltherapie verordnet wird, trifft der Arzt. Allerdings sind im Bereich der ergotherapeutischen Maßnahmen immer bestimmte Voraussetzungen zu erfüllen, unter denen eine Gruppentherapie möglich wird oder nötig ist. Im Fall einer fraglichen Verordnung für eine Gruppentherapie muss Kontakt mit dem Arzt aufgenommen werden und die Änderung auf dem Verordnungsvordruck vermerkt werden (siehe auch Ziffer 29.4).

(14) Es kann aus medizinischen Gründen notwendig sein, einen Hausbesuch z.B. in einem Kindergarten durchzuführen (z.B. zur Verbesserung des sozialgerechten Verhaltens) oder zum Patienten nach Hause zu fahren (z.B. um die Durchführung des ATL sicherzustellen). Zeit- oder Organisationsprobleme oder die fehlende Gelegenheit zur Begleitung des Patienten sind keine Indikation für einen Hausbesuch.

16.3 Heilmittel dürfen bei Kindern nicht verordnet werden, wenn an sich störungsbildspezifische heilpädagogische / sonderpädagogische Maßnahmen zur Beeinflussung von Schädigungen geboten sind. Sind heilpädagogische / sonderpädagogische Maßnahmen nicht durchführbar, dürfen Heilmittel nicht an deren Stelle verordnet werden. Neben heilpädagogischen / sonderpädagogischen Maßnahmen dürfen Heilmittel nur bei entsprechender medizinischer Indikation außerhalb dieser heilpädagogischen / sonderpädagogischen Maßnahmen verordnet werden.

Heilmittel dürfen nicht verordnet werden, soweit diese im Rahmen der Frühförderung nach § 30 ff SGB IX in Verbindung mit der Frühförderverordnung vom 24. Juni 2003 als therapeutische Leistungen bereits erbracht werden. **(15)**

(15) Der erste Abschnitt stand bisher unter den Ziffern 17, 18 und 20. Er wurde jetzt in den vorderen Teil der Richtlinien übernommen. Im Heilmittelkatalog sind **ergotherapeutische Indikationen** klar definiert und nur diese sind für die Verordnung maßgeblich. Jede der dort aufgeführten medizinischen Indikationen kann zu einer Heilmittelverordnung für Ergotherapie führen, auch neben einer heil- oder sonderpädagogischen Maßnahme.

Der Passus zur Frühförderung ist neu aufgenommen worden. Nur wenn Ergotherapie im Rahmen der Frühförderung auch tatsächlich erbracht wird, kann diese nicht zusätzlich verordnet werden (siehe hierzu auch § 30 SGB IX Seite 20ff).

III.A Maßnahmen der Physikalischen Therapie

III.B Maßnahmen der Podologischen Therapie

IV. Maßnahmen der Stimm-, Sprech- und Sprachtherapie

Ziffern 17A und 17B beschreiben die Maßnahmen der Physikalischen Therapie und der Podologischen Therapie.
Ziffer 18 beschreibt die Maßnahmen der Stimm-, Sprech- und Sprachtherapie.
Ziffer 19 beschreibt die ärztliche Diagnostik bei Stimm-, Sprech-, Sprach- und Schluckstörungen.
Diese Inhalte sind hier nicht abgedruckt.

V. Maßnahmen der Ergotherapie

20. Die Maßnahmen der Ergotherapie (Beschäftigungs- und Arbeitstherapie) dienen der Wiederherstellung, Entwicklung, Verbesserung, Erhaltung oder Kompensation der krankheitsbedingt gestörten motorischen, sensorischen, psychischen und kognitiven Funktionen und Fähigkeiten.

Sie bedienen sich komplexer aktivierender und handlungsorientierter Methoden und Verfahren, unter Einsatz von adaptiertem Übungsmaterial, funktionellen, spielerischen, handwerklichen und gestalterischen Techniken sowie lebenspraktischen Übungen.

Sie umfassen auch Beratungen zur Schul-, Arbeitsplatz, Wohnraum- und Umfeldanpassung.

Zu den Maßnahmen der Ergotherapie gehören die nachstehend genannten verordnungsfähigen Heilmittel. Die in der Anlage dieser Richtlinien genannten
– Maßnahmen, deren therapeutischer Nutzen nach Maßgabe der BUB-Richtlinie nicht nachgewiesen ist und
– Maßnahmen, die der persönlichen Lebensführung zuzuordnen sind, **(16)**
sind keine verordnungsfähigen Heilmittel i.S. dieser Richtlinien.
Gleiches gilt für den Einsatz von Maßnahmen, deren therapeutischer Nutzen nachgewiesen, jedoch nicht für die in der Anlage genannte Indikation anerkannt ist.

(16) Dieser Passus steht gleichlautend auch im Abschnitt III Physiotherapie und IV Sprachtherapie.
Hier ist selbstverständlich mit „Maßnahmen zur persönlichen Lebensführung" **nicht** das Behandlungsziel der Ergotherapie „Verbesserung der eigenständigen altersentsprechenden Lebensführung" gemeint. Die hier gemeinten gültigen Ausschlüsse stehen in der Anlage.

20.1 Motorisch-funktionelle Behandlung

Eine motorisch-funktionelle Behandlung dient der gezielten Therapie krankheitsbedingter Störungen der motorischen Funktionen mit und ohne Beteiligung des peripheren Nervensystems und der daraus resultierenden Fähigkeitsstörungen. Sie umfasst insbesondere Maßnahmen zum/zur

– Abbau pathologischer Haltungs- und Bewegungsmuster,
– Aufbau und Erhalt physiologischer Funktionen,
– Entwicklung oder Verbesserung der Grob- und Feinmotorik,
– Entwicklung oder Verbesserung der Koordination von Bewegungsabläufen und der funktionellen Ausdauer,
– Verbesserung von Gelenkfunktionen, einschl. Gelenkschutz,
– Vermeidung der Entstehung von Kontrakturen,
– Narbenabhärtung,
– Desensibilisierung bzw. Sensibilisierung einzelner Sinnesfunktionen,
– Schmerzlinderung,
– Erlernen von Ersatzfunktionen,
– Verbesserung der eigenständigen Lebensführung, auch unter Einbeziehung technischer Hilfen.
Die Behandlung kann als Einzel- oder Gruppenbehandlung verordnet werden.

20.2 Sensomotorisch-perzeptive Behandlung

Eine sensomotorisch-perzeptive Behandlung dient der gezielten Therapie krankheitsbedingter Störungen der sensomotorischen und perzeptiven Funktionen mit den daraus resultierenden Fähigkeitsstörungen. Sie umfasst insbesondere Maßnahmen zum/zur

- Desensibilisierung und Sensibilisierung einzelner Sinnesfunktionen,
- Koordination, Umsetzung und Integration von Sinneswahrnehmungen,
- Verbesserung der Körperwahrnehmung,
- Hemmung und Abbau pathologischer Haltungs- und Bewegungsmuster und Bahnung normaler Bewegungen,
- Stabilisierung sensomotorischer und perzeptiver Funktionen mit Verbesserung der Gleichgewichtsfunktion,
- Kompensation eingeschränkter praktischer Möglichkeiten durch Verbesserung der kognitiven Funktionen, Erlernen von Ersatzfunktionen,
- Entwicklung und Verbesserung im situationsgerechten Verhalten und der zwischenmenschlichen Beziehungen,
- Erlangen der Grundarbeitsfähigkeiten,
- Verbesserung der Mund- und Essmotorik,
- Verbesserung der eigenständigen Lebensführung, auch unter Einbeziehung technischer Hilfen.

Die Behandlung kann als Einzel- oder Gruppenbehandlung verordnet werden.

20.3 Hirnleistungstraining / neuropsychologisch orientierte Behandlung

Ein Hirnleistungstraining / eine neuropsychologisch orientierte Behandlung dient der gezielten Therapie krankheitsbedingter Störungen der neuropsychologischen Hirnfunktionen, insbesondere der kognitiven Störungen und der daraus resultierenden Fähigkeitsstörungen. Sie umfasst insbesondere Maßnahmen zum/zur

- Verbesserung und Erhalt kognitiver Funktionen wie Konzentration, Merkfähigkeit, Aufmerksamkeit, Orientierung, Gedächtnis sowie Handlungsplanung und Problemlösung,
- Erlangen der Grundarbeitsfähigkeiten,
- Verbesserung der eigenständigen Lebensführung, auch unter Einbeziehung technischer Hilfen.

Die neuropsychologisch orientierte Behandlung wird ausschließlich als Einzeltherapie verordnet. Das Hirnleistungstraining kann als Einzel- oder Gruppenbehandlung verordnet werden.

20.4 Psychisch-funktionelle Behandlung

Eine psychisch-funktionelle Behandlung dient der gezielten Therapie krankheitsbedingter Störungen der psychosozialen und sozioemotionalen Funktionen und den daraus resultierenden Fähigkeitsstörungen. Sie umfasst insbesondere Maßnahmen zum/zur

- Verbesserung und Stabilisierung der psychischen Grundleistungsfunktionen wie Antrieb, Motivation, Belastbarkeit, Ausdauer, Flexibilität und Selbständigkeit in der Tagesstrukturierung,
- Verbesserung eingeschränkter körperlicher Funktionen wie Grob- und Feinmotorik, Koordination und Körperwahrnehmung,
- Verbesserung der Körperwahrnehmung und Wahrnehmungsverarbeitung,
- Verbesserung der Realitätsbezogenheit, der Selbst- und Fremdwahrnehmung,

– Verbesserung des situationsgerechten Verhaltens, auch der sozioemotionalen Kompetenz und Interaktionsfähigkeit,
– Verbesserung der kognitiven Funktionen,
– Verbesserung der psychischen Stabilisierung und des Selbstvertrauens,
– Verbesserung der eigenständigen Lebensführung und der Grundarbeitsfähigkeiten.

Die psychisch-funktionelle Behandlung kann als Einzel- oder Gruppenbehandlung verordnet werden.

20.5 Therapieergänzende Maßnahmen

Die nachstehend genannte Maßnahme kann als therapeutisch erforderliche Ergänzung nach Vorgabe des Heilmittelkataloges nur als Heilmittel zu den Heilmitteln nach 20.1 bis 20.2 verordnet werden.

Sind zu den Heilmitteln nach 20.1 bis 20.2 ergänzend temporäre ergotherapeutische Schienen zur Durchführung der ergotherapeutischen Behandlung notwendig, können diese gesondert verordnet werden. **(17)**

> **(17)** Die Schiene ist als **ergänzendes Heilmittel C** weggefallen, kann aber nach wie vor ergänzend gesondert verordnet werden und ist jeweils im Katalog aufgeführt.

20.5.1 Thermotherapie (Wärme-/Kältetherapie)

Die Thermotherapie ist zusätzlich zu einer motorisch-funktionellen oder sensomotorisch-perzeptiven Behandlung als ergänzendes Heilmittel dann verordnungsfähig, wenn sie einer notwendigen Schmerzreduzierung bzw. Muskeltonusregulation dient.

20.6 Ärztliche Diagnostik bei Maßnahmen der Ergotherapie

Vor der Erstverordnung von Maßnahmen der Ergotherapie ist eine Eingangsdiagnostik notwendig. Bei der Eingangsdiagnostik sind störungsbildabhängig diagnostische Maßnahmen durchzuführen, zu veranlassen oder zeitnah erhobene Fremdbefunde heranzuziehen, um einen exakten Befund zu Schädigungen / Funktionsstörungen sowie Fähigkeitsstörungen zu erhalten. **(18)**

> **(18)** Den verordnenden Ärzten wird ein erhöhter diagnostischer Aufwand abverlangt. Dies betrifft alle Verordnungen, nicht nur Verordnungen außerhalb des Regelfalls. Besondere diesbezügliche Hinweise sind bei den einzelnen Diagnosengruppen des Katalogs aufgeführt.

Auch vor Folgeverordnungen bzw. bei Verordnungen außerhalb des Regelfalls ist die erneute störungsbildabhängige Erhebung des aktuellen Befundes erforderlich. Dies betrifft insbesondere psychische bzw. psychiatrische Krankheitsbilder mit entsprechenden Schädigungen und Fähigkeitsstörungen. Dabei können auch Fremdbefunde berücksichtigt werden. Therapierelevante Befundergebnisse sind auf dem Verordnungsvordruck anzugeben.

Bei Nichterreichen des individuell angestrebten Therapiezieles ist eine weiterführende Diagnostik erforderlich, die maßgebend ist für die ggf. notwendige Einleitung anderer ärztlicher oder rehabilitativer Maßnahmen bzw. für die mögliche Beendigung oder Fortsetzung einer Ergotherapie. Der Vertragsarzt entscheidet störungsbildabhängig, welche Maßnahmen der weiterführenden Diagnostik er durchführt bzw. veranlasst. **(19)**

> **(19)** Dieser Abschnitt ist auch bei der Physiotherapie Ziffer 17 und der Sprachtherapie Ziffer 19 zu finden.

VI. Inhalt und Durchführung der Heilmittelverordnung

21. Die Verordnung erfolgt ausschließlich auf vereinbarten Vordrucken. Die Vordrucke müssen nach Maßgabe der Nummer 22 vollständig ausgefüllt werden. Änderungen und Ergänzungen der Heilmittelverordnung bedürfen mit Ausnahme der Regelung nach den Nummern 29.1 und 29.4 einer erneuten Arztunterschrift mit Datumsangabe. **(20)**

22. In der Heilmittelverordnung sind nach Maßgabe der vereinbarten Vordrucke die Heilmittel eindeutig zu bezeichnen. Ferner sind alle für die individuelle Therapie erforderlichen Einzelangaben zu machen. Anzugeben sind insbesondere
   - Angaben zur Verordnung nach Maßgabe des Verordnungsvordrucks,
   - die Art der Verordnung (Erstverordnung, Folgeverordnung oder Verordnung außerhalb des Regelfalls),
   - Hausbesuch (ja oder nein),
   - die Durchführung der Therapie als Einzel- oder Gruppentherapie
   - ggf. der späteste Zeitpunkt des Behandlungsbeginns, soweit abweichend von Nr. 28 notwendig,
   - die Verordnungsmenge,
   - das/die Heilmittel gemäß dem Katalog,
   - ggf. ergänzende Angaben zum Heilmittel (z.B. KG oder Übungsbehandlung im Bewegungsbad),
   - die Frequenzempfehlung,
   - die Therapiedauer mit dem Patienten bei Stimm-, Sprech- und Sprachtherapie sowie Manueller Lymphdrainage,
   - der vollständige Indikationsschlüssel. Dieser setzt sich aus der Bezeichnung der Diagnosengruppe und der Leitsymptomatik zusammen (z.B. Maßnahmen der Physikalischen Therapie „ZN1a"). Abweichend davon ist für die Stimm-, Sprech- und Sprachtherapie sowie für die Ergotherapie lediglich die Bezeichnung der Diagnosengruppe anzugeben. **(21)**
   - die Diagnose mit Therapieziel(en) nach Maßgabe des jeweiligen Heilmittelkataloges, ergänzende Hinweise (z.B. Befunde, Vor- und Begleiterkrankungen),
   - die medizinische Begründung bei Verordnungen außerhalb des Regelfalls,
   - spezifische für die Heilmitteltherapie relevante Befunde, insbesondere bei Stimm-, Sprech- und Sprachtherapie, Ergotherapie und bei Verordnungen außerhalb des Regelfalls,
   - ggf. Anforderung eines Therapieberichts. **(22)**

(20) Es ist wichtig, auf das korrekte und vollständige Ausfüllen des Verordnungsblattes zu achten, da sonst die Gefahr von finanziellen Nachteilen durch die Abweisung des Rezeptes bei den Abrechnungsstellen der Krankenkassen besteht. Der Arzt ist verpflichtet, den Therapeuten umfassend zu therapierelevanten Sachverhalten zu informieren. Als Maßnahme zur Qualitätssicherung wird dies sehr begrüßt. Eine Rücksprache mit dem verordnenden Arzt ist unumgänglich, wenn das Verordnungsblatt nicht vollständig oder missverständlich ausgefüllt ist.

(21) Auf dem Verordnungsblatt steht zukünftig auch noch der Diagnosengruppenschlüssel, für die Ergotherapie z.B. bei einem Patienten mit Apoplex EN2.

(22) Die Mitteilung des Therapeuten an den Arzt nach jeder Behandlungsserie ist weggefallen. Jetzt kann der Arzt ein Kreuz setzen, wenn er einen Bericht anfordern möchte. Eine Honorierung von individuellen Berichten durch die Kassen ist zurzeit nach wie vor nicht vorgesehen. Daher kann es sich bei diesem angeforderten Bericht nur um eine kurze Rückmeldung handeln, ähnlich der bisherigen Mitteilung des Therapeuten an den Arzt.

23. Die Indikation für die Verordnung von Heilmitteln ergibt sich nicht aus der Diagnose allein, sondern nur dann, wenn die Schädigung/Funktionsstörung und/oder Fähigkeitsstörung eine Heilmittelanwendung notwendig machen.

24. Bei gegebener Indikation richtet sich die Auswahl der zu verordnenden Heilmittel nach dem jeweils therapeutisch im Vordergrund stehenden Behandlungsziel.
    - Vorrangig soll eine im Heilmittelkatalog als „vorrangiges Heilmittel" (A) genannte Maßnahme zur Anwendung kommen. **(23)**
    - Ist dies aus in der Person des Patienten liegenden Gründen nicht möglich, kann alternativ ein im Heilmittelkatalog genanntes „optionales Heilmittel" (B) verordnet werden.
    - Soweit medizinisch erforderlich kann zu einem „vorrangigen Heilmittel" (A) oder „optionalen Heilmittel" (B) nur ein weiteres im Heilmittelkatalog genanntes „ergänzendes Heilmittel" (C) verordnet werden (d.h. max. zwei Heilmittel je Verordnung). **(24)** Abweichend hiervon können Maßnahmen der Elektrotherapie/-stimulation sowie die Ultraschall-Wärmetherapie auch isoliert verordnet werden, soweit der Heilmittelkatalog diese Maßnahmen indikationsbezogen als ergänzende Heilmittel vorsieht.
    - „Standardisierte Heilmittelkombinationen" (D) dürfen nur verordnet werden, wenn der Patient bei komplexen Schädigungsbildern einer intensiveren Heilmittelbehandlung bedarf und die therapeutisch erforderliche Kombination von drei oder mehr Maßnahmen synergistisch sinnvoll ist, wenn die Erbringung dieser Maßnahmen in einem direkten zeitlichen und örtlichen Zusammenhang erfolgt und der Patient aus medizinischer Sicht geeignet ist. **(25)**
    - Die gleichzeitige Verordnung einer „standardisierten Heilmittelkombination" (D) der Physikalischen Therapie mit einem weiteren Einzelheilmittel der Physikalischen Therapie ist nicht zulässig.
    - Die gleichzeitige Verordnung eines „vorrangigen Heilmittels" (A) und eines „optionalen Heilmittels" (B) bei derselben Schädigung ist nicht zulässig. **(24)**
    - Die gleichzeitige Verordnung von Heilmitteln aus den verschiedenen Abschnitten des Heilmittelkataloges (z.B. gleichzeitige Verordnung von Maßnahmen der Physikalischen Therapie und Maßnahmen der Stimm-, Sprech- und Sprachtherapie) ist bei entsprechender Indikation zulässig.

(23) A. beschreibt immer das **vorrangige** (das am häufigsten eingesetzte) **Heilmittel.** Dieses kommt in erster Linie zur Anwendung. Es kann mehrere vorrangige Heilmittel geben (z.B. A1, A2, A3), die Rangfolge beruht auf der Erfahrung aus der Praxis.
B. beschreibt immer das **optionale** (alternative) **Heilmittel.** Wenn aus medizinischen Gründen das vorrangige Heilmittel voraussichtlich nicht zum gewünschten Behandlungserfolg führt, wird der Arzt das optionale Heilmittel verordnen.
C. beschreibt immer ein **ergänzendes Heilmittel.** Ein „ergänzendes" Heilmittel kann nur zusätzlich zu einem „vorrangigen" oder „optionalen" Heilmittel verordnet werden.

(24) Die Verordnung von zwei vorrangigen oder einem vorrangigen und einem optionalen Heilmittel scheint durch die Neufassung der HMR ausgeschlossen. Ob bei Vorliegen mehrerer gleichrangiger Schädigungen/Funktionsstörungen anders verfahren werden kann, muss die Auslegungspraxis zeigen.

(25) Eine „Standardisierte Heilmittelkombination" ist eine fest definierte Maßnahme der Physikalischen Therapie! Sie betrifft **nicht** die Maßnahmen der Ergotherapie.

25. Erscheint der Erfolg der Heilmitteltherapie fraglich, ist zu prüfen, ob der Behandlungserfolg durch andere therapeutische Maßnahmen zu erreichen ist. Dabei ist auch die Indikation für eine Rehabilitation zu prüfen.

VII. Zusammenarbeit zwischen Vertragsärzten und Heilmittelerbringern

26. Eine ausreichende, zweckmäßige und wirtschaftliche Versorgung mit Heilmitteln, die das Maß des Notwendigen nicht überschreitet, ist nur zu gewährleisten, wenn der verordnende Vertragsarzt und der die Verordnung ausführende Therapeut eng zusammenwirken.

27. Dies setzt voraus, dass zwischen dem Vertragsarzt, der bei der Auswahl der Heilmittel definierte Therapieziele zur Grundlage seiner Verordnung gemacht hat, und dem Therapeuten, der die sachgerechte und qualifizierte Durchführung der verordneten Maßnahme gewährleistet, eine Kooperation sichergestellt ist. Dies gilt insbesondere für den Beginn und die Durchführung der Heilmittelbehandlung.

28. **Beginn der Heilmittelbehandlung:**

    28.1 Sofern der Vertragsarzt auf dem Verordnungsvordruck keine Angabe zum spätesten Behandlungsbeginn gemacht hat, soll die Behandlung innerhalb des nachstehenden Zeitraums begonnen werden
    – bei Maßnahmen der Physikalischen Therapie: innerhalb von 10 Tagen nach Ausstellung der Verordnung,
    – bei Maßnahmen der Stimm-, Sprech- und Sprachtherapie: innerhalb von 14 Tagen nach Ausstellung der Verordnung,
    – bei Maßnahmen der Ergotherapie: innerhalb von 14 Tagen nach Ausstellung der Verordnung,
    – bei Maßnahmen der Podologischen Therapie: innerhalb von 28 Tagen nach Ausstellung der Verordnung.
    Ist eine Genehmigung einzuholen, beginnt die Frist mit dem Genehmigungszeitpunkt. **(26)**

    > **(26)** Der verspätete Beginn der Behandlung zieht nach Maßgabe der HMR immer eine neue Verordnung nach sich. Bei einer genehmigungspflichtigen Verordnung außerhalb des Regelfalls beginnt die 14-Tagefrist dann, wenn die Genehmigung erteilt ist.

    28.2 Kann die Heilmittelbehandlung in dem genannten Zeitraum nicht aufgenommen werden, verliert die Verordnung ihre Gültigkeit.

29. **Durchführung der Heilmittelbehandlung:**

    29.1 Sind auf dem Verordnungsvordruck Angaben zur Frequenz der Heilmittelbehandlung gemacht, ist eine Abweichung davon nur zulässig, wenn zuvor zwischen Vertragsarzt und Therapeut ein abweichendes Vorgehen verabredet wurde. Die einvernehmliche Änderung ist vom Therapeuten auf dem Verordnungsvordruck zu dokumentieren.

    29.2 Wird die Behandlung länger als nachstehend genannt unterbrochen, verliert die Verordnung ihre Gültigkeit
    – bei Maßnahmen der Physikalischen Therapie: nach 10 Tagen,
    – bei Maßnahmen der Stimm-, Sprech- und Sprachtherapie: nach 14 Tagen,
    – bei Maßnahmen der Ergotherapie: nach 14 Tagen. **(27)**

    > **(27)** Die Unterbrechung der Behandlung zieht nach Maßgabe der HMR immer eine neue Verordnung nach sich. In den Verträgen mit den Landesverbänden der Krankenkassen oder dem VdAK sind zum Teil jedoch Regelungen getroffen worden, die begründete Ausnahmefälle vorsehen.

29.3 Ergibt sich bei der Durchführung der Behandlung, dass mit dem verordneten Heilmittel voraussichtlich das Therapieziel nicht erreicht werden kann oder dass der Patient in vorab nicht einschätzbarer Weise auf die Behandlung reagiert, hat der Therapeut darüber unverzüglich den Vertragsarzt, der die Verordnung ausgestellt hat, zu informieren und die Behandlung zu unterbrechen. Der Vertragsarzt entscheidet über eine Änderung oder Ergänzung des Therapieplans, eine neue Verordnung oder die Beendigung der Behandlung.

29.4 Hat der Vertragsarzt Gruppentherapie verordnet und kann die Maßnahme aus Gründen, die der Vertragsarzt nicht zu verantworten hat, nur als Einzeltherapie durchgeführt werden, hat der Therapeut den Vertragsarzt zu informieren und die Änderung auf dem Verordnungsvordruck zu begründen.

29.5 Sofern der Vertragsarzt für die Entscheidung über die Fortführung der Therapie einen schriftlichen Bericht über den Therapieverlauf nach Ende der Behandlungsserie für notwendig hält, kann er diesen auf dem Verordnungsvordruck beim Therapeuten anfordern. **(28)**

> **(28)** Die Mitteilung des Therapeuten an den Arzt nach jeder Behandlungsserie ist weggefallen. Jetzt kann der Arzt ein Kreuz setzen, wenn er einen Bericht anfordern möchte. Eine Honorierung von individuellen Berichten durch die Kassen ist zzt. nach wie vor nicht vorgesehen. Daher kann es sich bei diesem angeforderten Bericht nur um eine kurze Rückmeldung handeln, ähnlich der bisherigen Mitteilung des Therapeuten an den Arzt.

VIII. Heilmittelkatalog

30. Der Katalog verordnungsfähiger Heilmittel nach § 92 Abs. 6 SGB V ist Zweiter Teil dieser Richtlinien. Der Katalog wird dem allgemein anerkannten Stand der medizinischen Erkenntnisse entsprechend in regelmäßigen Abständen ergänzt oder aktualisiert.[1]

30.1 Im Heilmittelkatalog sind Einzeldiagnosen zu Diagnosengruppen zusammengefasst. Den Diagnosengruppen sind die jeweiligen Leitsymptomatiken (Funktionsstörungen / Schädigungen), Therapieziele, die einzeln verordnungsfähigen Heilmittel, Angaben zur Verordnung, die Verordnungsmengen und Empfehlungen zur Therapiefrequenz zugeordnet. **(29)**

> **(29)** Im Heilmittelkatalog Ergotherapie ist die jeweilige Leitsymptomatik unter Fähigkeitsstörungen aufgeführt.

30.2 Der Heilmittelkatalog führt nur die möglichen Indikationen für eine sachgerechte Heilmitteltherapie auf. Kontraindikationen wurden bewusst nicht aufgeführt. Bei der Verordnung hat der Arzt im Einzelfall vorhandene Kontraindikationen zu berücksichtigen.

---

[1] **Anmerkung des Herausgebers:**
Dieser hier genannte Heilmittelkatalog ist nicht als fortlaufender Originaltext abgedruckt, sondern im Verzahnungskatalog (Kapitel 6) zu finden.

IX. Anlage

31. Das Verfahren zur Bewertung des therapeutischen Nutzens neuer Heilmittel und zugelassener Heilmittel bei neuen Indikationen in der vertragsärztlichen Versorgung (gemäß § 138 SGB V „Neue Heilmittel" und nach Nr. 14 der Richtlinien) ist in der BUB-Richtlinie dargestellt. **(30)**

> **(30)** Durch die Einführung der BUB-Richtlinie ist die bisherige Anlage 1 weggefallen.

32. In der Anlage dieser Richtlinien ist die Übersicht über
    – Maßnahmen, deren therapeutischer Nutzen nach Maßgabe der BUB-Richtlinie nicht nachgewiesen ist,
    – Indikationen, bei denen der Einsatz von Maßnahmen, deren therapeutischer Nutzen nachgewiesen ist, nicht anerkannt ist und
    – Maßnahmen, die der persönlichen Lebensführung zuzuordnen sind,
    gelistet. Die Übersicht wird in regelmäßigen Abständen dem Stand der medizinischen Erkenntnisse folgend ergänzt oder aktualisiert.

X. Beschlussfassung, Beauftragungen und Inkrafttreten

33. Neue Heilmittel dürfen in der vertragsärztlichen Versorgung nur verordnet werden, wenn der Gemeinsame Bundesausschuss ihren therapeutischen Nutzen anerkannt und in den Richtlinien nach § 92 Abs. 1 Satz 2 Nummer 6 SGB V Empfehlungen für die Sicherung der Qualität bei der Leistungserbringung abgegeben hat. Der Gemeinsame Bundesausschuss beauftragt den zuständigen Unterausschuss „Heil- und Hilfsmittel" mit der Überprüfung, ob die mit dem Antrag auf Anerkennung als neues Heilmittel eingereichten Unterlagen den Anforderungen nach § 4 der BUB-Richtlinie entsprechen.

34. Nach § 92 Abs. 1 Satz 2 Nummer 6 SGB V beschließt der Gemeinsame Bundesausschuss die Richtlinien über die Verordnung von Heilmitteln in der vertragsärztlichen Versorgung sowie den indikationsbezogenen Katalog verordnungsfähiger Heilmittel nach § 92 Abs. 6 SGB V.

35. Die Richtlinien treten am 01. Juli 2004 in dieser Fassung in Kraft.

Bonn, 16. März 2004

Gemeinsamer Bundesausschuss
Der Vorsitzende
Hess

Anlage

Nichtverordnungsfähige Heilmittel im Sinne dieser Richtlinien*
Nachfolgend werden benannt

a) Maßnahmen, deren therapeutischer Nutzen nach Maßgabe der BUB-Richtlinie nicht nachgewiesen ist
1. Hippotherapie
2. Isokinetische Muskelrehabilitation
3. Höhlentherapie
4. Musik- und Tanztherapie
5. Magnetfeldtherapie ohne Verwendung implantierter Spulen (Magnetfeldgeräte zur Anwendung bei der invasiven Elektroosteostimulation unterliegen den Regelungen über die Verordnung von Hilfsmitteln)
6. Fußreflexzonenmassage
7. Akupunktmassage
8. Atlas-Therapie nach Arlen
9. Mototherapie
10. Zilgrei-Methode
11. Atemtherapie nach Middendorf

b) Indikationen, bei denen der Einsatz von Maßnahmen, deren therapeutischer Nutzen nachgewiesen ist, nicht anerkannt ist
12. Entwicklungsbedingte Sprechunflüssigkeit im Kindesalter
13. Stimmtherapie bei nicht krankhaftem Verlauf des Stimmbruchs
14. Alle psychotherapeutischen Behandlungsformen, die Regelungsgegenstand der Psychotherapie-Richtlinien sind
15. Störungen wie Lese- und Rechtschreibschwäche, sonstige isolierte Lernstörungen **(31)**

> **(31)** Störungen wie Lese- und Rechtschreibschwäche bzw. isolierte Lernstörung gehören nicht zum Leistungsspektrum der GKV, sondern bedürfen pädagogischer bzw. sonderpädagogischer Intervention. Allerdings können Diagnosen wie Teilleistungsstörungen und Wahrnehmungsstörungen mit Funktions-/Fähigkeitsstörungen, z.B. in der Beweglichkeit, Geschicklichkeit oder Wahrnehmungsverarbeitung, durchaus zu ergotherapeutischen Behandlungszielen führen.

c) Maßnahmen, die der persönlichen Lebensführung zuzuordnen sind
16. Massage des ganzen Körpers (Ganz- bzw. Vollmassagen)
17. Massage mittels Gerät/Unterwassermassage mittels automatischer Düsen
18. Teil- und Wannenbäder, soweit sie nicht nach den Vorgaben des Heilmittelkataloges verordnungsfähig sind
19. Sauna, römisch-irische und russisch-römische Bäder
20. Schwimmen und Baden, auch in Thermal- und Warmwasserbädern
21. Maßnahmen, die der Veränderung der Körperform (z.B. Bodybuilding) oder dem Fitness-Training dienen
22. Maßnahmen, die ausschließlich der Anreizung, Verstärkung und Befriedigung des Sexualtriebes dienen sollen

*) Teile dieser Auflistung wurden aus der Anlage 2 der Heilmittel- und Hilfsmittel-Richtlinien in der Fassung vom 17. Juni 1992, veröffentlicht im Bundesanzeiger Nr. 183b vom 29. Sept. 1992, zuletzt geändert am 18. Februar 1998, in Kraft getreten am 27. Juni 1998 übernommen.

5 Rahmenempfehlungen mit Leistungsbeschreibung (§ 125 SGB V)

Gemeinsame Rahmenempfehlungen gemäß § 125 Abs. 1 SGB V über die einheitliche Versorgung mit Heilmitteln zwischen

<u>den Spitzenverbänden der Krankenkassen</u>

- AOK-Bundesverband, Bonn
- BKK Bundesverband, Essen
- IKK-Bundesverband, Bergisch-Gladbach
- See-Krankenkasse, Hamburg
- Bundesverband der landwirtschaftlichen Krankenkassen, Kassel
- Bundesknappschaft, Bochum
- Verband der Angestellten-Krankenkassen e. V., Siegburg
- AEV – Arbeiter-Ersatzkassen-Verband e. V., Siegburg

und

<u>den maßgeblichen Spitzenorganisationen der Heilmittelerbringer auf Bundesebene</u>

- Bundesarbeitsgemeinschaft der Heilmittelverbände e.V. (BHV), Köln
- Deutscher Bundesverband der Atem-, Sprech- und Stimmlehrer/innen Lehrervereinigung Schlaffhorst-Andersen e.V. (dba), Hamburg
- Deutscher Bundesverband der Sprachheilpädagogen e.V. (dbs), Moers

---

In diesem Kapitel ist der Originaltext der Rahmenempfehlungen und der Leistungsbeschreibung Ergotherapie so wiedergegeben, wie sie zum 1. August 2001 in Kraft traten.

Diese Rahmenempfehlungen sowie die dazugehörende Leistungsbeschreibung Ergotherapie sind in den Verhandlungen mit den Krankenkassen auf Landesebene in vielen Bundesländern bereits in Verträge nach § 125 Abs. 2 SGB V umgesetzt worden.
Daher kann die hier vorliegende Form lediglich als Orientierung dienen, da die Verträge auf Landesebene Unterschiede zu den Empfehlungen aufweisen können. Diese Unterschiede betreffen fast ausschließlich die Rahmenempfehlungen und nicht die Leistungsbeschreibung.
Das GMG und die neuen HMR werden Auswirkungen auf die Rahmenempfehlungen und im Anschluss daran auch auf die einzelnen Verträge auf Landesebene haben. Ob, wann und in welchem Umfang eine Anpassung erfolgt, ist völlig offen.

Inhaltsverzeichnis

Qualität der Behandlungsergebnisse/Ergebnisqualität

Inhalt und Umfang der Zusammenarbeit des Heilmittelerbringers mit dem verordnenden Vertragsarzt

Maßnahmen der Wirtschaftlichkeit der Leistungserbringung und deren Prüfung

Vorgaben für Vergütungsstrukturen

Präambel

Die Spitzenverbände der Krankenkassen und die für die Wahrnehmung der Interessen der Heilmittelerbringer maßgeblichen Spitzenorganisationen auf Bundesebene vereinbaren diese Rahmenempfehlungen mit dem Ziel, bundesweit eine einheitliche, qualitativ hochwertige und wirtschaftliche Versorgung mit Heilmitteln zu gewährleisten.

Die Partner dieser Rahmenempfehlungen verpflichten sich, mit allen ihnen zur Verfügung stehenden Mitteln für eine gewissenhafte Umsetzung der Rahmenempfehlungen Sorge zu tragen. Sie wirken darauf hin, dass diese Empfehlungen in den Verträgen nach § 125 Abs. 2 SGB V umgehend berücksichtigt werden.

Der Kassenärztlichen Bundesvereinigung wurde Gelegenheit zur Stellungnahme gegeben. Diese wurde in den Entscheidungsprozess der Partner der Rahmenempfehlungen einbezogen.

§ 1 Gegenstand der Rahmenempfehlungen

(1) Zur Sicherstellung einer wirksamen und wirtschaftlichen ambulanten Versorgung mit Heilmitteln regeln diese Rahmenempfehlungen unter Berücksichtigung der jeweils geltenden Heilmittel-Richtlinien gemäß § 92 Abs. 1 Satz 2 Nr. 6 SGB V insbesondere:

1. Allgemeine Grundsätze (§§ 2 bis 7)

2. Inhalt der einzelnen Heilmittel einschließlich Umfang und Häufigkeit ihrer Anwendungen im Regelfall sowie deren Regelbehandlungszeit (§ 8)

3. Maßnahmen zur Qualitätssicherung, die die Qualität der Behandlung, der Versorgungsabläufe und der Behandlungsergebnisse umfassen (§§ 9 bis 16)

4. Inhalt und Umfang der Zusammenarbeit des Heilmittelerbringers mit dem verordnenden Vertragsarzt (§§ 17 und 18)

5. Maßnahmen der Wirtschaftlichkeit der Leistungserbringung und deren Prüfung (§§ 19 und 20)

6. Vorgaben für Vergütungsstrukturen (§§ 21 bis 24)

7. Inkrafttreten und Kündigung (§§ 25 und 26)

8. Gerichtsstand (§ 27).

(2) Die Anlagen sind unabdingbarer Bestandteil dieser Rahmenempfehlungen.

(3) Die Gemeinsamen Empfehlungen der Spitzenverbände der Krankenkassen gemäß § 124 Absatz 4 SGB V sowie die Richtlinien nach § 302 Abs. 2 SGB V sind in der jeweils gültigen Fassung umzusetzen.

Allgemeine Grundsätze

§ 2 Heilmittel

(1) Heilmittel im Sinne dieser Empfehlungen sind solche, die nach den geltenden Heilmittel-Richtlinien verordnungsfähig und in der Anlage 1 dieser Empfehlungen vereinbart sind.

(2) Heilmittel sind persönlich erbrachte medizinische Leistungen. Hierzu gehören Maßnahmen der
- Physiotherapie
- Ergotherapie
- Stimm-, Sprech- und Sprachtherapie

§ 3 Ziel der Heilmittelbehandlung

(1) Heilmittel dienen dazu

- eine Krankheit zu heilen, ihre Verschlimmerung zu verhüten oder Krankheitsbeschwerden zu lindern,
- eine Schwächung der Gesundheit, die in absehbarer Zeit voraussichtlich zu einer Krankheit führen würde, zu beseitigen,
- einer Gefährdung der gesundheitlichen Entwicklung eines Kindes entgegen zu wirken oder
- Pflegebedürftigkeit zu vermeiden oder zu mindern.

(2) Bei der Heilmittelbehandlung ist den besonderen Erfordernissen psychisch Kranker Rechnung zu tragen.

(3) Der zugelassene Heilmittelerbringer (nachfolgend Heilmittelerbringer genannt) und die Krankenkassen haben darauf hinzuwirken, dass die Versicherten eigenverantwortlich durch gesundheitsbewusste Lebensführung, Beteiligung an Vorsorge- und aktive Mitwirkung an Behandlungsmaßnahmen dazu beitragen, Krankheiten zu verhindern und deren Verlauf und Folgen zu mildern.

§ 4 Leistungsgrundlagen

(1) Heilmittel werden auf der Grundlage einer vertragsärztlichen Verordnung erbracht.

(2) Der Heilmittelerbringer erbringt Leistungen persönlich oder lässt Leistungen nach diesen Rahmenempfehlungen durch seine gemäß den Gemeinsamen Empfehlungen nach § 124 Abs. 4 SGB V berufsrechtlich qualifizierten Mitarbeiter durchführen. Hierzu gehören auch vertragsärztlich verordnete Hausbesuche. Diese können grundsätzlich von dem nächstliegenden Heilmittelerbringer nicht abgelehnt werden.

(3) Die Ausführung vertragsärztlich verordneter Leistungen ist nur gestattet, wenn sich die Zulassung auf jede der verordneten Leistungen erstreckt.

§ 5 Abgabe von Heilmitteln

Heilmittelerbringer, welche durch die Landesverbände der Krankenkassen bzw. die Verbände der Ersatzkassen gemäß § 124 SGB V zugelassen sind, sind berechtigt und verpflichtet, vertragsärztlich verordnete Maßnahmen der Physio-, Ergo- und Sprachtherapie auf der Grundlage eigener Befunderhebung, die Bestandteil der Leistung ist, durchzuführen. Das Nähere regelt die Leistungsbeschreibung.

§ 6 Wahl des Heilmittelerbringers

(1) Den Versicherten steht die Wahl unter den zugelassenen Heilmittelerbringern frei.

(2) Die Krankenkassen informieren die Versicherten auf Anfrage über die Adressen der Heilmittelerbringer.

(3) Mit der Leistungspflicht der Krankenkasse/n darf nicht geworben werden.

§ 7 Datenschutz

(1) Der Heilmittelerbringer ist verpflichtet, den Schutz der personenbezogenen Daten sicherzustellen und unterliegt hinsichtlich der Person des Versicherten und dessen Krankheiten der Schweigepflicht. Ausgenommen hiervon sind Angaben gegenüber dem behandelnden Vertragsarzt und der zuständigen Krankenkasse, soweit sie zur Erfüllung der gesetzlichen Aufgaben erforderlich sind. Der Heilmittelerbringer hat seine Mitarbeiter zur Beachtung der Schweigepflicht sowie der Datenschutzbestimmungen zu verpflichten.

(2) Die §§ 35, 37 SGB I, § 284 SGB V sowie die §§ 67 bis 85 SGB X sind zu beachten.

Inhalt der einzelnen Heilmittel einschließlich Umfang und Häufigkeit der Anwendungen im Regelfall sowie deren Regelbehandlungszeit

§ 8 Inhalt, Umfang und Häufigkeit der Heilmittel

(1) Der Inhalt der einzelnen Heilmittel sowie deren Regelbehandlungszeit ist in der Leistungsbeschreibung für den jeweiligen Heilmittelbereich geregelt (**Anlagen 1 a-c**).

(2) Die Leistungsbeschreibung berücksichtigt die Heilmittel-Richtlinien nach § 92 Abs. 1 Satz 2 Nr. 6 SGB V; Änderungen in diesen Richtlinien mit Folgewirkung auf die Leistungsbeschreibung erfordern deren unverzügliche Anpassung.

(3) Hinsichtlich Umfang und Häufigkeit der Anwendungen der Heilmittel im Regelfall gilt **Anlage 2.**

Maßnahmen zur Qualitätssicherung, die die Qualität der Behandlung, der Versorgungsabläufe und der Behandlungsergebnisse umfassen

§ 9 Maßnahmen zur Qualitätssicherung

(1) Der Heilmittelerbringer ist verpflichtet, sich an Qualitätssicherungsmaßnahmen zu beteiligen.

(2) Die Landesverbände der Krankenkassen bzw. die Verbände der Ersatzkassen sind jederzeit berechtigt, im Rahmen der Qualitätssicherung die Erfüllung der sich aus diesen Empfehlungen ergebenden Pflichten zu überprüfen.

Qualität der Behandlung/Strukturqualität

§ 10 Strukturqualität

Die Strukturqualität beschreibt die Möglichkeit des Therapeuten, aufgrund seiner individuellen Qualifikation, im Rahmen seines Arbeitsfeldes und unter Berücksichtigung der vorhandenen Infrastruktur qualitativ hochwertige Therapieleistungen zu erbringen. Die Strukturqualität umfasst insbesondere die organisatorischen, personellen, räumlichen und sächlichen Voraussetzungen für das Therapiegeschehen.

§ 11 Organisatorische Voraussetzungen

(1) Der Zugelassene/fachliche Leiter hat als Behandler ganztägig in seiner Praxis zur Verfügung zu stehen oder die qualifizierte Durchführung der Behandlung der Anspruchsberechtigten in seiner Praxis sicherzustellen. Hiervon ausgenommen sind Krankheit, Urlaub oder berufliche Fortbildung bis zur Dauer von 8 Wochen.

(2) Der Heilmittelerbringer ist auf Anforderung verpflichtet, den zulassenden Stellen innerhalb von zwei Wochen seine Mitarbeiter zu melden sowie deren Qualifikation/en und deren wöchentliche Arbeitszeit nachzuweisen. Zulassungsrelevante Personalveränderungen sind unverzüglich mitzuteilen.

(3) Die Einhaltung der Vorschriften des Medizinproduktegesetzes (MPG) sowie der nach dem MPG relevanten Verordnungen (z.B. Betreiberverordnung und Medizingeräteverordnung) und der Unfallverhütungsvorschriften ist vom Heilmittelerbringer und von dessen Mitarbeitern zu beachten.

(4) Der Heilmittelerbringer haftet für die Tätigkeit sämtlicher Mitarbeiter in gleichem Maße wie für die eigene Tätigkeit.

(5) Der Heilmittelerbringer gewährleistet, dass die Versicherten der Krankenkassen nach gleichen Grundsätzen behandelt werden.

(6) Der Heilmittelerbringer hat eine Berufs- und Betriebshaftpflichtversicherung in ausreichender Höhe abzuschließen.

§ 12 Personelle Voraussetzungen

(1) Die Durchführung einer Behandlung darf nur von hierfür gemäß der Gemeinsamen Empfehlungen nach § 124 SGB V qualifizierten und – soweit dies für die Abgabe der Leistung vertraglich vorgesehen ist – von entsprechend weitergebildeten Therapeuten in zugelassenen Praxen erfolgen.

(2) Behandlungen durch freie Mitarbeiter sind als Leistungen des zugelassenen Heilmittelerbringers abrechnungsfähig, wenn der freie Mitarbeiter die Voraussetzungen nach § 124 Abs. 2 Nummern 1 und 2 SGB V erfüllt.

(3) Der Zugelassene/fachliche Leiter, seine freien und angestellten Mitarbeiter haben sich im Interesse einer stets aktuellen fachlichen Qualifikation beruflich mindestens alle 2 Jahre extern fachspezifisch fort- oder weiterzubilden. Der Nachweis hierüber ist auf Anforderung seines Berufsverbandes oder eines zuständigen Landesverbandes der Krankenkassen bzw. der Verbände der Ersatzkassen zu erbringen.

(4) Als Mitarbeiter gelten auch Praktikanten im Sinne des § 7 des Gesetzes über die Berufe in der Physiotherapie (Masseur- und Physiotherapeutengesetz – MPHG) vom 26.05.1994.

§ 13 Vertretung

(1) Der Zugelassene/fachliche Leiter kann bis zur Dauer von sechs Monaten bei Verhinderung durch Krankheit, Urlaub oder Fortbildung sowie bei Schwangerschaft/Mutterschaft entsprechend der Dauer des Mutterschutzes/Erziehungsurlaubes nach dem Mutterschutzgesetz/Bundeserziehungsgeldgesetz in seiner Praxis vertreten werden. Der Heilmittelerbringer hat die Personalien des Vertreters, dessen fachliche Qualifikation und die voraussichtliche Dauer der Vertretung mitzuteilen. Der Vertreter muss die Voraussetzungen des § 124 Abs. 2 Nummern 1 und 2 SGB V erfüllen und nachweisen.

(2) Im Übrigen bedürfen Vertretungen für länger als sechs Monate der Genehmigung durch die zuständigen Landesverbände der Krankenkassen bzw. der Verbände der Ersatzkassen und sind vom Heilmittelerbringer grundsätzlich sechs Wochen im Voraus zu beantragen. Abs. 1 Sätze 2 und 3 gelten entsprechend.

(3) Der Heilmittelerbringer haftet für die Tätigkeit des Vertreters.

Qualität der Versorgungsabläufe/Prozessqualität

§ 14 Prozessqualität

(1) Die Prozessqualität beschreibt die Güte der ablaufenden Therapieprozesse.

(2) Zur Sicherung der Prozessqualität hat der Heilmittelerbringer insbesondere Folgendes zu gewährleisten:

- Kooperation zwischen Heilmittelerbringer und verordnendem Vertragsarzt
- Orientierung der Behandlung an der Indikation (bestehend aus Diagnose und Leitsymptomatik), am Therapieziel und der Belastbarkeit des Versicherten
- Anwendung des verordneten Heilmittels
- Behandlung gemäß der Leistungsbeschreibung (vgl. § 8)
- Dokumentation des Behandlungsverlaufs gemäß Abs. 4.

(3) Der Heilmittelerbringer sollte darüber hinaus bereit sein,

- eine Abstimmung des Therapieplans mit anderen an der Behandlung Beteiligten herbeizuführen
- Patienten und deren Angehörige im Einzelfall zu beraten und
- sich z.B. an Case-Managements und an Qualitätszirkeln (insbesondere auch mit Ärzten) zu beteiligen.

(4) Der Heilmittelerbringer hat für jeden behandelten Versicherten eine Verlaufsdokumentation gemäß Ziffer 8. der Leistungsbeschreibung zu führen und kontinuierlich je Behandlungseinheit fortzuschreiben.

Qualität der Behandlungsergebnisse/Ergebnisqualität

§ 15 Ergebnisqualität

(1) Ergebnisqualität ist als Zielerreichungsgrad durch Maßnahmen der Heilmittelbehandlung zu verstehen. Im Behandlungsverlauf ist das Ergebnis der Heilmittelbehandlung anhand der Therapieziele in Abgleich zu den verordneten und durchgeführten Heilmittelleistungen regelmäßig zu überprüfen. Zu vergleichen ist die Leitsymptomatik bei Beginn der Behandlungsserie mit dem tatsächlich erreichten Zustand am Ende der Behandlungsserie unter Berücksichtigung des Therapieziels gemäß der ärztlichen Verordnung sowie des Befindens und der Zufriedenheit des Versicherten.

§ 16 Aufbewahrungsfrist

Die Verlaufsdokumentation nach § 14 Abs. 4 ist 3 Jahre nach Ablauf des Kalenderjahres, in dem die Behandlungsserie abgeschlossen wurde, aufzubewahren. Der Leistungserbringer hat eine sichere Aufbewahrung zu gewährleisten (vgl. § 7).

Inhalt und Umfang der Zusammenarbeit des Heilmittelerbringers mit dem verordnenden Vertragsarzt

§ 17 Inhalt und Umfang der Kooperation

(1) Eine zweckmäßige und wirtschaftliche Versorgung mit Heilmitteln ist nur zu gewährleisten, wenn der verordnende Vertragsarzt und der die Verordnung ausführende Therapeut eng zusammenwirken.

(2) Dies setzt voraus, dass zwischen dem Arzt, der bei der Auswahl der Heilmittel definierte Therapieziele zur Grundlage seiner Verordnung gemacht hat, und dem Therapeuten, der für die Durchführung der verordneten Maßnahme verantwortlich ist, eine Kooperation sichergestellt ist. Dies gilt für den Beginn, die Durchführung und den Abschluss der Heilmittelbehandlung.

(3) Der Heilmittelerbringer darf den Vertragsarzt nicht aus eigenwirtschaftlichen Überlegungen in seiner Verordnungsweise beeinflussen.

(4) Für den Beginn der Heilmittelbehandlung gilt Folgendes:

- Sofern der Vertragsarzt auf dem Verordnungsblatt keine Angabe zum spätesten Behandlungsbeginn gemacht hat, soll die Behandlung innerhalb des nachstehenden Zeitraums begonnen werden

  bei Maßnahmen der Physiotherapie:
  innerhalb von 10 Tagen nach Ausstellung der Verordnung

  bei Maßnahmen der Sprach- und der Ergotherapie:
  innerhalb von 14 Tagen nach Ausstellung der Verordnung

  Kann die Heilmittelbehandlung in dem genannten Zeitraum nicht aufgenommen werden, verliert die Verordnung ihre Gültigkeit. Dies ist nicht der Fall, wenn im begründeten Ausnahmefall zwischen Vertragsarzt und Heilmittelerbringer eine abweichende Regelung getroffen wurde, die das Erreichen des angestrebten Therapieziels weiterhin sichert. Die einvernehmliche Änderung ist vom Heilmittelerbringer auf dem Verordnungsblatt zu begründen und zu dokumentieren.[1]

---

[1] Die Begründung erfolgt unten links auf der Rückseite des Teils der Verordnung, der für die Abrechnung mit der Krankenkasse bestimmt ist.

- Ergibt sich aus der Befunderhebung durch den Heilmittelerbringer, dass die Erreichung des vom verordnenden Vertragsarzt benannten Therapieziels durch ein anderes Heilmittel besser erreicht werden kann, hat der Heilmittelerbringer darüber unverzüglich den Vertragsarzt, der die Verordnung ausgestellt hat, zu informieren, um eine Änderung oder Ergänzung des Therapieplans abzustimmen und ggf. eine neue Verordnung zu erhalten.

- Hat der verordnende Vertragsarzt Gruppentherapie verordnet und kann die Maßnahme aus Gründen, die der Arzt nicht zu verantworten hat, nur als Einzeltherapie durchgeführt werden, hat der Therapeut den Arzt zu informieren und die Änderung auf dem Verordnungsblatt zu begründen.[1]

(5) Für die Durchführung der Heilmittelbehandlung gilt Folgendes:

- Sind auf dem Verordnungsblatt Angaben zur Frequenz der Heilmittelbehandlung gemacht, ist eine Abweichung davon nur zulässig, wenn zuvor zwischen Heilmittelerbringer und Vertragsarzt ein abweichendes Vorgehen verabredet wurde. Die einvernehmliche Änderung ist vom Therapeuten auf dem Verordnungsvordruck zu dokumentieren.[1]

- Ergibt sich bei der Durchführung der Behandlung, dass mit dem verordneten Heilmittel voraussichtlich das Therapieziel nicht erreicht werden kann oder dass der Patient in vorab nicht einschätzbarer Weise auf die Behandlung reagiert, hat der Heilmittelerbringer darüber unverzüglich den Vertragsarzt, der die Verordnung ausgestellt hat, zu informieren und die Behandlung zu unterbrechen. Die einvernehmliche Änderung des Therapieziels ist vom Heilmittelerbringer auf dem Verordnungsblatt zu dokumentieren. Soll die Behandlung mit einer anderen Maßnahme fortgesetzt werden, ist eine neue Verordnung erforderlich.

- Wird im Verlauf der Heilmittelbehandlung das angestrebte Therapieziel vor dem Ende der verordneten Therapiedauer erreicht, ist die Behandlung zu beenden.

- Wird die Behandlung länger als nachstehend genannt unterbrochen, verliert die Verordnung ihre Gültigkeit:

  bei Maßnahmen der Physiotherapie:
  nach 10 Tagen

  bei Maßnahmen der Sprach- und Ergotherapie:
  nach 14 Tagen.

  Dies gilt nicht in begründeten Ausnahmefällen wie bei Krankheit des Patienten.

(6) Für den Abschluss der Heilmittelbehandlung gilt Folgendes:

Der Heilmittelerbringer unterrichtet den behandelnden Vertragsarzt jeweils gegen Ende einer Behandlungsserie gemäß des Verordnungsvordrucks schriftlich über den Stand der Therapie. Eine prognostische Einschätzung hinsichtlich der Erreichung des Therapieziels

---

[1] Die Begründung erfolgt unten links auf der Rückseite des Teils der Verordnung, der für die Abrechnung mit der Krankenkasse bestimmt ist.

sowie ggf. aus dem Behandlungsverlauf resultierende Vorschläge zur Änderung des Therapieplans sind abzugeben, sofern der Heilmittelerbringer die Fortsetzung der Therapie für
erforderlich hält.

(7) Der Heilmittelerbringer darf die Behandlung eines Versicherten in begründeten Einzelfällen
     nach Abstimmung mit dem verordnenden Vertragsarzt ablehnen.

§ 18 Verordnung

(1) Diagnose, Leitsymptomatik, ggf. Spezifizierung des Therapieziels, Art, Anzahl und ggf.
     Frequenz der Leistungen ergeben sich aus der vom Vertragsarzt ausgestellten Verordnung.
     Die vertragsärztliche Verordnung kann ausgeführt werden, wenn diese für die Behandlung
     erforderlichen Informationen enthalten sind. Zur Abgabe dieser Leistungen ist der zugelas-
     sene Heilmittelerbringer dann entsprechend der Leistungsbeschreibung (vgl. § 8) berechtigt
     und verpflichtet.

(2) Die vertragsärztliche Verordnung ist nicht übertragbar. Sie gilt nur für die Person, für die
     sie ausgestellt ist.

(3) Die empfangene Maßnahme ist vom Leistungserbringer auf der Rückseite der Verordnung
     verständlich darzustellen und am Tage der Leistungsabgabe vom Patienten durch Unter-
     schrift auf dem Verordnungsblatt zu bestätigen. Vordatierungen und Globalbestätigungen
     sind nicht zulässig.

Maßnahmen der Wirtschaftlichkeit der Leistungserbringung und deren Prüfung

§ 19 Wirtschaftlichkeit

(1) Die Wirtschaftlichkeit ist als „Zweck-Mittel-Relation" zu verstehen. Danach ist entweder ein
     bestimmtes Therapieziel mit geringstmöglichem Mitteleinsatz (Therapiemaßnahmen) zu er-
     reichen oder – insbesondere bei chronischen Erkrankungen – mit gegebenen Therapiemaß-
     nahmen der größtmögliche Nutzen (Therapieerfolg) zu erzielen.

(2) Kriterien einer wirtschaftlichen Leistungserbringung sind insbesondere:

   • Abstimmung der Ergebnisse der therapeutischen Befunderhebung mit der ärztlichen The-
     rapiezieldefinition unter Berücksichtigung des verordneten Heilmittels
   • Anwendung des verordneten Heilmittels gemäß der Leistungsbeschreibung (vgl. § 8)
   • Inhalt und Umfang der Zusammenarbeit mit dem Vertragsarzt (vgl. § 17 Abs. 5 und 6)
   • Fristgerechter Behandlungsbeginn
   • Regelbehandlungszeit je Therapieeinheit
   • Behandlungsdauer bis zur Erreichung des Therapieziels
   • Behandlungsfrequenz
   • Status/Zustand und Kooperation des Patienten.

§ 20 Wirtschaftlichkeitsprüfung

(1) Der Landesverband der Krankenkassen bzw. die Verbände der Ersatzkassen können Maßnahmen zur Prüfung der Wirtschaftlichkeit nach § 19 Abs. 2 einleiten. Die Verbände der Heilmittelerbringer können solche Maßnahmen beantragen.

(2) Der Landesverband der Krankenkassen bzw. die Verbände der Ersatzkassen teilt/teilen dem zugelassenen Heilmittelerbringer die Durchführung, den Gegenstand und den Umfang der Prüfung rechtzeitig mit. Auf Wunsch des Heilmittelerbringers ist dessen Berufsverband hinzuzuziehen.

(3) Soweit eine Praxisbegehung stattfindet, ist einem vom Landesverband der Krankenkassen bzw. von den Verbänden der Ersatzkassen bestellten Sachverständigen innerhalb der Praxiszeiten Zugang zur Praxis zu gewähren.

(4) Der Heilmittelerbringer hat die für die Prüfung erforderlichen Unterlagen vorzulegen und Auskünfte zu erteilen. Hierzu zählen insbesondere die Angaben nach § 124 Abs. 2 SGB V, die Verlaufsdokumentation, die Qualifikationsnachweise und andere sich aus diesen Empfehlungen ergebende Nachweise.

(5) Über die Prüfung ist ein Bericht zu erstellen, in dem der Gegenstand und das Ergebnis der Prüfung sowie notwendige Maßnahmen zur Beseitigung von Beanstandungen aufgezeigt werden.

(6) Soweit Beanstandungen festgestellt werden, entscheidet/entscheiden der Landesverband der Krankenkassen bzw. die Verbände der Ersatzkassen nach Anhörung des Heilmittelerbringers, welche Maßnahmen der Heilmittelerbringer zur Beseitigung der Defizite und innerhalb welcher Frist zu treffen hat.

(7) Sofern die Beanstandungen nicht innerhalb der Frist nach Abs. 6 behoben wurden, liegt ein Vertragsverstoß gemäß § 24 vor und berechtigt den Landesverband der Krankenkassen bzw. die Verbände der Ersatzkassen entsprechende Maßnahmen zu ergreifen.

(8) Die an der Prüfung Beteiligten sind nach Maßgabe der gesetzlichen Bestimmungen zur Verschwiegenheit verpflichtet und haben die Datenschutzbestimmungen zu beachten.

Vorgaben für Vergütungsstrukturen

§ 21 Allgemeine Grundsätze

Das System zur Vergütung von Leistungen durch Heilmittelerbringer muss insbesondere nachfolgende Grundsätze erfüllen:

a) Die Vergütungen für Heilmittel werden ausschließlich für die gemäß den Heilmittel-Richtlinien nach § 92 SGB V verordnungsfähigen Heilmittel sowie die in den Rahmenvereinbarungen umfassten Zusatzleistungen (z.B. Hausbesuch, Wegegeld, Geburtsvorbereitung) vereinbart.

b)   Das Vergütungssystem muss für die Vertragspartner transparent und handhabbar sein.

c)   Die ausgeführten vertraglichen Leistungen werden nach der jeweiligen Vergütungsvereinbarung vergütet. Hierzu werden gesonderte Kündigungsfristen vereinbart. Die in den Vergütungsvereinbarungen genannten Preise sind Höchstpreise. Mit den Vergütungen sind sämtliche Kosten abgegolten.

d)   Die Vergütung sollte grundsätzlich prospektiv für einen zukünftigen Zeitraum vereinbart werden. Bei Ablauf einer Vereinbarung haben die Vertragspartner sicherzustellen, dass zeitnah Folgeverhandlungen stattfinden.

e)   Für die erbrachten Leistungen dürfen mit Ausnahme der gesetzlichen Zuzahlung des Versicherten gemäß § 32 Abs. 2 SGB V weitere Zuzahlungen nicht gefordert werden.

§ 22 Vergütungsformen

Abhängig vom Inhalt der Leistungen können

a)   Einzelleistungsvergütungen und
b)   ggf. pauschale Vergütungen (z.B. für standardisierte Heilmittelkombinationen: dabei sind die obligatorischen und ergänzenden Maßnahmen angemessen zu berücksichtigen)

vereinbart werden.

§ 23 Vertragsausschuss

(1)   Zur Klärung von Meinungsverschiedenheiten und Zweifelsfragen zwischen den Krankenkassen und den Leistungserbringern kann für die Verträge nach § 125 Abs. 2 SGB V ein Vertragsausschuss auf Landesebene gebildet werden. Dieser setzt sich aus Vertretern der Landesverbände der Krankenkassen und/oder der Verbände der Ersatzkassen einerseits und den Vertretern der betroffenen Berufsverbände andererseits paritätisch zusammen.

(2)   Der Vertragsausschuss ist auf Antrag eines Vertragspartners einzuberufen.

§ 24 Vertragsverstöße/Regressverfahren

(1)   Erfüllt ein Heilmittelerbringer die ihm obliegenden Pflichten nicht vertragsgemäß, so kann ihn der betroffene Landesverband der Krankenkassen bzw. die Verbände der Ersatzkassen schriftlich verwarnen; die Krankenkasse setzt eine Frist für die Beseitigung des Vertragsverstoßes durch den Heilmittelerbringer fest.

2)   Bei schwerwiegenden oder wiederholten Vertragsverstößen kann der betroffene Landesverband der Krankenkassen bzw. die Verbände der Ersatzkassen im Einvernehmen mit dem Vertragsausschuss (§ 23) nach erfolgter Anhörung eine angemessene Vertragsstrafe bis zu 50.000,- EURO festsetzen. Schwerwiegende Vertragsverstöße rechtfertigen auch den Widerruf der Zulassung. Unabhängig davon ist der Schaden zu ersetzen.

(3) Zu den schwerwiegenden Vertragsverstößen zählen insbesondere:
- Nichterfüllung von organisatorischen und/oder sächlichen und/oder fachlichen und/ oder personellen Voraussetzungen (vgl. §§ 11 bis 13)
- Abrechnung nicht erbrachter Leistungen
- wiederholter oder schwerer Verstoß gegen den Datenschutz (vgl. § 8)
- nicht fristgerechte Beseitigung von Beanstandungen
- Änderung der Verordnung ohne Abstimmung mit dem verordnenden Vertragsarzt

§ 25 Inkrafttreten/Kündigung

(1) Diese Rahmenempfehlungen treten am 1. August 2001 in Kraft. Die Rahmenempfehlungen insgesamt oder einzelne Anlagen können mit einer Frist von 6 Monaten zum Jahresende, frühestens zum 31. Dezember 2002, gekündigt werden.

(2) Bei Änderungen der Heilmittel-Richtlinien werden sich die Partner der Rahmenempfehlungen umgehend auf die erforderlichen Anpassungen verständigen.

§ 26 Salvatorische Klausel

Sollten einzelne Bestimmungen dieser Rahmenempfehlungen nichtig sein bzw. durch gesetzliche Neuregelungen oder höchstrichterliche Rechtsprechung ganz oder teilweise unwirksam werden, so wird hierdurch die Wirksamkeit dieser Rahmenempfehlung im Übrigen nicht berührt. Tritt ein solcher Fall ein, verständigen sich die Vertragspartner unverzüglich über notwendige Neuregelungen.

§ 27 Gerichtsstand

Der Gerichtsstand ist Köln.

Anlage 1a bis 1c: Leistungsbeschreibungen
Anlage 2: Umfang und Häufigkeit der Anwendungen im Regelfall

Protokollnotiz

zu diesen Rahmenempfehlungen nach § 125 Abs. 1 SGB V.

Zu § 18

Die Partner der Rahmenempfehlungen sind sich darin einig, dass in den ersten sechs Monaten nach Inkrafttreten der Rahmenempfehlungen der Heilmittelerbringer für den Fall, dass ein Vertragsarzt hinsichtlich der Leitsymptomatik eine unvollständige Verordnung ausstellt, der Heilmittelerbringer eine Ergänzung dieser Inhalte vornehmen kann. Dies gilt auch für die fehlende Angabe der Diagnose, sofern die Leitsymptomatik und ggf. die Spezifizierung des Therapieziels vom verordnenden Vertragsarzt angegeben wurden.

Voraussetzung hierfür ist, dass diese Ergänzungen zuvor zwischen Heilmittelerbringer und Vertragsarzt einvernehmlich abgestimmt wurden. Diese sind auf dem Verordnungsvordruck zu dokumentieren. Während dieser Übergangszeit werden auch die vor dem 01. Juli 2001 gültigen Vordrucke abgerechnet, soweit sie die vorgenannten Angaben enthalten.

Vor Ablauf des o.g. Zeitraumes werden die Partner der Rahmenempfehlungen prüfen, ob weitere Maßnahmen erforderlich sind.

Zu § 20

Die Partner der Rahmenempfehlungen streben an, das Nähere zur Durchführung der Wirtschaftlichkeitsprüfung in einer Prüfvereinbarung zu regeln.

Anlage 2
Umfang und Häufigkeit der Heilmittelanwendungen im Regelfall

Die Bundesarbeitsgemeinschaft der Heilmittelverbände e.V. (BHV), Köln,

der Deutsche Bundesverband der Sprachheilpädagogen e.V. (dbs), Berlin,

der Deutsche Bundesverband der Atem-, Sprech- und Stimmlehrer/innen Lehrvereinigung Schlaff-horst-Andersen e.V., Hamburg

schließen sich in ihrer Zuständigkeit als maßgebliche Spitzenorganisationen der Heilmitteler-bringer gemäß § 125 Abs. 1 Nr. 1 SGB V den in den Heilmittel-Richtlinien in der Fassung vom 6. Februar 2001 getroffenen Regelungen hinsichtlich Umfang und Häufigkeit der Anwendun-gen der Heilmittel im Regelfall an.

Anmerkung des Herausgebers:
Die Anlage 1a „Leistungsbeschreibung Physiotherapie" und 1c „Leistungsbeschreibung Stimm-, Sprech- und Sprachtherapie" sind in diesem Buch nicht abgedruckt.

Anlage 1b Leistungsbeschreibung Ergotherapie

zu den Rahmenempfehlungen nach § 125 Abs. 1 SGB V vom 1. August 2001

1. Grundsätze

Die Leistungsbeschreibung berücksichtigt die Richtlinien nach § 92 Abs. 1 Satz 2 Nr. 6 SGB V; Änderungen in den Richtlinien mit Folgewirkungen für die Leistungsbeschreibung erfordern deren Anpassung.

Die Leistungsbeschreibung orientiert sich an der Gliederung in den Heilmittel-Richtlinien des Bundesausschusses der Ärzte und Krankenkassen.

Die Leistungsbeschreibung umfasst die verordnungsfähigen Maßnahmen der Ergotherapie gemäß den Heilmittel-Richtlinien. Dabei werden die wesentlichen Indikationen, Therapieziele, Methoden und Verfahren für die einzelnen Maßnahmen beispielhaft benannt.

Den Maßnahmen der Ergotherapie sind die Positionsnummern des Bundeseinheitlichen Heilmittelpositionsnummernverzeichnisses zugeordnet.

2. Umfang der Leistung

Die unter 10. aufgeführten Leistungen (Maßnahmen der Ergotherapie) umfassen:
- die Durchführung der Befunderhebung (3.).
- das Aufstellen des individuellen Behandlungsplans (4.).
- die Durchführung der ergotherapeutischen Maßnahmen (5.).
- die Regelbehandlungszeit (6.).
- die Vor- und Nachbereitung des Therapieplatzes und der Therapiemittel (7.).
- die Verlaufsdokumentation einschließlich der Mitteilung an den verordnenden Arzt (8.).
- die Beratung des Patienten und seiner Bezugspersonen (9.a).
- die Beratung zur Integration in das häusliche und soziale Umfeld (9.b).

3. Befunderhebung

Die Durchführung und Auswertung der ergotherapeutischen Befunderhebung bildet, auf der Grundlage der ärztlichen Verordnung, die Voraussetzung, die Behandlungsziele zu definieren und einen Behandlungsplan zu erstellen. Es werden neben Beobachtungs- und Screeningverfahren insbesondere die in der Anlage[1] aufgeführten Testverfahren eingesetzt.

Im Verlauf der Behandlung kann eine erneute Befunderhebung zur Überprüfung der ergotherapeutischen Ziele und/oder zur Anpassung des Therapieplanes erforderlich sein.

Eine ergotherapeutische Gruppenbehandlung kann erst erfolgen, wenn dieser eine ergotherapeutische Befunderhebung im Rahmen einer Einzelbehandlung vorausging, bei der auch die Zuordnung zur entsprechenden Gruppe erfolgt. Nach bereits erfolgter Einzelbehandlung werden Gruppenbehandlungen ohne nochmalige Befunderhebung durchgeführt.

---

[1] Anlage wird noch erstellt

4. Individueller Behandlungsplan

Auf der Grundlage der ärztlichen Verordnung mit Angabe der Diagnose, der Leitsymptomatik und der Therapieziele sowie der ergotherapeutischen Funktionsanalyse und der ergotherapeutischen Befunderhebung wird der individuelle Behandlungsplan erstellt.

5. Behandlungsdurchführung

Auf der Grundlage des ergotherapeutischen Behandlungsplans wird die jeweilige ergotherapeutische Maßnahme durchgeführt. Dabei ist die jeweilige Reaktionslage des Patienten besonders hinsichtlich der Behandlungstechniken oder -methoden sowie der Dauer, Intensität und des Umfangs der Behandlung zu berücksichtigen.

6. Regelbehandlungszeit

Die Zeitangaben der jeweiligen Maßnahmen sind Richtwerte und beziehen sich auf die Durchführung der Therapiemaßnahme mit dem Patienten sowie der anderen unter II. (Umfang der Leistung) genannten Leistungen. Dabei darf die Behandlungsdauer mit dem Patienten die Mindestdauer des Richtwertes nur aus medizinischen Gründen unterschreiten.

7. Vor- und Nachbereitung

Die Vor- und Nachbereitung des Therapieplatzes und der Therapiemittel ist für die ergotherapeutische Behandlung unabdingbar. Die individuelle Anpassung an die Funktionsstörungen/Schädigungen und Fähigkeitsstörungen des Patienten gewährleistet den sinnvollen Einsatz der Methoden und Verfahren der Ergotherapie.

8. Verlaufsdokumentation/Mitteilung an den verordnenden Arzt

Entsprechend § 14 Abs. 4 dieser Rahmenempfehlungen wird im Interesse einer effektiven und effizienten ergotherapeutischen Behandlung eine Verlaufsdokumentation geführt. Sie erfolgt je Behandlungseinheit und umfasst die im einzelnen erbrachte Leistung, die Reaktion des Patienten und ggf. Besonderheiten bei der Durchführung. Am Ende der Behandlungsserie erstellt der Therapeut gemäß § 17 Abs. 6 der Empfehlungen die Mitteilung an den verordnenden Arzt.

9. Beratung

a. Information, Beratung und Schulung
Die Information, Beratung und Schulung des Patienten und/oder seiner Bezugspersonen über die Ziele, die Wirkungen und den Behandlungsverlauf der Ergotherapie, wie auch die ergotherapeutische Anleitung zum eigenverantwortlichen gesundheitsgerechten Verhalten durch häusliche Übungsprogramme sind unverzichtbare Bestandteile der ergotherapeutischen Behandlung.

b. Beratung zur Integration in das häusliche und soziale Umfeld
Die Beratung zur Integration in das häusliche und soziale Umfeld erfolgt im Einzelfall im Rahmen einer ergotherapeutischen Einzelbehandlung bei sensomotorisch/perzeptiven und motorisch-funktionellen sowie ggf. bei psychisch-funktionellen Störungen. Diese Beratung

ist erforderlich, wenn als Leitsymptomatik Fähigkeitsstörungen in Bezug auf die Selbstversorgung und Alltagsbewältigung vorliegen, die zu Schwierigkeiten im häuslichen und sozialen Umfeld führen.

Sie dient dazu, den Patienten zu befähigen, die in der laufenden Therapie erarbeiteten Fähigkeiten in den Alltag zu transferieren, damit er die Grundbedürfnisse des täglichen Lebens eigenverantwortlich erfüllen kann.

Im Rahmen dieser Maßnahme erfolgt die Analyse des häuslichen und sozialen Umfeldes des Patienten, die Beratung und ggf. die Erstellung von Empfehlungen für eine aus medizinischer Sicht notwendige Adaptation des Umfeldes an die vorhandenen Einschränkungen des Patienten. Über die Beratung ist der verordnende Arzt zu informieren.

10. Maßnahmen der Ergotherapie

Ergotherapeutische Behandlung bei motorisch-funktionellen Störungen

54102 Einzelbehandlung
54107 Einzelbehandlung (bis zu 3 Einheiten an einem Tag) bei Beratung zur
       Integration in das häusliche und soziale Umfeld im Rahmen eines Hausbesuchs
54209 Gruppenbehandlung

Definition

Eine ergotherapeutische motorisch-funktionelle Behandlung dient der gezielten Therapie krankheitsbedingter Störungen der motorischen Funktionen und der daraus resultierenden Fähigkeitsstörungen.

Voraussetzung für die Gruppenbehandlung (3-5 Patienten) ist, dass der Patient keine ständige direkte therapeutische Intervention benötigt.

Indikationen:	bei Krankheitsbildern mit und ohne Beteiligung des peripheren Nervensystems und der Rezeptoren

- **Funktionsstörungen/Schädigungen**
  - aktive und passive Bewegungsstörungen
  - Störungen der Grob- und Feinmotorik
  - Schmerz
  - Störungen der Haltung
  - Muskelinsuffizienz, -verkürzungen
  - Kontrakturen/Narbenzüge
  - lokale Durchblutungs- und Regulationsstörungen
  - Sensibilitätsstörungen

- **Fähigkeitsstörungen**
  - der Selbstversorgung
  - der Alltagsbewältigung
  - der Beweglichkeit
  - der Geschicklichkeit

Therapeutische Wirkungen

- Abbau pathologischer Haltungs- und Bewegungsmuster.
- Aufbau physiologischer Muskelfunktionen und Muskelkoordination.
- Verbesserung der Grob- und Feinmotorik.
- Vorbeugung gegen Fehlstellung/Fehlhaltung, Kontrakturprophylaxe.
- Desensibilisierung, Sensibilisierung einzelner Sinnesfunktionen.
- Narbenabhärtung.
- Schmerzlinderung.
- Verbesserung der gestörten Gelenkbeweglichkeit.

Therapeutische Ziele

- Verbesserung und Erhalt der Selbstversorgung.
- Verbesserung und Erhalt der Alltagsbewältigung.
- Verbesserung und Erhalt der Beweglichkeit, Mobilität und Fortbewegung.
- Verbesserung und Erhalt der Geschicklichkeit.
- Verbesserung und Erhalt der handlungsorientierten Koordination und Kraft.
- Erlernen von Gelenkschutzmaßnahmen zur Reduzierung der schmerzbedingten Reaktionen.
- Kompensation verloren gegangener Funktionen, Erlernen von Ersatzfunktionen.
- Umgang im Gebrauch mit Alltagshilfen.
- Verbesserung der Belastungsfähigkeit und Ausdauer.
- Wiederherstellung von Alltagskompetenzen auch unter Berücksichtigung der zur Verfügung stehenden Hilfsmittel.

Leistung

Zur Leistung zählen insbesondere:
- Funktionelle Behandlungstechniken.
- Handwerkliche, spielerische und gestalterische Behandlungstechniken.
- Maßnahmen zur taktilen Desensibilisierung und Sensibilisierung.
- Handtherapie.
- Einhändertraining.
- Selbsthilfetraining (Training der Aktivitäten des täglichen Lebens = ATL).
- Training der Alltagskompetenzen unter Berücksichtigung des Einsatzes von temporären Schienen und der zur Verfügung stehenden Hilfsmittel (wie z.B. Prothesen).
- Versorgung und Training mit Alltagshilfen.
- Training mit technischen Hilfen, auch am PC.
- Gelenkschutzmaßnahmen.
- Belastungstraining.
- Beratung zur Integration in das häusliche und soziale Umfeld (siehe 9b, Seite 63).

Regelbehandlungszeit:

- Richtwert: 30-45 Minuten.

Besonderheiten:

- Die ergotherapeutische Einzelbehandlung bei motorisch-funktionellen Störungen kann im Einzelfall als Beratung zur Integration in das häusliche und soziale Umfeld erbracht werden. Dabei können einmal pro Regelfall bis zu **drei** Einheiten zusammenhängend als Beratung erbracht und abgerechnet werden. In diesem Falle kommt ergänzend die Ziffer 59932 zur Abrechnung. Dies gilt nicht, wenn die ergotherapeutische Einzelbehandlung als Hausbesuch verordnet wurde.

Ergotherapeutische Behandlung bei sensomotorischen/ perzeptiven Störungen

54103   Einzelbehandlung
54108   Einzelbehandlung (bis zu 3 Einheiten an einem Tag) bei Beratung zur Integration in das häusliche und soziale Umfeld im Rahmen eines Hausbesuchs
54210   Gruppenbehandlung

Definition

Eine ergotherapeutische sensomotorisch-perzeptive Behandlung dient der gezielten Therapie krankheitsbedingter Störungen der sensomotorischen und perzeptiven Funktionen und der daraus resultierenden Fähigkeitsstörungen. Sie ist ein komplexes Behandlungsverfahren mit häufig mehreren Therapiezielen.

Voraussetzung für die Gruppenbehandlung (3-5 Patienten) ist die Feststellung von sozialen, kognitiven und motorischen Grundvoraussetzungen für die Gruppenfähigkeit.
Zum Einsatz kommt die Gruppenbehandlung insbesondere dann, wenn neben den oben genannten Störungen auch sozioemotionale Störungen vorliegen, die eine Gruppenbehandlung medizinisch notwendig machen.

Indikationen:	bei Krankheitsbildern in der Regel mit Beteiligung des zentralen und peripheren Nervensystems und der Rezeptoren

• Funktionsstörungen/Schädigungen

- in der Körperhaltung, Körperbewegung und Koordination
- in der Wahrnehmung und Wahrnehmungsverarbeitung (Störung der Sensorischen Integration)
- in den manuellen Tätigkeiten, der Praxie
- im psychomotorischen Tempo und in der Qualität
- im Gesichtsfeld mit und ohne Neglect

• Fähigkeitsstörungen

- der Selbstversorgung
- der Alltagsbewältigung
- der Beweglichkeit
- der Geschicklichkeit
- im Verhalten

Therapeutische Wirkungen

- Entwicklung und Verbesserung der basalen Sinneswahrnehmung.
- Entwicklung und Verbesserung visueller und auditiver Wahrnehmung.
- Koordination und Umsetzung von Sinneswahrnehmungen (sensorische Integration).
- Entwicklung und Verbesserung der Körperwahrnehmung und des Körperschemas.
- Entwicklung und Verbesserung der Sensomotorik, der Gleichgewichtsfunktionen und der Haltung.
- Hemmung pathologischer Bewegungsmuster, Bahnen normaler Bewegungen und Koordination von Bewegungsabläufen.

- Entwicklung oder Verbesserung der Grob- und Feinmotorik.
- Entwicklung und Verbesserung der Mund- und Essmotorik.
- Entwicklung und Verbesserung der Serialleistung.

Therapeutische Ziele

- Verbesserung und Erhalt der Selbstversorgung.
- Verbesserung und Erhalt der Alltagsbewältigung.
- Verbesserung und Erhalt der Beweglichkeit, Mobilität und Fortbewegung.
- Verbesserung und Erhalt der Geschicklichkeit.
- Entwicklung und Verbesserung der graphomotorischen Funktionen.
- Entwicklung und Verbesserung sozioemotionaler Kompetenzen.
- Entwicklung und Verbesserung des situationsgerechten Verhaltens und der zwischenmensch-lichen Beziehungen.
- Verbesserung der kognitiven Funktionen/ Kompensation eingeschränkter praktischer Mög-lichkeiten.
- Erlangung von Handlungs- und Alltagskompetenzen, Fähigkeiten des täglichen Lebens, auch unter Berücksichtigung der zur Verfügung stehenden Hilfsmittel.
- Kompensation nicht entwickelter oder verloren gegangener Funktionen und Erlernen von Ersatzfunktionen.
- Verbesserung von Ausdauer und Belastungsfähigkeit.
- Erlangen der Grundarbeitsfähigkeiten.
- Umgang im Gebrauch mit Alltagshilfen.

Leistung

Zur Leistung zählen insbesondere:
- Wahrnehmungsfördernde Behandlungsmethoden, z.B. nach Perfetti (*), Frostig, Affolter (*).
- Stimulation, Stabilisierung und Differenzierung der basalen, sensomotorischen Fähigkeiten, z.B. nach Fröhlich (*).
- Sensorische Integrationstherapie, z.B. nach Ayres.
- Funktionelle, handwerkliche, spielerische, gestalterische Behandlungstechniken.
- Behandlung auf neurophysiologischer Grundlage, z.B. nach Bobath (*).
- Graphomotorisches Training.
- Mund- und Esstherapie, z.B. nach Bobath (*), Castillo-Morales (*), Coombes (*).
- Selbsthilfetraining (Training der Aktivitäten des täglichen Lebens = ATL).
- Training der Alltagskompetenzen unter Berücksichtigung des Einsatzes von temporären Schie-nen und der zur Verfügung stehenden Hilfsmittel (wie z.B. Prothesen) (*).
- Versorgung und Training mit Alltagshilfen (*).
- Training mit technischen Hilfen, auch am PC (*).
- Vorschulisches/ vorberufliches Training und Belastungserprobung.
- Beratung zur Integration in das häusliche und soziale Umfeld (siehe 9b, Seite 63).

Die mit (*) gekennzeichneten Leistungen können nur als Einzelbehandlung abgegeben werden.

Regelbehandlungszeit:

- Richtwert: 45-60 Minuten

Besonderheiten:

- Die ergotherapeutische Einzelbehandlung bei sensomotorisch/ perzeptiven Störungen kann im Einzelfall als Beratung zur Integration in das häusliche und soziale Umfeld erbracht werden. Dabei können einmal pro Regelfall bis zu **drei** Einheiten zusammenhängend als Beratung erbracht und abgerechnet werden. In diesem Falle kommt ergänzend die Ziffer 59932 zur Abrechnung. Dies gilt nicht, wenn die ergotherapeutische Einzelbehandlung als Hausbesuch verordnet wurde.

Ergotherapeutisches Hirnleistungstraining/ Neuropsychologisch orientierte Behandlung

54104 Einzelbehandlung
54211 Ergotherapeutisches Hirnleistungstraining als Gruppenbehandlung

Definition

Ein ergotherapeutisches Hirnleistungstraining/ eine neuropsychologisch orientierte ergotherapeutische Behandlung dient der gezielten Therapie krankheitsbedingter Störungen der neuropsychologischen Hirnfunktionen, insbesondere der kognitiven Störungen und der daraus resultierenden Fähigkeitsstörungen.

Das neuropsychologisch orientierte ergotherapeutische Hirnleistungstraining als Einzelbehandlung zeichnet sich dadurch aus, dass jedes Leistungsdefizit so spezifisch wie möglich trainiert wird, d.h. ohne andere und/ oder komplexe Hirnleistungen zu beanspruchen. Im Gegensatz dazu werden beim ergotherapeutischen Hirnleistungstraining als Gruppenbehandlung (3-5 Patienten) komplexe, kognitive Störungen gerade unter gruppendynamischen Aspekten besonders therapiert.

Voraussetzung für die Gruppenbehandlung ist die Feststellung der Grundvoraussetzungen für die Gruppenfähigkeit.

Indikationen: **bei Krankheitsbildern mit Beteiligung des zentralen Nervensystems**

- **Funktionsstörungen/Schädigungen**
  - der kognitionsstützenden und höheren kognitiven Funktionen wie:
    - Aufmerksamkeit
    - Konzentration
    - Ausdauer
    - Merkfähigkeit und Gedächtnis
    - Reaktion
  - der Handlungsfähigkeit und Problemlösung einschl. der Praxie
  - im Gesichtsfeld mit und ohne Neglect

- **Fähigkeitsstörungen**
  - der Selbstversorgung
  - der Alltagsbewältigung
  - der Kognition
  - im Verhalten

Therapeutische Wirkungen

Wiederherstellung und Verbesserung der kognitiven und mnestischen Funktionen wie:
- Konzentration.
- Merkfähigkeit, Kurz- und Langzeitgedächtnis und Merkspanne.
- Orientierung zu Raum, Zeit, Ort und Person.
- Reaktionstempo, -zeit und -geschwindigkeit.
- Sprachlogisches und numerisches Verständnis.
- Visuelle und auditive Wahrnehmung, Wahrnehmungsgeschwindigkeit.

Therapeutische Ziele

- Verbesserung und Erhalt der Selbstversorgung.
- Verbesserung und Erhalt der Alltagsbewältigung.
- Entwicklung und Verbesserung des situationsgerechten Verhaltens und der zwischenmensch-lichen Beziehungen.
- Entwicklung und Verbesserung der Realitätsbezogenheit.
- Entwicklung und Verbesserung von Problemlösungsstrategien.
- Entwicklung und Verbesserung von Handlungsplanung.
- Erlangen der Grundarbeitsfähigkeiten.

Leistung

Zur Leistung zählen insbesondere:
- Hirnleistungstraining mit starkem Realitäts- und Biografiebezug.
- Hirnleistungstraining mit speziellen und individuell adaptierten Programmen.
- Hirnleistungstraining am PC mit spezieller Therapiesoftware (*).
- Neuropsychologisch orientiertes Hirnleistungstraining (*).
- Handlungsorientiertes Training der kommunikativen Fähigkeiten, auch am PC.
- Training zur Verbesserung des Lernverhaltens und der Grundarbeitsfähigkeiten.
- Vorschulisches/ vorberufliches Training und Belastungserprobung.

Regelbehandlungszeit:

- Richtwert: bei der Einzeltherapie: 30-45 Minuten.
- Richtwert: bei der Gruppentherapie: 45-60 Minuten.

Die mit (*) gekennzeichneten Leistungen können nur als Einzelbehandlung abgegeben werden.

Ergotherapeutische Behandlung bei psychisch-funktionellen Störungen

54105   Einzelbehandlung

54110   Einzelbehandlung (soweit verordnete zusammenhängende Einheiten als Belastungserprobung abgegeben werden)

54109   Einzelbehandlung (bis zu 2 Einheiten an einem Tag) bei Beratung zur Integration in das häusliche und soziale Umfeld im Rahmen eines Hausbesuchs

54212   Gruppenbehandlung

54213   Gruppenbehandlung (soweit verordnete zusammenhängende Einheiten als Belastungserprobung abgegeben werden)

Definition

Eine ergotherapeutische psychisch-funktionelle Behandlung dient der gezielten Therapie krankheitsbedingter Störungen der psychosozialen und sozioemotionalen Funktionen und den daraus resultierenden Fähigkeitsstörungen.

Voraussetzung für die Gruppenbehandlung (3-5 Patienten) ist die Feststellung der Grundvoraussetzungen für die Gruppenfähigkeit. Zum Einsatz kommt die Gruppenbehandlung insbesondere, wenn die individuelle Problematik des Patienten die Nutzung von gruppendynamischen Prozessen und stützenden Funktionen der Gruppe erfordert.

Indikationen:

• Funktionsstörungen/Schädigungen

- der Orientierung zu Raum, Zeit und Person
- im psychomotorischen Tempo und in der Qualität
- des Antriebs und des Willens
- des Realitätsbewusstseins und der Selbsteinschätzung
- der Wahrnehmung und Wahrnehmungsverarbeitung
- der emotionalen und Willensfunktionen
- der Anpassungs- und Verhaltensmuster
- des Denkens/der Denkinhalte

• Fähigkeitsstörungen

- der Selbstversorgung
- der Alltagsbewältigung
- im Verhalten
- in der zwischenmenschlichen Interaktion/Kommunikation
- der Kognition
- der Beweglichkeit und Geschicklichkeit

Therapeutische Wirkungen

- Psychische Stabilisierung und Aktivierung.
- Verbesserung von Antrieb, Motivation und Vitalität.
- Stärkung sozioemotionaler Kompetenzen, Kontakt-, Interaktions- und Kommunikationsfähigkeit.
- Verbesserung der kognitiven Funktionen, der Konzentration und der Serialleistung.
- Verbesserung von auf psychischem und medikamentös-toxischem Wege eingeschränkten körperlichen Funktionen.
- Verbesserung der Körperwahrnehmung, Selbst- und Fremdwahrnehmung sowie der Wahrnehmungsverarbeitung.
- Verbesserung der Konfliktfähigkeit, Angstbewältigung und Frustrationstoleranz.

Therapeutische Ziele

- Verbesserung und Erhalt der Alltagsbewältigung.
- Verbesserung und Erhalt des situationsgerechten Verhaltens.
- Verbesserung und Erhalt in der zwischenmenschlichen Interaktion und Kommunikation.
- Wiedererlangung von Selbstvertrauen und Handlungskompetenz.
- Wiedergewinnung des Realitätsbezuges und der realistischen Selbsteinschätzung.
- Verbesserung entwicklungspsychologisch wichtiger Fähigkeiten wie Autonomie und Bindungsfähigkeit.
- Verbesserung und Erhalt der kognitiven Fähigkeiten.
- Stärkung der Eigenverantwortung und Entscheidungsfähigkeit.
- Stärkung der Kreativität im Sinne von Problemlösungsverhalten und Entwicklung von Anpassungsstrategien.
- Verbesserung und Erhalt der Belastungsfähigkeit und Ausdauer.
- Verbesserung der eigenaktiven Tagesstrukturierung.
- Entwicklung, Verbesserung und Erhalt der Selbständigkeit und der dafür notwendigen lebenspraktischen Fähigkeiten und der Grundarbeitsfähigkeiten.
- Entwicklung und Verbesserung der Krankheitsbewältigung.

Leistung

Zur Leistung zählen insbesondere:
- Handwerkliche, gestalterische und spielerische Methoden, z.B. auch kommunikatives Malen, Gestaltungstherapie.
- Methoden zur Verbesserung der sozialen Wahrnehmung, des kommunikativen und interaktiven Verhaltens, z.B. Rollen- und Regelspiele.
- Methoden zur Verbesserung der Körper- und Selbstwahrnehmung und der Wahrnehmungsverarbeitung.
- Projektarbeiten.
- Training der Selbsthilfefähigkeiten, auch ATL.
- Realitätsorientierungsprogramme, z.B. ROT.
- Methoden zur Entwicklung von Selbstsicherheit und Bewältigungsstrategien
- Training des sozialen Verhaltens.
- Kognitive Trainingsprogramme.

- Vorschulisches / vorberufliches Training und Belastungserprobung.
- Training der Grundarbeitsfähigkeiten/ Arbeitstherapie.
- Training der eigenaktiven Tagesstrukturierung.
- Beratung zur Integration in das häusliche und soziale Umfeld (siehe 9b, Seite 63).

Regelbehandlungszeit:

- Richtwert: bei der Einzeltherapie: 60-75 Minuten.
- Richtwert: bei der Gruppentherapie: 90-120 Minuten.

Besonderheiten:

- Die ergotherapeutische Einzelbehandlung bei psychisch-funktionellen Störungen kann im Einzelfall als Beratung zur Integration in das häusliche und soziale Umfeld erbracht werden. Dabei können einmal pro Regelfall bis zu **zwei** Einheiten zusammenhängend als Beratung erbracht und abgerechnet werden. In diesem Falle kommt ergänzend die Ziffer 59932 zur Abrechnung. Dies gilt nicht, wenn die ergotherapeutische Einzelbehandlung als Hausbesuch verordnet wurde.
- Bei psychisch-funktionellen Behandlungen können im Einzelfall in Abstimmung mit dem verordnenden Arzt bei Störungen der Ausdauer und Grundarbeitsfähigkeiten **zwei** zusammenhängende Therapieeinheiten an einem Tag als Belastungserprobung durchgeführt werden. Diese erhöhte Frequenz kann nur erbracht werden, wenn sie verordnet wurde.

54301 Thermische Anwendungen (Wärme oder Kälte)

Definition

Die thermischen Maßnahmen ergänzen eine motorisch-funktionelle oder sensomotorisch/ perzeptive Behandlung. Diese Therapien werden durch die thermische Anwendung erleichtert, verbessert oder überhaupt erst möglich.

Indikationen

- Schmerzen.
- Muskelspannungsstörungen.

Therapeutische Wirkungen

- Herabsetzung der Schmerzempfindung.
- Anregung oder Minderung der Aktivität der Muskelspindeln.
- Verbesserung der Dehnfähigkeit von bindegewebigen Strukturen.

Therapeutische Ziele

- Schmerzdämpfung.
- Muskeltonusregulierung.

Leistung

- Behandlung einzelner oder mehrerer Körperteile mit lokaler Anwendung intensiver Kälte oder Wärme.

Ergotherapeutische temporäre Schiene

54405 ohne Kostenvoranschlag bis € ....[1]
54406 nach Kostenvoranschlag ab € ....[1]

Definition

Diese ergotherapeutische Maßnahme ergänzt im Einzelfall die motorisch-funktionelle oder sensomotorisch/perzeptive ergotherapeutische Behandlung, indem sie störungsbezogen für eine sachgerechte Lagerung oder Fixation sorgt oder zur Unterstützung von physiologischen Funktionen für die Wiederherstellung von alltagsrelevanten Fähigkeiten dient. Diese Maßnahme setzt eine genaue Kenntnis der Möglichkeiten und Einschränkungen des Patienten voraus.

Indikationen:

für eine Lagerungsschiene	für eine Funktionsschiene
● **Funktionsstörungen/Schädigungen**	● **Fähigkeitsstörungen**
– Schmerzen – Schwellungen, Reizungen und/ oder Entzündungen – Kontrakturen/Narbenzüge – Lähmungen	– der Beweglichkeit – der Grob- und Feinmotorik

---

Therapeutische Wirkungen bei einer Lagerungsschiene

- Kontrakturprophylaxe.
- Entzündungshemmung.
- Herabsetzung der Schmerzempfindung.

Therapeutische Wirkungen bei einer Funktionsschiene

- Verhinderung pathologischer Bewegungen.
- Ermöglichung physiologischer Funktionen.

---

[1] Die jeweilige Kostenvoranschlagsgrenze ist in den Verträgen zwischen DVE und den Krankenkassen auf Landesebene geregelt.

Therapeutische Ziele

- Zur Erreichung der unter der motorisch-funktionellen oder sensomotorisch/perzeptiven Behandlung genannten Ziele ist in bestimmten Fällen die Herstellung und individuelle Anpassung von temporären ergotherapeutischen Schienen zur Unterstützung für die ergotherapeutische Behandlung notwendig.

Leistung

- Herstellung und individuelle Einzelanpassung von statischen und dynamischen Funktions- und Lagerungsschienen.

Regelbehandlungszeit:

- Der Zeitaufwand richtet sich nach der Größe und der Art der Schiene.

54002 Ergotherapeutische Funktionsanalyse

Leistung

- Bewertung der patientenbezogenen Unterlagen.
- Erhebung der ergotherapeutischen Anamnese.
- Prüfung der Verwendbarkeit der vorhandenen Hilfsmittel.
- Prüfung der Notwendigkeit ergotherapeutischer temporärer Schienen.
- Auswahl der ergotherapeutischen Materialien und Testverfahren zur Befunderhebung.
- Gespräch mit dem Patienten und ggf. auch mit den Angehörigen über die beabsichtigten ergotherapeutischen Maßnahmen.
- Abstimmung mit anderen Behandlern.

Diese Position ist nur bei Behandlungsbeginn im Rahmen der ersten Verordnung einmal zusätzlich ohne gesonderte ärztliche Verordnung abrechenbar.

Hausbesuch bei Beratung zur Integration in das häusliche und soziale Umfeld

59932 Hausbesuchspauschale

Dieser Hausbesuch ist nur abrechenbar, wenn im Rahmen der ergotherapeutischen Einzelbehandlung eine Beratung zur Integration in das häusliche und soziale Umfeld erforderlich ist und durchgeführt wird. Der Hausbesuch kann nur einmal pro Regelfall erbracht und abgerechnet werden und erfordert keine gesonderte ärztliche Verordnung. Ein solcher Hausbesuch kann nur nach Rücksprache mit dem verordnenden Arzt erfolgen und ist auf der Mitteilung des Therapeuten an den verordnenden Arzt separat zu dokumentieren. Der Patient bestätigt durch Unterschrift den Empfang der Leistung.

6 Verzahnung der „Maßnahmen der Ergotherapie" (§ 92 SGB V) und der „Leistungsbeschreibung Ergotherapie" (§ 125 SGB V)

In diesem Kapitel werden die Maßnahmen der Ergotherapie der Heilmittel-Richtlinien (Kapitel 4, VIII. Heilmittelkatalog, siehe Seite 42) mit der Leistungsbeschreibung der Rahmenempfehlungen verzahnt.

Schwarz gedruckt finden Sie den Originaltext der Maßnahmen der Ergotherapie der Heilmittel-Richtlinien, ergänzt durch einige zusätzliche grün hinterlegte Diagnosen.

Grün hinterlegt ist des Weiteren der vom DVE beschriebene Teil der Leistungsbeschreibung nach § 125 angepasst an die Diagnosengruppen.
Im Kapitel 5 unter Anlage 1b (siehe Seite 62 bis 78) ist der Originaltext zu finden.

Nicht detailliert beschrieben sind hier die ergänzenden Heilmittel.
Deren Beschreibung ist dem Originaltext (Seite 75-78) zu entnehmen.

Verzeichnis der im nachfolgenden Verzahnungskatalog benutzten Abkürzungen:

Erst-VO   = Erstverordnung
Folge-VO   = Folgeverordnung
/ VO   = pro Verordnung

1. Erkrankungen des Stütz- und Bewegungssystems
1.1 Wirbelsäulenerkrankungen

Diagnosen können hier z.B. sein: Morbus Bechterew; rheumatoide Arthritis mit Befall der Wirbelsäule; WS-Fraktur (auch postoperativ); Skoliose; Osteoporose; Osteochondrose

Diagnosen-gruppe	Indikation		Ziel der Ergotherapie	Heilmittelverordnung im Regelfall
	Schädigung/ Funktionsstörung	Leitsymptomatik: Fähigkeitsstörungen		
SB1 Wirbelsäulen-erkrankungen	1. aktive und passive Bewegungsstörungen 2. Schmerz 3. Störung der Haltung	**Einschränkung** 1. der Selbstversorgung/ Alltagsbewältigung 2. der Beweglichkeit	• Selbständigkeit in der Selbstversorgung (z.B. Ankleiden/Hygiene/Haushalt) • Verbesserung der körperlichen Beweglichkeit • Steigerung der Belastungsfähigkeit und der Ausdauer • Verminderung der schmerzbedingten Reaktionen • Erlernen von Kompensationsmechanismen	**A. vorrangiges Heilmittel** B. optionales Heilmittel *C. ergänzendes Heilmittel* - - - - - - - - - - - - - - **Verordnungsmengen je Diagnose** **A. Motorisch-funktionelle Behandlung** **Erst-VO:** bis zu 10x/VO **Folge-VO:** bis zu 10x/VO **Gesamtverordnungsmenge des Regelfalls:** 20 Einheiten **Frequenzempfehlung:** mindestens 1 x wöchentlich

A. Motorisch-funktionelle Behandlung bei SB1 Wirbelsäulenerkrankungen

Definition
Eine ergotherapeutische motorisch-funktionelle Behandlung dient der gezielten Therapie krankheitsbedingter Störungen der motorischen Funktionen und der daraus resultierenden Fähigkeitsstörungen. Sie kann als Einzel- oder Gruppentherapie erbracht werden.

Voraussetzung für die Gruppenbehandlung (3-5 Patienten) ist, dass der Patient keine ständige direkte therapeutische Intervention benötigt.

Behandlungsdauer: Richtwert 30-45 Minuten

Indikationen	Therapeutische Wirkungen	Therapeutische Ziele	Leistung	Bemerkungen
• **Funktionsstörungen/ Schädigungen** - aktive und passive Bewegungsstörungen - Störungen der Grobmotorik - Schmerz - Störungen der Haltung - Muskelinsuffizienz, -verkürzungen - Kontrakturen/Narbenzüge - lokale Durchblutungs- und Regulationsstörungen - Sensibilitätsstörungen • **Fähigkeitsstörungen** - der Selbstversorgung - der Alltagsbewältigung - der Beweglichkeit	- Abbau pathologischer Haltungs- und Bewegungsmuster - Aufbau physiologischer Muskelfunktionen und Muskelkoordination - Verbesserung der Grob- und Feinmotorik - Vorbeugung gegen Fehlstellung/Fehlhaltung, Kontrakturprophylaxe - Narbenabhärtung - Schmerzlinderung - Verbesserung der gestörten Gelenkbeweglichkeit	- Verbesserung und Erhalt der Selbstversorgung - Verbesserung und Erhalt der Alltagsbewältigung - Verbesserung und Erhalt der Beweglichkeit, Mobilität und Fortbewegung - Verbesserung und Erhalt der handlungsorientierten Koordination und Kraft - Erlernen von Gelenkschutzmaßnahmen zur Reduzierung der schmerzbedingten Reaktionen - Kompensation verloren gegangener Funktionen, Erlernen von Ersatzfunktionen - Umgang im Gebrauch mit Alltagshilfen - Verbesserung der Belastungsfähigkeit und Ausdauer - Wiederherstellung von Alltagskompetenzen auch unter Berücksichtigung der zur Verfügung stehenden Hilfsmittel	zur Leistung zählen insbesondere: - funktionelle Behandlungstechniken - handwerkliche, spielerische und gestalterische Behandlungstechniken - Maßnahmen zur taktilen Desensibilisierung und Sensibilisierung - Selbsthilfetraining (Training der Aktivitäten des täglichen Lebens = ATL) - Training der Alltagskompetenzen unter Berücksichtigung der zur Verfügung stehenden Hilfsmittel (wie z.B. Prothesen) - Versorgung und Training mit Alltagshilfen - Training mit technischen Hilfen - Gelenkschutzmaßnahmen - Belastungstraining - Beratung zur Integration in das häusliche und soziale Umfeld (1)	(1) Die ergotherapeutische Einzelbehandlung bei motorisch-funktionellen Störungen kann im Einzelfall als Beratung zur Integration in das häusliche und soziale Umfeld erbracht werden. Dabei können einmal pro Regelfall bis zu **drei** Einheiten zusammenhängend als Beratung erbracht und abgerechnet werden. Dies gilt nicht, wenn die ergotherapeutische Einzelbehandlung als Hausbesuch verordnet wurde.

1. Erkrankungen des Stütz- und Bewegungssystems
1.2 Becken- und Extremitätenverletzungen/-operationen

Diagnosen können hier z.B. sein: Traumatische Schädigung; Zustand nach operativer Versorgung; Verbrennung; Verätzung; Endoprothesen-Implantation; Arthrodese; Kontrakturen/Narben; Handfunktionsstörung; Handverletzung

Indikation			Heilmittelverordnung im Regelfall
Diagnosen-gruppe	Schädigung/ Funktionsstörung	Leitsymptomatik: Fähigkeitsstörungen	Ziel der Ergotherapie
SB2 **Störungen nach** **•traumatischer** **Schädigung** **•Operationen** **•Verbrennungen** **•Verätzungen** vorwiegend im Bereich Schulter, Arm, Hand	1. aktive u. passive Bewegungsstörungen 2. Kontrakturen, Narbenzüge 3. Schmerz 4. Störungen der Körperwahrnehmung 5. Sensibilitätsstörungen	**Einschränkung** 1. der Selbstversorgung/ Alltagsbewältigung 2. der Beweglichkeit und Geschicklichkeit	• Selbstständigkeit in der Selbstversorgung (Ankleiden/Hygiene) • Verbesserung der körperlichen Beweglichkeit • Verbesserung der manuellen Geschicklichkeit • Steigerung der Belastungsfähigkeit und der Ausdauer • Erlernen von Kompensationsmechanismen	**A. vorrangiges Heilmittel** B. optionales Heilmittel *C. ergänzendes Heilmittel* ---- **Verordnungsmengen je Diagnose** **A. Motorisch-funktionelle Behandlung*** B. Sensomotorisch/perzeptive Behandlung* *C. Thermische Anwendungen* *ggf. erforderliche ergotherapeutische Schienen sind gesondert zu verordnen **Erst-VO:** bis zu 10x/VO **Folge-VO:** bis zu 10x/VO **Gesamtverordnungsmenge des Regelfalls:** bis zu 20 Einheiten **Frequenzempfehlung:** mindestens 2 x wöchentlich

1. Erkrankungen des Stütz- und Bewegungssystems
1.2 Becken- und Extremitätenverletzungen/-operationen

Diagnosen können hier z.B. sein: Amputation; Dysmeliesyndrom, angeborene Fehlbildung

Indikation			Ziel der Ergotherapie	Heilmittelverordnung im Regelfall
Diagnosen-gruppe	Schädigung/ Funktionsstörung	Leitsymptomatik: Fähigkeitsstörungen		A. vorrangiges Heilmittel B. optionales Heilmittel C. ergänzendes Heilmittel ---- Verordnungsmengen je Diagnose
SB3 Amputationen nach Abschluss der Wundheilung **Angeborene Fehlbildungen** vorwiegend Arm/ Hand-Region	1. Bewegungsstörungen durch z.B. Kontrakturen, auch benachbarter Gelenke 2. Muskelinsuffizienz, -verkürzung 3. Sensibilitätsstörungen (z.B. des Stumpfes) 4. Schmerz 5. Störungen der Körperwahrnehmung	**Einschränkung** 1. der Selbstversorgung/ Alltagsbewältigung 2. der Beweglichkeit und Geschicklichkeit	• Erlernen des Umgangs mit der Prothese • Selbstständigkeit in der Selbstversorgung (Ankleiden/Hygiene) • Verbesserung der körperlichen Beweglichkeit • Verbesserung der manuellen Geschicklichkeit • Steigerung der Belastungsfähigkeit und der Ausdauer • Erlernen von Kompensationsmechanismen	**A. Motorisch-funktionelle Behandlung** B. Sensomotorisch/perzeptive Behandlung C. *Thermische Anwendungen* **Erst-VO:** bis zu 10x/VO **Folge-VO:** bis zu 10x/VO **Gesamtverordnungsmenge des Regelfalls:** bis zu 30 Einheiten **Frequenzempfehlung:** mindestens 1 x wöchentlich Verordnung bei Amputationen nur bis zu 9 Monate nach Operation möglich

A. Motorisch-funktionelle Behandlung bei SB2 + SB3 Becken- und Extremitätenverletzungen/-operatioen

Definition
Eine ergotherapeutische motorisch-funktionelle Behandlung dient der gezielten Therapie krankheitsbedingter Störungen der motorischen Funktionen und der daraus resultierenden Fähigkeitsstörungen. Sie kann als Einzel- oder Gruppentherapie erbracht werden.

Voraussetzung für die Gruppenbehandlung (3-5 Patienten) ist, dass der Patient keine ständige direkte therapeutische Intervention benötigt.

Behandlungsdauer: Richtwert 30-45 Minuten

Indikationen	Therapeutische Wirkungen	Therapeutische Ziele	Leistung	Bemerkungen
• **Funktionsstörungen/ Schädigungen** - aktive und passive Bewegungsstörungen - Störungen der Grob- und Feinmotorik - Schmerz - Störungen der Haltung - Muskelinsuffizienz, -verkürzungen - Kontrakturen/Narbenzüge - lokale Durchblutungs- und Regulationsstörungen - Sensibilitätsstörungen • **Fähigkeitsstörungen** - der Selbstversorgung - der Alltagsbewältigung - der Beweglichkeit - der Geschicklichkeit	- Abbau pathologischer Haltungs- und Bewegungsmuster - Aufbau physiologischer Muskelfunktionen und Muskelkoordination - Verbesserung der Grob- und Feinmotorik - Vorbeugung gegen Fehlstellung/Fehlhaltung, Kontrakturprophylaxe - Desensibilisierung, Sensibilisierung - Narbenabhärtung - Schmerzlinderung - Verbesserung der gestörten Gelenkbeweglichkeit	- Verbesserung und Erhalt der Selbstversorgung - Verbesserung und Erhalt der Alltagsbewältigung - Verbesserung und Erhalt der Beweglichkeit, Mobilität und Fortbewegung - Verbesserung und Erhalt der Geschicklichkeit - Verbesserung und Erhalt der handlungsorientierten Koordination und Kraft - Erlernen von Gelenkschutzmaßnahmen zur Reduzierung der schmerzbedingten Reaktionen - Kompensation verloren gegangener Funktionen, Erlernen von Ersatzfunktionen - Umgang im Gebrauch mit Alltagshilfen - Verbesserung der Belastungsfähigkeit und Ausdauer - Wiederherstellung von Alltagskompetenzen auch unter Berücksichtigung der zur Verfügung stehenden Hilfsmittel	zur Leistung zählen insbesondere: - funktionelle Behandlungstechniken - handwerkliche, spielerische und gestalterische Behandlungstechniken - Maßnahmen zur taktilen Desensibilisierung und Sensibilisierung - Handtherapie - Einhändertraining - Selbsthilfetraining (Training der Aktivitäten des täglichen Lebens = ATL) - Training der Alltagskompetenzen unter Berücksichtigung des Einsatzes von temporären Schienen und der zur Verfügung stehenden Hilfsmittel (wie z.B. Prothesen) - Versorgung und Training mit Alltagshilfen - Training mit technischen Hilfen, auch am PC - Gelenkschutzmaßnahmen - Belastungstraining - Beratung zur Integration in das häusliche und soziale Umfeld (1)	(1) Die ergotherapeutische Einzelbehandlung bei motorisch-funktionellen Störungen kann im Einzelfall als Beratung zur Integration in das häusliche und soziale Umfeld erbracht werden. Dabei können einmal pro Regelfall bis zu **drei** Einheiten zusammenhängend als Beratung erbracht und abgerechnet werden. Dies gilt nicht, wenn die ergotherapeutische Einzelbehandlung als Hausbesuch verordnet wurde.

B. Sensomotorisch/perzeptive Behandlung bei SB2 + SB3 Becken- und Extremitätenverletzungen/-operationen

Definition: Eine ergotherapeutische sensomotorisch/perzeptive Behandlung dient der gezielten Therapie krankheitsbedingter Störungen der sensorischen und perzeptiven Funktionen und der daraus resultierenden Fähigkeitsstörungen. Sie ist ein komplexes Behandlungsverfahren mit häufig mehreren Therapiezielen und kann als Einzel- oder Gruppentherapie erbracht werden.

Voraussetzung für die Gruppenbehandlung (3-5 Patienten) ist die Feststellung von sozialen, kognitiven und motorischen Grundvoraussetzungen für die Gruppenfähigkeit. Zum Einsatz kommt die Gruppenbehandlung insbesondere dann, wenn neben den oben genannten Störungen auch sozioemotionale Störungen vorliegen, die eine Gruppenbehandlung medizinisch notwendig machen.

Behandlungsdauer: Richtwert 45-60 Minuten

Indikationen	Therapeutische Wirkungen	Therapeutische Ziele	Leistung	Bemerkungen
• **Funktionsstörungen/ Schädigungen** - in der Körperhaltung, Körperbewegung und Koordination - in der Wahrnehmung und Wahrnehmungsverarbeitung - in den manuellen Tätigkeiten, der Praxie - im psychomotorischen Tempo und in der Qualität • **Fähigkeitsstörungen** - der Selbstversorgung - der Alltagsbewältigung - der Beweglichkeit - der Geschicklichkeit	- Verbesserung der Körperwahrnehmung und des Körperschemas - Verbesserung der Sensomotorik, der Gleichgewichtsfunktionen und der Haltung - Hemmung pathologischer Bewegungsmuster, Bahnen normaler Bewegungen und Koordination von Bewegungsabläufen - Entwicklung oder Verbesserung der Grob- und Feinmotorik	- Verbesserung und Erhalt der Selbstversorgung - Verbesserung und Erhalt der Alltagsbewältigung - Verbesserung und Erhalt der Beweglichkeit, Mobilität und Fortbewegung - Verbesserung und Erhalt der Geschicklichkeit - Entwicklung und Verbesserung der graphomotorischen Funktionen - Erlangung von Handlungs- und Alltagskompetenzen, Fähigkeiten des täglichen Lebens, auch unter Berücksichtigung der zur Verfügung stehenden Hilfsmittel - Kompensation nicht entwickelter oder verloren gegangener Funktionen und Erlernen von Ersatzfunktionen - Verbesserung von Ausdauer und Belastungsfähigkeit - Erlangen der Grundarbeitsfähigkeiten - Umgang im Gebrauch mit Alltagshilfen	zur Leistung zählen insbesondere: - Wahrnehmungsfördernde Behandlungsmethoden, z.B. nach Perfetti (*), Affolter (*) - funktionelle, handwerkliche, spielerische, gestalterische Behandlungstechniken - Graphomotorisches Training - Selbsthilfetraining (Training der Aktivitäten des täglichen Lebens = ATL*) - Training der Alltagskompetenzen unter Berücksichtigung des Einsatzes von temporären Schienen und der zur Verfügung stehenden Hilfsmittel (wie z.B. Prothesen) (*) - Versorgung und Training mit Alltagshilfen (*) - Training mit technischen Hilfen, auch am PC (*) - Vorberufliches Training und Belastungserprobung - Beratung zur Integration in das häusliche und soziale Umfeld (1)	Die mit (*) gekennzeichneten Leistungen können nur als Einzelbehandlung abgegeben werden. (1) Die ergotherapeutische Einzelbehandlung bei sensomotorisch/perzeptiven Störungen kann im Einzelfall als Beratung zur Integration in das häusliche und soziale Umfeld erbracht werden. Dabei können einmal pro Regelfall bis zu **drei** Einheiten zusammenhängend als Beratung erbracht und abgerechnet werden. Dies gilt nicht, wenn die ergotherapeutische Einzelbehandlung als Hausbesuch verordnet wurde.

1. Erkrankungen des Stütz- und Bewegungssystems
1.3 Knochen-, Gelenk- und Weichteilerkrankungen

Diagnosen können hier z.B. sein: Reaktive Arthritis (degenerativ/traumat.); Arthritis psoriatica; Arthritis bei Kollagenosen; Schultersteife, Arthrose; degenerative Erkrankung des Bewegungsapparates; Polyarthritis; Rheumatische Erkrankung

Indikation			Ziel der Ergotherapie	Heilmittelverordnung im Regelfall
Diagnosengruppe	Schädigung/Funktionsstörung	Leitsymptomatik: Fähigkeitsstörungen		
SB4 Gelenkerkrankungen Vorwiegend: Schulter, Ellbogen, Hand mit prognostisch kurzzeitigem Behandlungsbedarf	1. Bewegungsstörungen der Gelenke mit Bewegungseinschränkungen, Instabilität/Deviation, Subluxation 2. Muskeldysbalance, -insuffizienz, -verkürzung 3. Schmerzen	**Einschränkung** 1. der Selbstversorgung/Alltagsbewältigung 2. der Beweglichkeit und Geschicklichkeit	• Selbständigkeit in der Selbstversorgung (Ankleiden/Hygiene) • Verbesserung und Erhalt der körperlichen Beweglichkeit • Verbesserung der manuellen Geschicklichkeit • Wiederherstellung/Besserung der Belastungsfähigkeit und der Ausdauer • Erlernen von Kompensationsmechanismen	A. vorrangiges Heilmittel B. optionales Heilmittel C. ergänzendes Heilmittel - - - - - - - - Verordnungsmengen je Diagnose A. Motorisch-funktionelle Behandlung Erst-VO: bis zu 6x/VO Gesamtverordnungsmenge des Regelfalls: bis zu 6 Einheiten Frequenzempfehlung: mindestens 2 x wöchentlich

1. Erkrankungen des Stütz- und Bewegungssystems
1.3 Knochen-, Gelenk- und Weichteilerkrankungen

Diagnosen können hier z.B. sein: Arthritis/Arthrose; rheumatoide Arthritis und Sonderformen; Arthritis bei Kollagenosen; Arthritis psoriatica; Arthritis bei Kollagenosen; Schultersteife; Arthrogryposis congenita; degenerative Erkrankung des Bewegungsapparates; Polyarthritis; Rheumatische Erkrankung

Indikation			Heilmittelverordnung im Regelfall
Diagnosen-gruppe	Schädigung/ Funktionsstörung	Leitsymptomatik: Fähigkeitsstörungen	Ziel der Ergotherapie

Diagnosen-gruppe	Schädigung/ Funktionsstörung	Leitsymptomatik: Fähigkeitsstörungen	Ziel der Ergotherapie	Heilmittelverordnung im Regelfall
SB5 Gelenk-erkrankungen/ Störung der Gelenkfunktion	1. Bewegungs-störungen der Gelenke mit Bewegungs-einschränkungen, Instabilität/Deviation, Subluxation 2. Muskeldysbalance, -insuffizienz, -verkürzung 3. Schmerzen	**Einschränkung** 1. der Selbstversorgung/ Alltagsbewältigung 2. der Beweglichkeit und Geschicklichkeit	• Selbständigkeit in der Selbstversorgung (Ankleiden/Hygiene) • Verbesserung und Erhalt der körperlichen Beweglichkeit • Verbesserung der manuellen Geschicklich-keit • Wiederherstellung/Besserung der Belastungsfähigkeit und der Ausdauer • Erlernen von Kompensationsmechanismen	**A. vorrangiges Heilmittel** B. optionales Heilmittel C. ergänzendes Heilmittel --------------- Verordnungsmengen je Diagnose **A. Motorisch-funktionelle Behandlung*** C. *Thermische Anwendungen* *ggf. erforderliche ergotherapeutische Schienen sind gesondert zu verordnen **Erst-VO:** bis zu 10x/VO **Folge-VO:** bis zu 10x/VO **Gesamtverordnungsmenge des Regelfalls:** bis zu 20 Einheiten **Frequenzempfehlung:** mindestens 1 x wöchentlich **Hinweis:** Sofern verlaufsabhängig ein Wechsel von **SB4** zu **SB5** medizinisch begründet ist, ist die bereits zu **SB4** erfolgte Verordnungsmenge auf die Gesamtverordnungsmenge der **SB5** anzurechnen. Ein Wechsel von **SB5** zu **SB4** ist <u>nicht</u> möglich.

A. Motorisch-funktionelle Behandlung bei SB4 + SB5 Knochen-, Gelenk- und Weichteilerkrankungen

Definition
Eine ergotherapeutische motorisch-funktionelle Behandlung dient der gezielten Therapie krankheitsbedingter Störungen der motorischen Funktionen und der daraus resultierenden Fähigkeitsstörungen. Sie kann als Einzel- oder Gruppentherapie erbracht werden.

Voraussetzung für die Gruppenbehandlung (3-5 Patienten) ist, dass der Patient keine ständige direkte therapeutische Intervention benötigt.

Behandlungsdauer: Richtwert 30-45 Minuten

Indikationen	Therapeutische Wirkungen	Therapeutische Ziele	Leistung	Bemerkungen
• **Funktionsstörungen/ Schädigungen** - aktive und passive Bewegungsstörungen - Störungen der Grob- und Feinmotorik - Schmerz - Störungen der Haltung - Muskelinsuffizienz, -verkürzungen - Kontrakturen/Narben- züge - lokale Durchblutungs- und Regulationsstörun- gen - Sensibilitätsstörungen • **Fähigkeitsstörungen** - der Selbstversorgung - der Alltagsbewältigung - der Beweglichkeit - der Geschicklichkeit	- Abbau pathologischer Hal- tungs- und Bewegungsmuster - Aufbau physiologischer Mus- kelfunktionen und Muskelko- ordination - Verbesserung der Grob- und Feinmotorik - Vorbeugung gegen Fehlstel- lung/Fehlhaltung, Kontraktur- prophylaxe - Desensibilisierung - Narbenabhärtung - Schmerzlinderung - Verbesserung der gestörten Gelenkbeweglichkeit	- Verbesserung und Erhalt der Selbstver- sorgung - Verbesserung und Erhalt der Alltagsbe- wältigung - Verbesserung und Erhalt der Beweglich- keit, Mobilität und Fortbewegung - Verbesserung und Erhalt der Geschick- lichkeit - Verbesserung und Erhalt der handlungs- orientierten Koordination und Kraft - Erlernen von Gelenkschutzmaßnahmen zur Reduzierung der schmerzbedingten Reaktionen - Kompensation verloren gegangener Funk- tionen, Erlernen von Ersatzfunktionen - Umgang im Gebrauch mit Alltagshilfen - Verbesserung der Belastungsfähigkeit und Ausdauer - Wiederherstellung von Alltagskompe- tenzen auch unter Berücksichtigung der zur Verfügung stehenden Hilfsmittel	zur Leistung zählen insbesondere: - funktionelle Behandlungstechniken - handwerkliche, spielerische und ge- stalterische Behandlungstechniken - Maßnahmen zur taktilen Desensibi- lisierung und Sensibilisierung - Handtherapie - Selbsthilfetraining (Training der Ak- tivitäten des täglichen Lebens = ATL) - Training der Alltagskompetenzen unter Berücksichtigung des Einsatzes von temporären Schienen - Versorgung und Training mit Alltags- hilfen - Training mit technischen Hilfen, auch am PC - Gelenkschutzmaßnahmen - Belastungstraining - Beratung zur Integration in das häus- liche und soziale Umfeld (1)	(1) Die ergotherapeuti- sche Einzelbehandlung bei motorisch-funktio- nellen Störungen kann im Einzelfall als Bera- tung zur Integration in das häusliche und sozi- ale Umfeld erbracht werden. Dabei können einmal pro Regelfall bis zu **drei** Einheiten zusammen- hängend als Beratung erbracht und abgerech- net werden. Dies gilt nicht, wenn die ergotherapeutische Einzelbehandlung als Hausbesuch verordnet wurde.

Mehr zu diesem Thema auch in unseren Broschüren

Ergotherapie in der Geriatrie

und

Ergotherapie in der Orthopädie, Traumatologie, Rheumatologie

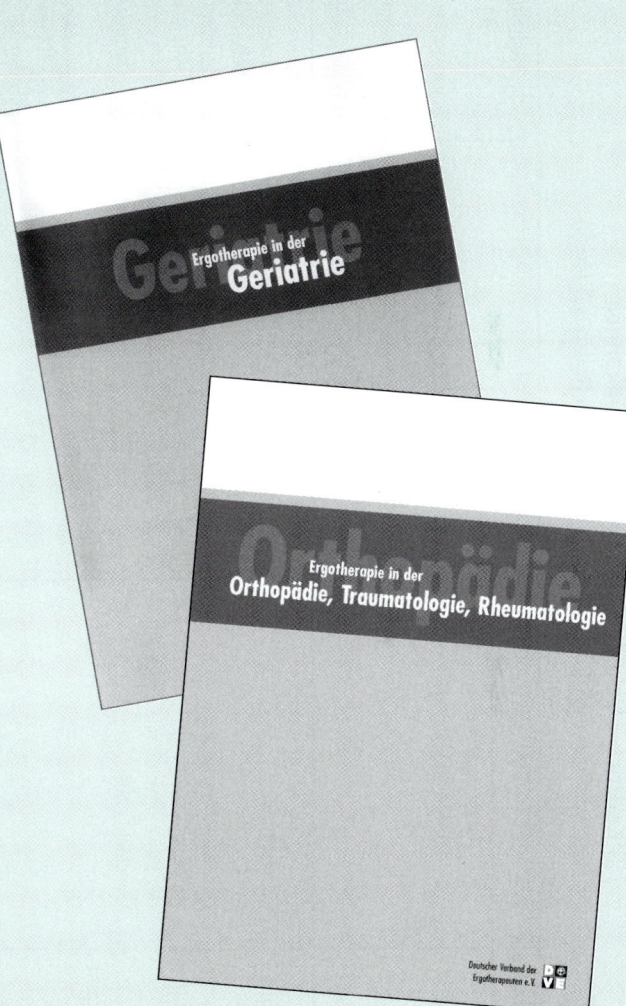

Interesse?

Bestellen Sie jetzt!

Deutscher Verband der Ergotherapeuten e.V.
Postfach 2208
76303 Karlsbad
Tel.: 0 72 48 / 9 18 10
Fax: 0 72 48 / 91 81 71
E-Mail: info@dve.info

1. Erkrankungen des Stütz- und Bewegungssystems
1.3 Knochen-, Gelenk- und Weichteilerkrankungen

Diagnosen können hier z.B. sein: Sympatische Reflexdystrophie (SRD); Sudeck'sches Syndrom (Morbus Sudeck); CRPS (chronisch regionales Schmerzsyndrom)

Indikation			Ziel der Ergotherapie	Heilmittelverordnung im Regelfall
Diagnosengruppe	Schädigung/ Funktionsstörung	Leitsymptomatik: Fähigkeitsstörungen		
SB6 Sympathische Reflexdystrophie **Sudeck'sches Syndrom** **CRPS (chronisch regionales Schmerzsyndrom)** Stadium II. u. III. vorwiegend obere Extremität	1. Bewegungsstörungen, Schonhaltung 2. lokale Durchblutungs- und Regulationsstörungen 3. Schmerzen 4. Sensibilitätsstörungen	**Einschränkung** 1. der Selbstversorgung/ Alltagsbewältigung 2. der Beweglichkeit und Geschicklichkeit	• Selbständigkeit in der Selbstversorgung (Ankleiden/Hygiene) • Verbesserung der körperlichen Beweglichkeit • Verbesserung der manuellen Geschicklichkeit • Steigerung der Belastungsfähigkeit und der Ausdauer • Erlernen von Kompensationsmechanismen	**A. vorrangiges Heilmittel** B. optionales Heilmittel *C. ergänzendes Heilmittel* ‑ ‑ ‑ ‑ ‑ ‑ ‑ ‑ ‑ ‑ **Verordnungsmengen je Diagnose** **A. Motorisch-funktionelle Behandlung*** B. Sensomotorisch/perzeptive Behandlung* *C. Thermische Anwendungen* *ggf. erforderliche ergotherapeutische Schienen sind gesondert zu verordnen **Erst-VO:** bis zu 10x/VO **Folge-VO:** bis zu 10x/VO **Gesamtverordnungsmenge des Regelfalls:** bis zu 30 Einheiten **Frequenzempfehlung:** mindestens 1 x wöchentlich

A. Motorisch-funktionelle Behandlung bei SB6 Knochen-, Gelenk- und Weichteilerkrankungen

Definition
Eine ergotherapeutische motorisch-funktionelle Behandlung dient der gezielten Therapie krankheitsbedingter Störungen der motorischen Funktionen und der daraus resultierenden Fähigkeitsstörungen. Sie kann als Einzel- oder Gruppentherapie erbracht werden.

Voraussetzung für die Gruppenbehandlung (3-5 Patienten) ist, dass der Patient keine ständige direkte therapeutische Intervention benötigt.

Behandlungsdauer: Richtwert 30-45 Minuten

Indikationen	Therapeutische Wirkungen	Therapeutische Ziele	Leistung	Bemerkungen
• **Funktionsstörungen/ Schädigungen** - aktive und passive Bewegungsstörungen - Störungen der Grob- und Feinmotorik - Schmerz - Störungen der Haltung - Muskelinsuffizienz, -verkürzungen - Kontrakturen/Narbenzüge - lokale Durchblutungs- und Regulationsstörungen - Sensibilitätsstörungen • **Fähigkeitsstörungen** - der Selbstversorgung - der Alltagsbewältigung - der Beweglichkeit - der Geschicklichkeit	- Abbau pathologischer Haltungs- und Bewegungsmuster - Aufbau physiologischer Muskelfunktionen und Muskelkoordination - Verbesserung der Grob- und Feinmotorik - Vorbeugung gegen Fehlstellung/Fehlhaltung, Kontrakturprophylaxe - Desensibilisierung, Sensibilisierung - Narbenabhärtung - Schmerzlinderung - Verbesserung der gestörten Gelenkbeweglichkeit	- Verbesserung und Erhalt der Selbstversorgung - Verbesserung und Erhalt der Alltagsbewältigung - Verbesserung und Erhalt der Beweglichkeit, Mobilität und Fortbewegung - Verbesserung und Erhalt der Geschicklichkeit - Verbesserung und Erhalt der handlungsorientierten Koordination und Kraft - Erlernen von Gelenkschutzmaßnahmen zur Reduzierung der schmerzbedingten Reaktionen - Kompensation verloren gegangener Funktionen, Erlernen von Ersatzfunktionen - Umgang im Gebrauch mit Alltagshilfen - Verbesserung der Belastungsfähigkeit und Ausdauer - Wiederherstellung von Alltagskompetenzen auch unter Berücksichtigung der zur Verfügung stehenden Hilfsmittel	zur Leistung zählen insbesondere: - funktionelle Behandlungstechniken - handwerkliche, spielerische und gestalterische Behandlungstechniken - Maßnahmen zur taktilen Desensibilisierung und Sensibilisierung - Handtherapie - Einhändertraining - Selbsthilfetraining (Training der Aktivitäten des täglichen Lebens = ATL) - Training der Alltagskompetenzen unter Berücksichtigung des Einsatzes von temporären Schienen und der zur Verfügung stehenden Hilfsmittel (wie z.B. Prothesen) - Versorgung und Training mit Alltagshilfen - Training mit technischen Hilfen, auch am PC - Gelenkschutzmaßnahmen - Belastungstraining - Beratung zur Integration in das häusliche und soziale Umfeld (1)	(1) Die ergotherapeutische Einzelbehandlung bei motorisch-funktionellen Störungen kann im Einzelfall als Beratung zur Integration in das häusliche und soziale Umfeld erbracht werden. Dabei können einmal pro Regelfall bis zu **drei** Einheiten zusammenhängend als Beratung erbracht und abgerechnet werden. Dies gilt nicht, wenn die ergotherapeutische Einzelbehandlung als Hausbesuch verordnet wurde.

B. Sensomotorisch/perzeptive Behandlung bei SB6 Knochen-, Gelenk- und Weichteilerkrankungen

Definition: Eine ergotherapeutische sensomotorisch/perzeptive Behandlung dient der gezielten Therapie krankheitsbedingter Störungen der sensorischen und perzeptiven Funktionen und der daraus resultierenden Fähigkeitsstörungen. Sie ist ein komplexes Behandlungsverfahren mit häufig mehreren Therapiezielen und kann als Einzel- oder Gruppentherapie erbracht werden.

Voraussetzung für die Gruppenbehandlung (3-5 Patienten) ist die Feststellung von sozialen, kognitiven und motorischen Grundvoraussetzungen für die Gruppenfähigkeit. Zum Einsatz kommt die Gruppenbehandlung insbesondere dann, wenn neben den oben genannten Störungen auch sozioemotionale Störungen vorliegen, die eine Gruppenbehandlung medizinisch notwendig machen.

Behandlungsdauer: Richtwert 45-60 Minuten

Indikationen	Therapeutische Wirkungen	Therapeutische Ziele	Leistung	Bemerkungen
• Funktionsstörungen/ Schädigungen - in der Körperhaltung, Körperbewegung und Koordination - in der Wahrnehmung und Wahrnehmungsverarbeitung - in den manuellen Tätigkeiten, der Praxie - im psychomotorischen Tempo und in der Qualität **• Fähigkeitsstörungen** - der Selbstversorgung - der Alltagsbewältigung - der Beweglichkeit - der Geschicklichkeit	- Verbesserung der Körperwahrnehmung und des Körperschemas - Verbesserung der Sensomotorik, der Gleichgewichtsfunktionen und der Haltung - Hemmung pathologischer Bewegungsmuster, Bahnen normaler Bewegungen und Koordination von Bewegungsabläufen - Entwicklung oder Verbesserung der Grob- und Feinmotorik	- Verbesserung und Erhalt der Selbstversorgung - Verbesserung und Erhalt der Alltagsbewältigung - Verbesserung und Erhalt der Beweglichkeit, Mobilität und Fortbewegung - Verbesserung und Erhalt der Geschicklichkeit - Entwicklung und Verbesserung der graphomotorischen Funktionen - Erlangung von Handlungs- und Alltagskompetenzen, Fähigkeiten des täglichen Lebens, auch unter Berücksichtigung der zur Verfügung stehenden Hilfsmittel - Kompensation nicht entwickelter oder verloren gegangener Funktionen und Erlernen von Ersatzfunktionen - Verbesserung von Ausdauer und Belastungsfähigkeit - Erlangen der Grundarbeitsfähigkeiten - Umgang im Gebrauch mit Alltagshilfen	zur Leistung zählen insbesondere: - Wahrnehmungsfördernde Behandlungsmethoden, z.B. nach Perfetti (*), Affolter (*) - funktionelle, handwerkliche, spielerische, gestalterische Behandlungstechniken - Graphomotorisches Training - Selbsthilfetraining (Training der Aktivitäten des täglichen Lebens = ATL*) - Training der Alltagskompetenzen unter Berücksichtigung des Einsatzes von temporären Schienen und der zur Verfügung stehenden Hilfsmittel (wie z.B. Prothesen) (*) - Versorgung und Training mit Alltagshilfen (*) - Training mit technischen Hilfen, auch am PC (*) - Vorberufliches Training und Belastungserprobung - Beratung zur Integration in das häusliche und soziale Umfeld (1)	Die mit (*) gekennzeichneten Leistungen können nur als Einzelbehandlung abgegeben werden. (1) Die ergotherapeutische Einzelbehandlung bei sensomotorisch/perzeptiven Störungen kann im Einzelfall als Beratung zur Integration in das häusliche und soziale Umfeld erbracht werden. Dabei können einmal pro Regelfall bis zu **drei** Einheiten zusammenhängend als Beratung erbracht und abgerechnet werden. Dies gilt nicht, wenn die ergotherapeutische Einzelbehandlung als Hausbesuch verordnet wurde.

Mehr zu diesem Thema auch in unseren Broschüren

Adaptive Verfahren

Training und Beratung im lebenspraktischen Bereich

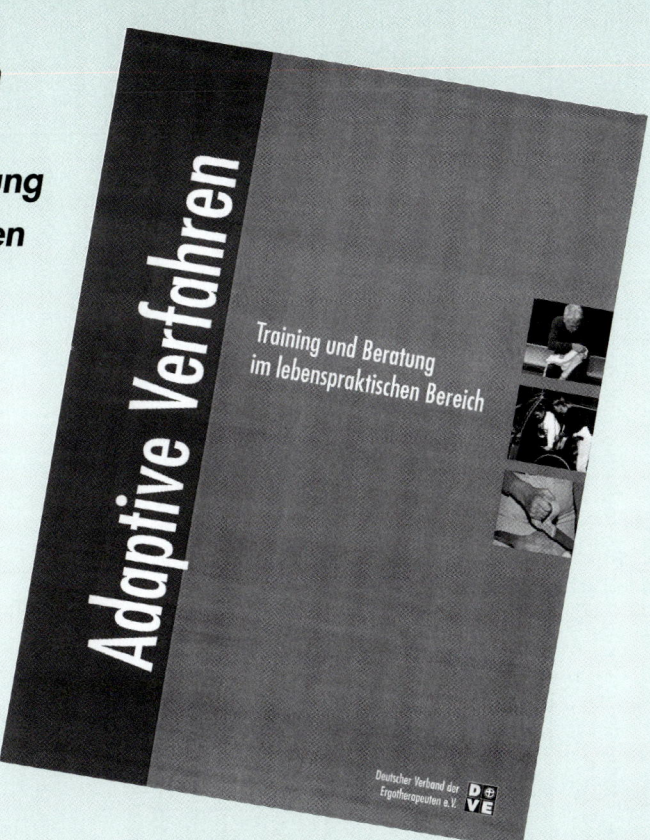

Interesse?

Bestellen Sie jetzt!

Deutscher Verband der Ergotherapeuten e.V.
Postfach 2208
76303 Karlsbad
Tel.: 0 72 48 / 9 18 10
Fax: 0 72 48 / 91 81 71
E-Mail: info@dve.info

1. Erkrankungen des Stütz- und Bewegungssystems
1.4 Gefäß-, Muskel- und Bindegewebserkrankungen

Diagnosen können hier z.B. sein: Muskeldystrophie; Myotonie; Myasthenie; Sklerodermie; Dermatomyositis; Lupus erythematodes; Polymyositis; Sharp Syndrom; Myopathie

Indikation				Heilmittelverordnung im Regelfall
Diagnosen-gruppe	Schädigung/ Funktionsstörung	Leitsymptomatik: Fähigkeitsstörungen	Ziel der Ergotherapie	A. vorrangiges Heilmittel B. optionales Heilmittel C. ergänzendes Heilmittel Verordnungsmengen je Diagnose
SB7 Erkrankungen mit Gefäß-, Muskel- und Bindegewebs-beteiligung, insbesondere systemische Erkrankungen	1. Störung von Koordination, Kraft 2. Störung der Grob- und Feinmotorik 3. Störung der Körperwahrnehmung	Einschränkung 1. der Selbstversorgung/ Alltagsbewältigung 2. der Beweglichkeit/Fortbewegung und Geschicklichkeit	• Selbständigkeit in der Selbstversorgung (Ankleiden/Hygiene/Exkretion) • Erhalt/Verbesserung der körperlichen Beweglichkeit • Erhalt/Verbesserung der manuellen Geschicklichkeit • Erhalt der Belastungsfähigkeit und der Ausdauer • Erlernen von Kompensationsmechanismen	A1. Motorisch-funktionelle Behandlung* A2. Sensomotorisch/ perzeptive Behandlung* *ggf. erforderliche ergotherapeutische Schienen sind gesondert zu verordnen Erst-VO: bis zu 10x/VO Folge-VO: bis zu 10x/VO Gesamtverordnungsmenge des Regelfalls: bis zu 30 Einheiten Frequenzempfehlung: mindestens 1 x wöchentlich

A1. Motorisch-funktionelle Behandlung bei SB7 Gefäß-, Muskel- und Bindegewebserkrankungen

Definition

Eine ergotherapeutische motorisch-funktionelle Behandlung dient der gezielten Therapie krankheitsbedingter Störungen der motorischen Funktionen und der daraus resultierenden Fähigkeitsstörungen. Sie kann als Einzel- oder Gruppentherapie erbracht werden.

Voraussetzung für die Gruppenbehandlung (3-5 Patienten) ist, dass der Patient keine ständige direkte therapeutische Intervention benötigt.

Behandlungsdauer: Richtwert 30-45 Minuten

Indikationen	Therapeutische Wirkungen	Therapeutische Ziele	Leistung	Bemerkungen
• **Funktionsstörungen/ Schädigungen** - aktive und passive Bewegungsstörungen - Störungen der Grob- und Feinmotorik - Schmerz - Störungen der Haltung - Muskelinsuffizienz, -verkürzungen - Kontrakturen/Narbenzüge - lokale Durchblutungs- und Regulationsstörungen - Sensibilitätsstörungen • **Fähigkeitsstörungen** - der Selbstversorgung - der Alltagsbewältigung - der Beweglichkeit - der Geschicklichkeit	- Abbau pathologischer Haltungs- und Bewegungsmuster - Aufbau physiologischer Muskelfunktionen und Muskelkoordination - Verbesserung der Grob- und Feinmotorik - Vorbeugung gegen Fehlstellung/Fehlhaltung, Kontrakturprophylaxe - Schmerzlinderung - Verbesserung der gestörten Gelenkbeweglichkeit	- Verbesserung und Erhalt der Selbstversorgung - Verbesserung und Erhalt der Alltagsbewältigung - Verbesserung und Erhalt der Beweglichkeit, Mobilität und Fortbewegung - Verbesserung und Erhalt der Geschicklichkeit - Verbesserung und Erhalt der handlungsorientierten Koordination und Kraft - Kompensation verloren gegangener Funktionen, Erlernen von Ersatzfunktionen - Umgang im Gebrauch mit Alltagshilfen - Verbesserung der Belastungsfähigkeit und Ausdauer - Wiederherstellung von Alltagskompetenzen auch unter Berücksichtigung der zur Verfügung stehenden Hilfsmittel	zur Leistung zählen insbesondere: - funktionelle Behandlungstechniken - handwerkliche, spielerische und gestalterische Behandlungstechniken - Selbsthilfetraining (Training der Aktivitäten des täglichen Lebens = ATL) - Training der Alltagskompetenzen unter Berücksichtigung des Einsatzes von temporären Schienen - Versorgung und Training mit Alltagshilfen - Training mit technischen Hilfen, auch am PC - Belastungstraining - Beratung zur Integration in das häusliche und soziale Umfeld (1)	(1) Die ergotherapeutische Einzelbehandlung bei motorisch-funktionellen Störungen kann im Einzelfall als Beratung zur Integration in das häusliche und soziale Umfeld erbracht werden. Dabei können einmal pro Regelfall bis zu **drei** Einheiten zusammenhängend als Beratung erbracht und abgerechnet werden. Dies gilt nicht, wenn die ergotherapeutische Einzelbehandlung als Hausbesuch verordnet wurde.

A2. Sensomotorisch/perzeptive Behandlung bei SB7 Gefäß-, Muskel- und Bindegewebserkrankungen

Definition: Eine ergotherapeutische sensomotorisch/perzeptive Behandlung dient der gezielten Therapie krankheitsbedingter Störungen der sensomotorischen und perzeptiven Funktionen und der daraus resultierenden Fähigkeitsstörungen. Sie ist ein komplexes Behandlungsverfahren mit häufig mehreren Therapiezielen und kann als Einzel- oder Gruppentherapie erbracht werden.

Voraussetzung für die Gruppenbehandlung (3-5 Patienten) ist die Feststellung von sozialen, kognitiven und motorischen Grundvoraussetzungen für die Gruppenfähigkeit. Zum Einsatz kommt die Gruppenbehandlung insbesondere dann, wenn neben den oben genannten Störungen auch sozioemotionale Störungen vorliegen, die eine Gruppenbehandlung medizinisch notwendig machen.

Behandlungsdauer: Richtwert 45-60 Minuten

Indikationen	Therapeutische Wirkungen	Therapeutische Ziele	Leistung	Bemerkungen
• **Funktionsstörungen/ Schädigungen** - in der Körperhaltung, Körperbewegung und Koordination - in der Wahrnehmung und Wahrnehmungsverarbeitung - in den manuellen Tätigkeiten, der Praxie im psychomotorischen Tempo und in der Qualität • **Fähigkeitsstörungen** - der Selbstversorgung - der Alltagsbewältigung - der Beweglichkeit - der Geschicklichkeit	- Verbesserung der Körperwahrnehmung - Entwicklung und Verbesserung der Sensomotorik, der Gleichgewichtsfunktionen und der Haltung - Hemmung pathologischer Bewegungsmuster, Bahnen normaler Bewegungen und Koordination von Bewegungsabläufen - Entwicklung oder Verbesserung der Grob- und Feinmotorik - Erhalt der Mund- und Essmotorik	- Verbesserung und Erhalt der Selbstversorgung - Verbesserung und Erhalt der Alltagsbewältigung - Verbesserung und Erhalt der Beweglichkeit, Mobilität und Fortbewegung - Verbesserung und Erhalt der Geschicklichkeit - Verbesserung der graphomotorischen Funktionen - Verbesserung sozioemotionaler Kompetenzen - Erlangung von Handlungs- und Alltagskompetenzen, Fähigkeiten des täglichen Lebens, auch unter Berücksichtigung der zur Verfügung stehenden Hilfsmittel - Kompensation nicht entwickelter oder verloren gegangener Funktionen und Erlernen von Ersatzfunktionen - Verbesserung von Ausdauer und Belastungsfähigkeit - Erlangen der Grundarbeitsfähigkeiten - Umgang im Gebrauch mit Alltagshilfen	zur Leistung zählen insbesondere: - Wahrnehmungsfördernde Behandlungsmethoden, z.B. nach Perfetti (*), Affolter (*) - Sensorische Integrationstherapie, z.B. nach Ayres - funktionelle, handwerkliche, spielerische, gestalterische Behandlungstechniken - Behandlung auf neurophysiologischer Grundlage, z.B. nach Bobath (*) - Graphomotorisches Training - Selbsthilfetraining (Training der Aktivitäten des täglichen Lebens = ATL*) - Training der Alltagskompetenzen unter Berücksichtigung des Einsatzes von temporären Schienen - Versorgung und Training mit Alltagshilfen (*) - Training mit technischen Hilfen, auch am PC (*) - vorschulisches/vorberufliches Training und Belastungserprobung - Beratung zur Integration in das häusliche und soziale Umfeld (1)	Die mit (*) gekennzeichneten Leistungen können nur als Einzelbehandlung abgegeben werden. (1) Die ergotherapeutische Einzelbehandlung bei sensomotorisch/perzeptiven Störungen kann im Einzelfall als Beratung zur Integration in das häusliche und soziale Umfeld erbracht werden. Dabei können einmal pro Regelfall bis zu **drei** Einheiten zusammenhängend als Beratung erbracht und abgerechnet werden. Dies gilt nicht, wenn die ergotherapeutische Einzelbehandlung als Hausbesuch verordnet wurde.

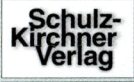
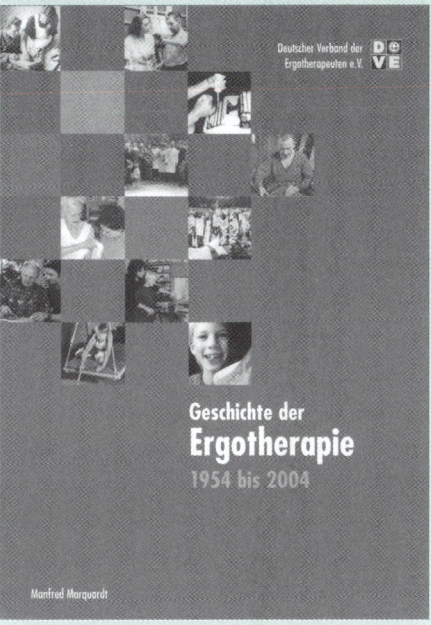
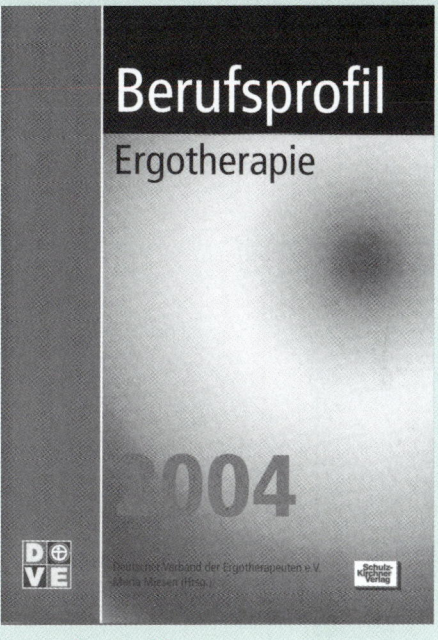
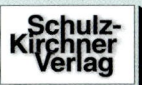

2. Erkrankungen des Nervensystems
2.1 ZNS-Schädigungen

Diagnosen können hier z. B. sein: ZNS-Erkrankung; Entwicklungsstörung; Schädelhirntrauma; Meningoencephalitis; zerebrale Hypoxie; Zerebralparese; genetisch bedingte peri-/postnatale Strukturschäden; Anfallsleiden; Aufmerksamkeitsdefizitsyndrom; zerebrale Bewegungsstörung; Dyspraxie; Encephalitis; frühkindliche Hirnfunktionsstörung; Hirnverletzung; Hirnblutung; Hydrocephalus; Hyperaktivität; Hyperkinetisches Syndrom; Meningitis; Minimale zerebrale Dysfunktion (MCD); Missbildungssyndrom; Sensorische Integrationsstörung; Sinnesschädigung; Syndrom; Teilleistungsstörung; Zentrale Verarbeitungsstörung.

Indikation			Ziel der Ergotherapie	Heilmittelverordnung im Regelfall
Diagnosengruppe	Schädigung/ Funktionsstörung	Leitsymptomatik: Fähigkeitsstörungen		A. vorrangiges Heilmittel B. optionales Heilmittel C. ergänzendes Heilmittel **Verordnungsmengen je Diagnose**
EN1 ZNS-Erkrankungen und/oder Entwicklungsstörungen längstens bis zur Vollendung des 18. Lebensjahrs	1. Körperhaltung, Körperbewegung u. Koordination 2. der Wahrnehmung und Wahrnehmungsverarbeitung 3. der kognitionsstützenden und höheren kognitiven Funktionen, wie: • Aufmerksamkeit • Konzentration • Ausdauer • psychomotor. Tempo u. Qualität • Handlungsfähigkeit u. Problemlösung einschl. der Praxie	**Einschränkung** 1. der Beweglichkeit, Geschicklichkeit und Alltagsbewältigung 2. der Selbstversorgung und Alltagsbewältigung 3. in der zwischenmenschlichen Interaktion 4. im Verhalten	• Selbständigkeit in der altersentsprechenden Versorgung (Ankleiden/Hygiene) • Verbesserung der körperlichen Beweglichkeit und der Geschicklichkeit • Verbesserung der Belastungsfähigkeit und der Ausdauer • Verbesserung im Verhalten und in zwischenmenschlichen Beziehungen • Erlernen von Kompensationsmechanismen	**A1. Sensomotorisch/ perzeptive Behandlung*** **A2. Motorisch-funktionelle Behandlung*** **A3. Hirnleistungstraining/ neuropsychologisch orientierte Behandlung'** B. Psychisch-funktionelle Behandlung C. *Thermische Anwendung nur als Ergänzung zu A1/A2* *ggf. erforderliche ergotherapeutische Schienen sind gesondert zu verordnen **Erst-VO:** bis zu 10x/VO **Folge-VO:** bis zu 10x/VO **Gesamtverordnungsmenge des Regelfalls:** bis zu 60 Einheiten **Frequenzempfehlung:** mindestens 1 x wöchentlich Störungsbildabhängige Zwischendiagnostik nach 20 Behandlungen erforderlich.

A1. Sensomotorisch/perzeptive Behandlung bei EN1 ZNS-Erkrankungen und/oder Entwicklungsstörungen (bis zum 18. LJ)

Definition: Eine ergotherapeutische sensomotorisch/perzeptive Behandlung dient der gezielten Therapie krankheitsbedingter Störungen der sensomotorischen und perzeptiven Funktionen und der daraus resultierenden Fähigkeitsstörungen. Sie ist ein komplexes Behandlungsverfahren mit häufig mehreren Therapiezielen und kann als Einzel- oder Gruppentherapie erbracht werden.

Voraussetzung für die Gruppenbehandlung (3-5 Patienten) ist die Feststellung von sozialen, kognitiven und motorischen Grundvoraussetzungen für die Gruppenfähigkeit. Zum Einsatz kommt die Gruppenbehandlung insbesondere dann, wenn neben den oben genannten Störungen auch sozioemotionale Störungen vorliegen, die eine Gruppenbehandlung medizinisch notwendig machen.

Behandlungsdauer: Richtwert 45-60 Minuten

Indikationen	Therapeutische Wirkungen	Therapeutische Ziele	Leistung	Bemerkungen
• **Funktionsstörungen/ Schädigungen** - in der Körperhaltung, Körperbewegung und Koordination - in der Wahrnehmung und Wahrnehmungsverarbeitung (Störung der Sensorischen Integration) - in den manuellen Tätigkeiten, der Praxie - im psychomotorischen Tempo und in der Qualität • **Fähigkeitsstörungen** - der Selbstversorgung - der Alltagsbewältigung - der Beweglichkeit - der Geschicklichkeit - im Verhalten	- Entwicklung und Verbesserung der basalen Sinneswahrnehmung - Entwicklung und Verbesserung visueller und auditiver Wahrnehmung - Koordination und Umsetzung von Sinneswahrnehmungen (sensorische Integration) - Entwicklung und Verbesserung der Körperwahrnehmung und des Körperschemas - Entwicklung und Verbesserung der Sensomotorik, der Gleichgewichtsfunktionen und der Haltung - Hemmung pathologischer Bewegungsmuster, Bahnen normaler Bewegungen und Koordination von Bewegungsabläufen - Entwicklung oder Verbesserung der Grob- und Feinmotorik - Verbesserung der Mund- und Essmotorik - Entwicklung und Verbesserung der Serialleistung	- Verbesserung und Erhalt der Selbstversorgung - Verbesserung und Erhalt der Alltagsbewältigung - Verbesserung und Erhalt der Beweglichkeit und Fortbewegung - Verbesserung und Erhalt der Geschicklichkeit - Entwicklung und Verbesserung der graphomotorischen Funktionen - Entwicklung und Verbesserung sozioemotionaler Kompetenzen - Entwicklung und Verbesserung des situationsgerechten Verhaltens und der zwischenmenschlichen Beziehungen - Verbesserung der kognitiven Funktionen/Kompensation eingeschränkter praktischer Möglichkeiten - Erlangung von Handlungs- und Alltagskompetenzen, auch unter Berücksichtigung der zur Verfügung stehenden Hilfsmittel - Kompensation nicht entwickelter oder verloren gegangener Funktionen und Erlernen von Ersatzfunktionen - Verbesserung von Ausdauer und Belastungsfähigkeit - Erlangen der Grundarbeitsfähigkeiten - Umgang im Gebrauch mit Alltagshilfen	zur Leistung zählen insbesondere: - Wahrnehmungsfördernde Behandlungsmethoden, z.B. nach Perfetti (*), Frostig, Affolter (*) - Stimulation, Stabilisierung und Differenzierung der basalen, sensomotorischen Fähigkeiten, z.B. nach Fröhlich (*) - Sensorische Integrationstherapie, z.B. nach Ayres - funktionelle, handwerkliche, spielerische, gestalterische Behandlungstechniken - Behandlung auf neurophysiologischer Grundlage, z.B. nach Bobath (*) - Graphomotorisches Training - Mund- und Esstherapie, z.B. nach Bobath (*), Castillo-Morales (*), Coombes (*) - Selbsthilfetraining (Training der Aktivitäten des täglichen Lebens = ATL)* - Training der Alltagskompetenzen unter Berücksichtigung des Einsatzes von temporären Schienen und der zur Verfügung stehenden Hilfsmittel (wie z.B. Prothesen) (*) - Versorgung und Training mit Alltagshilfen (*) - Training mit technischen Hilfen, auch am PC (*) - vorschulisches/vorberufliches Training und Belastungserprobung - Beratung zur Integration in das häusliche und soziale Umfeld (1)	Die mit (*) gekennzeichneten Leistungen können nur als Einzelbehandlung abgegeben werden. (1) Die ergotherapeutische Einzelbehandlung bei sensomotorisch/perzeptiven Störungen kann im Einzelfall als Beratung zur Integration in das häusliche und soziale Umfeld erbracht werden. Dabei können einmal pro Regelfall bis zu **drei** Einheiten zusammenhängend als Beratung erbracht und abgerechnet werden. Dies gilt nicht, wenn die ergotherapeutische Einzelbehandlung als Hausbesuch verordnet wurde.

A2. Motorisch-funktionelle Behandlung bei EN1 ZNS-Erkrankungen und/oder Entwicklungsstörungen (bis zum 18. LJ)

Definition
Eine ergotherapeutische motorisch-funktionelle Behandlung dient der gezielten Therapie krankheitsbedingter Störungen der motorischen Funktionen und der daraus resultierenden Fähigkeitsstörungen. Sie kann als Einzel- oder Gruppentherapie erbracht werden.

Voraussetzung für die Gruppenbehandlung (3-5 Patienten) ist, dass der Patient keine ständige direkte therapeutische Intervention benötigt.

Behandlungsdauer: Richtwert 30-45 Minuten

Indikationen	Therapeutische Wirkungen	Therapeutische Ziele	Leistung	Bemerkungen
• **Funktionsstörungen/ Schädigungen** - aktive und passive Bewegungsstörungen - Störungen der Grob- und Feinmotorik - Schmerz - Störungen der Haltung - Muskelinsuffizienz, Muskelverkürzungen - Kontrakturen/ Narbenzüge - lokale Durchblutungs- und Regulationsstörungen - Sensibilitätsstörungen • **Fähigkeitsstörungen** - der Selbstversorgung - der Alltagsbewältigung - der Beweglichkeit - der Geschicklichkeit	- Abbau pathologischer Haltungs- und Bewegungsmuster - Aufbau physiologischer Muskelfunktionen und Muskelkoordination - Verbesserung der Grob- und Feinmotorik - Vorbeugung gegen Fehlstellung/Fehlhaltung, Kontrakturprophylaxe - Desensibilisierung, Sensibilisierung einzelner Sinnesfunktionen - Narbenabhärtung - Schmerzlinderung - Verbesserung der gestörten Gelenkbeweglichkeit	- Verbesserung und Erhalt der Selbstversorgung - Verbesserung und Erhalt der Alltagsbewältigung - Verbesserung und Erhalt der Beweglichkeit, Mobilität und Fortbewegung - Verbesserung und Erhalt der Geschicklichkeit - Verbesserung und Erhalt der handlungsorientierten Koordination und Kraft - Erlernen von Gelenkschutzmaßnahmen zur Reduzierung der schmerzbedingten Reaktionen - Kompensation verloren gegangener Funktionen, Erlernen von Ersatzfunktionen - Umgang im Gebrauch mit Alltagshilfen - Verbesserung der Belastungsfähigkeit und Ausdauer - Wiederherstellung von Alltagskompetenzen auch unter Berücksichtigung der zur Verfügung stehenden Hilfsmittel	zur Leistung zählen insbesondere: - funktionelle Behandlungstechniken - handwerkliche, spielerische und gestalterische Behandlungstechniken - Maßnahmen zur taktilen Desensibilisierung und Sensibilisierung - Handtherapie - Einhändertraining - Selbsthilfetraining (Training der Aktivitäten des täglichen Lebens = ATL) - Training der Alltagskompetenzen unter Berücksichtigung des Einsatzes von temporären Schienen und der zur Verfügung stehenden Hilfsmittel (wie z.B. Prothesen) - Versorgung und Training mit Alltagshilfen - Training mit technischen Hilfen, auch am PC - Gelenkschutzmaßnahmen - Belastungstraining - Beratung zur Integration in das häusliche und soziale Umfeld (1)	(1) Die ergotherapeutische Einzelbehandlung bei motorisch-funktionellen Störungen kann im Einzelfall als Beratung zur Integration in das häusliche und soziale Umfeld erbracht werden. Dabei können einmal pro Regelfall bis zu **drei** Einheiten zusammenhängend als Beratung erbracht und abgerechnet werden. Dies gilt nicht, wenn die ergotherapeutische Einzelbehandlung als Hausbesuch verordnet wurde.

A3. Hirnleistungstraining/neuropsychologisch orientierte Behandlung
bei EN1 ZNS-Erkrankungen und/oder Entwicklungsstörungen (bis zum 18. LJ)

Definition: Ein ergotherapeutisches Hirnleistungstraining/eine neuropsychologisch orientierte ergotherapeutische Behandlung dient der gezielten Therapie krankheitsbedingter Störungen der neuropsychologischen Hirnfunktionen, insbesondere der kognitiven Störungen und der daraus resultierenden Fähigkeitsstörungen. Sie kann als Einzel- oder Gruppentherapie erbracht werden.

Das neuropsychologisch orientierte ergotherapeutische Hirnleistungstraining als Einzelbehandlung zeichnet sich dadurch aus, dass jedes Leistungsdefizit so spezifisch wie möglich trainiert wird, d.h. ohne andere und/oder komplexe Hirnleistungen zu beanspruchen.

Im Gegensatz dazu werden beim ergotherapeutischen Hirnleistungstraining als Gruppenbehandlung (3-5 Patienten) komplexe, kognitive Störungen gerade unter gruppendynamischen Aspekten besonders therapiert.

Voraussetzung für die Gruppenbehandlung ist die Feststellung der Grundvoraussetzungen für die Gruppenfähigkeit.

Behandlungsdauer: Richtwert in der Einzeltherapie: 30-45 Minuten   Richtwert in der Gruppentherapie: 45-60 Minuten

Indikationen	Therapeutische Wirkungen	Therapeutische Ziele	Leistung	Bemerkungen
• **Funktionsstörungen/ Schädigungen** - der kognitionsstützenden und höheren kognitiven Funktionen wie: - Aufmerksamkeit - Konzentration - Ausdauer - Merkfähigkeit und Gedächtnis - Reaktion - der Handlungsfähigkeit und Problemlösung einschließlich der Praxie - im Gesichtsfeld mit und ohne Neglect • **Fähigkeitsstörungen** - der Selbstversorgung - der Alltagsbewältigung - der Kognition - im Verhalten	Wiederherstellung und Verbesserung der kognitiven und mnestischen Funktionen wie: - selektive und geteilte Aufmerksamkeit, Alertness, Vigilanz - Konzentration - Merkfähigkeit, Kurz- und Langzeitgedächtnis und Merkspanne - Orientierung zu Raum, Zeit, Ort und Person - Reaktionstempo, -zeit und -geschwindigkeit - sprachlogisches und numerisches Verständnis - visuelle und auditive Wahrnehmung, Wahrnehmungsgeschwindigkeit	- Verbesserung und Erhalt der Selbstversorgung - Verbesserung und Erhalt der Alltagsbewältigung - Entwicklung und Verbesserung von Problemlösungsstrategien - Entwicklung und Verbesserung von Handlungsplanung - Erlangen der Grundarbeitsfähigkeiten	zur Leistung zählen insbesondere: - Hirnleistungstraining mit starkem Realitäts- und Biografiebezug - Hirnleistungstraining mit speziellen und individuell adaptierten Programmen - Hirnleistungstraining am PC mit spezieller Therapiesoftware (*) - neuropsychologisch orientiertes Hirnleistungstraining (*) - handlungsorientiertes Training der kommunikativen Fähigkeiten, auch am PC - Training zur Verbesserung des Lernverhaltens und der Grundarbeitsfähigkeiten - vorschulisches/vorberufliches Training und Belastungserprobung	Die mit (*) gekennzeichneten Leistungen können nur als Einzelbehandlung abgegeben werden.

B. Psychisch-funktionelle Behandlung bei EN1 ZNS-Erkrankungen und/oder Entwicklungsstörungen (bis zum 18. LJ)

Definition: Eine ergotherapeutische psychisch-funktionelle Behandlung dient der gezielten Therapie krankheitsbedingter Störungen der psychosozialen und sozioemotionalen Funktionen und der daraus resultierenden Fähigkeitsstörungen. Sie kann als Einzel- oder Gruppentherapie erbracht werden.

Voraussetzung für die Gruppenbehandlung (3-5 Patienten) ist die Feststellung der Grundvoraussetzungen für die Gruppenfähigkeit.

Zum Einsatz kommt die Gruppenbehandlung insbesondere, wenn die individuelle Problematik des Patienten die Nutzung von gruppendynamischen Prozessen und stützenden Funktionen der Gruppe erfordert.

Behandlungsdauer: Richtwert in der Einzeltherapie: 60-75 Minuten   Richtwert in der Gruppentherapie: 90-120 Minuten

Indikationen	Therapeutische Wirkungen	Therapeutische Ziele	Leistung	Bemerkungen
• **Funktionsstörungen/ Schädigungen** - der Orientierung zu Raum, Zeit und Person - im psychomotorischen Tempo und in der Qualität des Antriebs und des Willens - des Realitätsbewusstseins und der Selbsteinschätzung - der emotionalen und Willensfunktionen - der Anpassungs- und Verhaltensmuster - des Denkens/ der Denkinhalte • **Fähigkeitsstörungen** - der Alltagsbewältigung - im Verhalten - in der zwischenmenschlichen Interaktion/Kommunikation - der Kognition - der Beweglichkeit und Geschicklichkeit	- Psychische Stabilisierung und Aktivierung - Verbesserung von Antrieb, Motivation und Vitalität - Stärkung sozioemotionaler Kompetenzen, Kontakt-, Interaktions- und Kommunikationsfähigkeit - Verbesserung der kognitiven Funktionen, der Konzentration und der Serialleistung - Verbesserung von auf psychischem Wege eingeschränkten körperlichen Funktionen - Verbesserung der Konfliktfähigkeit, Angstbewältigung und Frustrationstoleranz	- Verbesserung und Erhalt der Alltagsbewältigung - Verbesserung und Erhalt des situationsgerechten Verhaltens - Verbesserung und Erhalt in der zwischenmenschlichen Interaktion und Kommunikation - Wiedererlangung von Selbstvertrauen und Handlungskompetenz - Wiedergewinnung des Realitätsbezuges und der realistischen Selbsteinschätzung - Verbesserung entwicklungspsychologisch wichtiger Fähigkeiten wie Autonomie und Bindungsfähigkeit - Verbesserung und Erhalt der kognitiven Fähigkeiten - Stärkung der Eigenverantwortung und Entscheidungsfähigkeit - Stärkung der Kreativität im Sinne von Problemlösungsverhalten und Entwicklung von Anpassungsstrategien - Verbesserung und Erhalt der Belastungsfähigkeit und Ausdauer - Verbesserung der eigenaktiven Tagesstrukturierung - Entwicklung, Verbesserung und Erhalt der Selbständigkeit und der dafür notwendigen lebenspraktischen Fähigkeiten und der Grundarbeitsfähigkeiten - Entwicklung und Verbesserung der Krankheitsbewältigung	zur Leistung zählen insbesondere: - handwerkliche, gestalterische und spielerische Methoden, z.B. auch kommunikatives Malen, Gestaltungstherapie - Methoden zur Verbesserung der sozialen Wahrnehmung, des kommunikativen und interaktiven Verhaltens, z.B. Rollen- und Regelspiele - Projektarbeiten - Training der Selbsthilfefähigkeiten, auch ATL - Methoden zur Entwicklung von Selbstsicherheit und Bewältigungsstrategien - Training des sozialen Verhaltens - kognitive Trainingsprogramme - vorschulisches/vorberufliches Training und Belastungserprobung (2) - Training der Grundarbeitsfähigkeiten - Training der eigenaktiven Tagesstrukturierung - Beratung zur Integration in das häusliche und soziale Umfeld (1)	(1) Die ergotherapeutische Einzelbehandlung bei psychisch-funktionellen Störungen kann im Einzelfall als Beratung zur Integration in das häusliche und soziale Umfeld erbracht werden. Dabei können einmal pro Regelfall bis zu **zwei** Einheiten zusammenhängend als Beratung erbracht und abgerechnet werden. Dies gilt nicht, wenn die ergotherapeutische Einzelbehandlung als Hausbesuch verordnet wurde. (2) Bei psychisch-funktionellen Behandlungen können im Einzelfall in Abstimmung mit dem verordnenden Arzt bei Störungen der Ausdauer und Grundarbeitsfähigkeiten **zwei** zusammenhängende Therapieeinheiten an einem Tag als Belastungserprobung durchgeführt werden. Diese erhöhte Frequenz kann nur erbracht werden, wenn sie verordnet wurde.

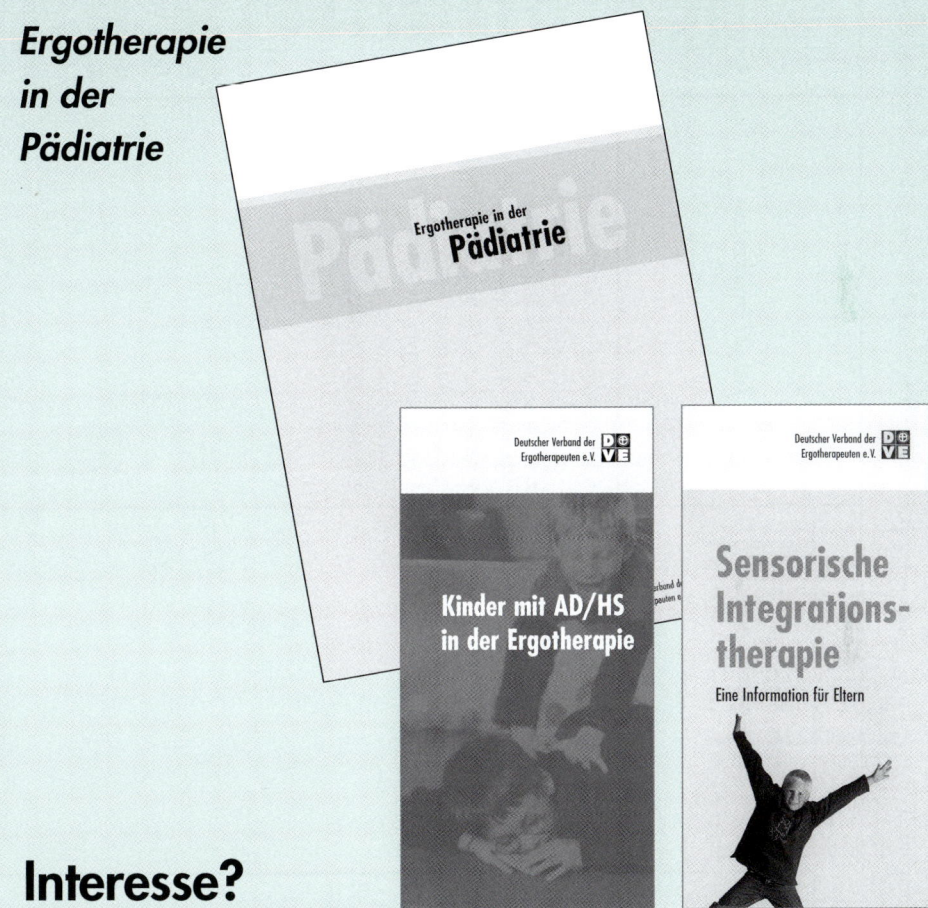

2. Erkrankungen des Nervensystems
2.1 ZNS-Schädigungen

Diagnosen können hier z.B. sein: ZNS-Erkrankung; Schädelhirntrauma; M. Parkinson; Multiple Sklerose; Apoplex; Blutung; zerebraler Tumor; Zustand nach zerebraler Hypoxie; Zerebralparese; Apoplektischer Insult; Arteriosklerotische Veränderung; Ataktische Störung; Degenerativer oder entzündlicher Prozess des ZNS; Encephalitis; Hirnverletzung; Hirntumor; Hirnblutung; Hirnorganisches Psychosyndrom; Meningitis; Meningoencephalitis; zerebrale Blutung

Indikation			Ziel der Ergotherapie	Heilmittelverordnung im Regelfall
Diagnosen-gruppe	Schädigung/ Funktionsstörung	Leitsymptomatik: Fähigkeitsstörungen		
EN2 ZNS-Erkrankungen nach Vollendung des 18. Lebensjahrs	1. der Körperhaltung, Körperbewegung und Koordination 2. der Wahrnehmung und Wahrnehmungsverarbeitung 3. der geistigen u. psychischen Funktionen/Stimmungen 4. des Gesichtsfeldes in Verbindung mit und ohne Neglect 5. der kognitionsstützenden und höheren kognitiven Funktionen wie: • Aufmerksamkeit • Konzentration • Ausdauer • Psychomotor. Tempo und Qualität • Handlungsfähigkeit und Problemlösung einschl.	**Einschränkung** 1. der Beweglichkeit, Geschicklichkeit 2. der Selbstversorgung und Alltagsbewältigung 3. in der zwischenmenschlichen Interaktion 4. im Verhalten	• Selbständigkeit in der altersentsprechenden Versorgung (Ankleiden/Hygiene) • Verbesserung der körperlichen Beweglichkeit und der Geschicklichkeit • Verbesserung der Belastungsfähigkeit und der Ausdauer • Verbesserung im Verhalten und in zwischenmenschlichen Beziehungen • Erlernen von Kompensationsmechanismen	**A1. Sensomotorisch/ perzeptive Behandlung*** **A2. Motorisch-funktionelle Behandlung*** **A3. Hirnleistungstraining/ neuropsychologisch orientierte Behandlung** B. Psychisch-funktionelle Behandlung C. *Thermische Anwendung nur als Ergänzung zu A1/2* *ggf. erforderliche ergotherapeutische Schienen sind gesondert zu verordnen **Erst-VO:** bis zu 10x/VO **Folge-VO:** bis zu 10x/VO **Gesamtverordnungsmenge des Regelfalls:** bis zu 40 Einheiten **Frequenzempfehlung:** mindestens 1 x wöchentlich

Verordnungsmengen je Diagnose

A. vorrangiges Heilmittel
B. optionales Heilmittel
C. *ergänzendes Heilmittel*

A1. Sensomotorisch/perzeptive Behandlung bei EN2 ZNS-Erkrankungen (nach dem 18. LJ)

Definition: Eine ergotherapeutische sensomotorisch/perzeptive Behandlung dient der gezielten Therapie krankheitsbedingter Störungen der sensomotorischen und perzeptiven Funktionen und der daraus resultierenden Fähigkeitsstörungen. Sie ist ein komplexes Behandlungsverfahren mit häufig mehreren Therapiezielen und kann als Einzel- oder Gruppentherapie erbracht werden.

Voraussetzung für die Gruppenbehandlung (3-5 Patienten) ist die Feststellung von sozialen, kognitiven und motorischen Grundvoraussetzungen für die Gruppenfähigkeit. Zum Einsatz kommt die Gruppenbehandlung insbesondere dann, wenn neben den oben genannten Störungen auch sozioemotionale Störungen vorliegen, die eine Gruppenbehandlung medizinisch notwendig machen.

Behandlungsdauer: Richtwert 45-60 Minuten

Indikationen	Therapeutische Wirkungen	Therapeutische Ziele	Leistung	Bemerkungen
• Funktionsstörungen/ Schädigungen - in der Körperhaltung, Körperbewegung und Koordination - in der Wahrnehmung und Wahrnehmungs- verarbeitung - in den manuellen Tätigkeiten, der Praxie - im psychomotorischen Tempo und in der Qualität - im Gesichtsfeld mit und ohne Neglect **• Fähigkeitsstörungen** - der Selbstversorgung - der Alltags- bewältigung - der Beweglichkeit - der Geschicklichkeit - im Verhalten	- Verbesserung der basalen Sin- neswahrnehmung - Koordination und Umsetzung von Sinneswahrnehmungen - Verbesserung der Körperwahr- nehmung und des Körpersche- mas - Verbesserung der Sensomotorik, der Gleichgewichtsfunktionen und der Haltung - Hemmung pathologischer Bewe- gungsmuster, Bahnen normaler Bewegungen und Koordination von Bewegungsabläufen - Verbesserung der Grob- und Feinmotorik - Verbesserung der Mund- und Essmotorik - Verbesserung der Serialleistung	- Verbesserung und Erhalt der Selbstversorgung - Verbesserung und Erhalt der Alltagsbewältigung - Verbesserung und Erhalt der Beweglichkeit, Mo- bilität und Fortbewegung - Verbesserung und Erhalt der Geschicklichkeit - Entwicklung und Verbesserung der graphomoto- rischen Funktionen - Verbesserung sozioemotionaler Kompetenzen - Verbesserung des situationsgerechten Verhaltens und der zwischenmenschlichen Beziehungen - Verbesserung der kognitiven Funktionen/Kompen- sation eingeschränkter praktischer Möglichkeiten - Erlangung von Handlungs- und Alltagskompeten- zen, Fähigkeiten des täglichen Lebens, auch un- ter Berücksichtigung der zur Verfügung stehen- den Hilfsmittel - Kompensation verloren gegangener Funktionen und Erlernen von Ersatzfunktionen - Verbesserung von Ausdauer und Belastungsfähig- keit - Erlangen der Grundarbeitsfähigkeiten - Umgang im Gebrauch mit Alltagshilfen	zur Leistung zählen insbesondere: - Wahrnehmungsfördernde Behandlungsmetho- den, z.B. nach Perfetti (*), Frostig, Affolter (*) - Stimulation, Stabilisierung und Differenzierung der basalen, sensomotorischen Fähigkeiten, z.B. nach Fröhlich (*) - funktionelle, handwerkliche, spielerische, gestal- terische Behandlungstechniken - Behandlung auf neurophysiologischer Grund- lage, z.B. nach Bobath (*) - Graphomotorisches Training - Mund- und Esstherapie, z.B. nach Bobath (*), Castillo-Morales (*), Coombes (*) - Selbsthilfetraining (Training der Aktivitäten des täglichen Lebens = ATL) - Training der Alltagskompetenzen unter Berück- sichtigung des Einsatzes von temporären Schie- nen und der zur Verfügung stehenden Hilfsmit- tel (wie z.B. Prothesen) (*) - Versorgung und Training mit Alltagshilfen (*) - Training mit technischen Hilfen, auch am PC (*) - vorberufliches Training und Belastungserpro- bung - Beratung zur Integration in das häusliche und soziale Umfeld (1)	Die mit (*) gekenn- zeichneten Leistungen können nur als Einzel- behandlung abgege- ben werden. (1) Die ergotherapeuti- sche Einzelbehandlung bei sensomotorisch/ perzeptiven Störungen kann im Einzelfall als Beratung zur Integrati- on in das häusliche und soziale Umfeld er- bracht werden. Dabei können einmal pro Regelfall bis zu **drei** Einheiten zusammen- hängend als Beratung erbracht und abge- rechnet werden. Dies gilt nicht, wenn die ergotherapeutische Ein- zelbehandlung als Hausbesuch verordnet wurde.

A2. Motorisch-funktionelle Behandlung bei EN2 ZNS-Erkrankungen (nach dem 18. LJ)

Definition

Eine ergotherapeutische motorisch-funktionelle Behandlung dient der gezielten Therapie krankheitsbedingter Störungen der motorischen Funktionen und der daraus resultierenden Fähigkeitsstörungen. Sie kann als Einzel- oder Gruppentherapie erbracht werden.

Voraussetzung für die Gruppenbehandlung (3-5 Patienten) ist, dass der Patient keine ständige direkte therapeutische Intervention benötigt.

Behandlungsdauer: Richtwert 30-45 Minuten

Indikationen	Therapeutische Wirkungen	Therapeutische Ziele	Leistung	Bemerkungen
• **Funktionsstörungen/ Schädigungen** - aktive und passive Bewegungsstörungen - Störungen der Grob- und Feinmotorik - Schmerz - Störungen der Haltung - Muskelinsuffizienz, -verkürzungen - Kontrakturen/Narben- züge - lokale Durchblutungs- und Regulationsstörun- gen - Sensibilitätsstörungen • **Fähigkeitsstörungen** - der Selbstversorgung - der Alltagsbewältigung - der Beweglichkeit - der Geschicklichkeit	- Abbau pathologischer Hal- tungs- und Bewegungsmuster - Aufbau physiologischer Mus- kelfunktionen und Muskelko- ordination - Verbesserung der Grob- und Feinmotorik - Vorbeugung gegen Fehlstel- lung/Fehlhaltung, Kontraktur- prophylaxe - Desensibilisierung, Sensibili- sierung einzelner Sinnesfunk- tionen - Narbenabhärtung - Schmerzlinderung - Verbesserung der gestörten Gelenkbeweglichkeit	- Verbesserung und Erhalt der Selbstversor- gung - Verbesserung und Erhalt der Alltagsbe- wältigung - Verbesserung und Erhalt der Beweglich- keit, Mobilität und Fortbewegung - Verbesserung und Erhalt der Geschicklich- keit - Verbesserung und Erhalt der handlungs- orientierten Koordination und Kraft - Erlernen von Gelenkschutzmaßnahmen zur Reduzierung der schmerzbedingten Reak- tionen - Kompensation verloren gegangener Funk- tionen, Erlernen von Ersatzfunktionen - Umgang im Gebrauch mit Alltagshilfen - Verbesserung der Belastungsfähigkeit und Ausdauer - Wiederherstellung von Alltagskompeten- zen auch unter Berücksichtigung der zur Verfügung stehenden Hilfsmittel	zur Leistung zählen insbesondere: - funktionelle Behandlungstechniken - handwerkliche, spielerische und ge- stalterische Behandlungstechniken - Maßnahmen zur taktilen Desensibi- lisierung und Sensibilisierung - Handtherapie - Einhändertraining - Selbsthilfetraining (Training der Ak- tivitäten des täglichen Lebens = ATL) - Training der Alltagskompetenzen unter Berücksichtigung des Einsatzes von temporären Schienen und der zur Verfügung stehenden Hilfsmittel (wie z.B. Prothesen) - Versorgung und Training mit Alltags- hilfen - Training mit technischen Hilfen, auch am PC - Gelenkschutzmaßnahmen - Belastungstraining - Beratung zur Integration in das häus- liche und soziale Umfeld (1)	(1) Die ergotherapeuti- sche Einzelbehandlung bei motorisch-funktionel- len Störungen kann im Einzelfall als Beratung zur Integration in das häusliche und soziale Umfeld erbracht werden. Dabei können einmal pro Regelfall bis zu **drei** Einheiten zusammen- hängend als Beratung erbracht und abgerech- net werden. Dies gilt nicht, wenn die ergotherapeutische Ein- zelbehandlung als Haus- besuch verordnet wurde.

A3. Hirnleistungstraining/neuropsychologisch orientierte Behandlung bei EN2 ZNS-Erkrankungen (nach dem 18. LJ)

Definition: Ein ergotherapeutisches Hirnleistungstraining/eine neuropsychologisch orientierte ergotherapeutische Behandlung dient der gezielten Therapie krankheitsbedingter Störungen der neuropsychologischen Hirnfunktionen, insbesondere der kognitiven Störungen und der daraus resultierenden Fähigkeitsstörungen. Sie kann als Einzel- oder Gruppentherapie erbracht werden.

Das neuropsychologisch orientierte ergotherapeutische Hirnleistungstraining als Einzelbehandlung zeichnet sich dadurch aus, dass jedes Leistungsdefizit so spezifisch wie möglich trainiert wird, d.h. ohne andere und/oder komplexe Hirnleistungen zu beanspruchen.

Im Gegensatz dazu werden beim ergotherapeutischen Hirnleistungstraining als Gruppenbehandlung (3-5 Patienten) komplexe, kognitive Störungen gerade unter gruppendynamischen Aspekten besonders therapiert.

Voraussetzung für die Gruppenbehandlung ist die Feststellung der Grundvoraussetzungen für die Gruppenfähigkeit.

Behandlungsdauer: Richtwert in der Einzeltherapie: 30-45 Minuten   Richtwert in der Gruppentherapie: 45-60 Minuten

Indikationen	Therapeutische Wirkungen	Therapeutische Ziele	Leistung	Bemerkungen
• **Funktionsstörungen/ Schädigungen** - der kognitionsstützenden und höheren kognitiven Funktionen wie: - Aufmerksamkeit - Konzentration - Ausdauer - Merkfähigkeit und Gedächtnis - Reaktion - der Handlungsfähigkeit und Problemlösung einschließlich der Praxie - im Gesichtsfeld mit und ohne Neglect • **Fähigkeitsstörungen** - der Selbstversorgung - der Alltagsbewältigung - der Kognition - im Verhalten	Wiederherstellung und Verbesserung der kognitiven und mnestischen Funktionen wie: - selektive und geteilte Aufmerksamkeit, Alertness, Vigilanz - Konzentration - Merkfähigkeit, Kurz- und Langzeitgedächtnis und Merkspanne - Orientierung zu Raum, Zeit, Ort und Person - Reaktionstempo, -zeit und -geschwindigkeit - sprachlogisches und numerisches Verständnis - visuelle und auditive Wahrnehmung, Wahrnehmungsgeschwindigkeit	- Verbesserung und Erhalt der Selbstversorgung - Verbesserung und Erhalt der Alltagsbewältigung - Verbesserung des situationsgerechten Verhaltens und der zwischenmenschlichen Beziehungen - Verbesserung der Realitätsbezogenheit - Verbesserung von Problemlösungsstrategien - Verbesserung von Handlungsplanung - Erlangen der Grundarbeitsfähigkeiten	zur Leistung zählen insbesondere: - Hirnleistungstraining mit starkem Realitäts- und Biografiebezug - Hirnleistungstraining mit speziellen und individuell adaptierten Programmen - Hirnleistungstraining am PC mit spezieller Therapiesofware (*) - neuropsychologisch orientiertes Hirnleistungstraining (*) - handlungsorientiertes Training der kommunikativen Fähigkeiten, auch am PC - Training zur Verbesserung des Lernverhaltens und der Grundarbeits-fähigkeiten - vorberufliches Training und Belastungserprobung	Die mit (*) gekennzeichneten Leistungen können nur als Einzelbehandlung abgegeben werden.

B. Psychisch-funktionelle Behandlung bei EN2 ZNS-Erkrankungen (nach dem 18. LJ)

Definition: Eine ergotherapeutische psychisch-funktionelle Behandlung dient der gezielten Therapie krankheitsbedingter Störungen der psychosozialen und sozioemotionalen Funktionen und der daraus resultierenden Fähigkeitsstörungen. Sie kann als Einzel- oder Gruppentherapie erbracht werden.
Voraussetzung für die Gruppenbehandlung (3–5 Patienten) ist die Feststellung der Grundvoraussetzungen für die Gruppenfähigkeit.
Zum Einsatz kommt die Gruppenbehandlung insbesondere, wenn die individuelle Problematik des Patienten die Nutzung von gruppendynamischen Prozessen und stützenden Funktionen der Gruppe erfordert.
Behandlungsdauer: Richtwert in der Einzeltherapie: 60–75 Minuten   Richtwert in der Gruppentherapie: 90–120 Minuten

Indikationen	Therapeutische Wirkungen	Therapeutische Ziele	Leistung	Bemerkungen
• **Funktionsstörungen/ Schädigungen** - der Orientierung zu Raum, Zeit und Person - im psychomotorischen Tempo und in der Qualität des Antriebs und des Willens - des Realitätsbewusstseins und der Selbsteinschätzung - der emotionalen und Willensfunktionen - der Anpassungs- und Verhaltensmuster - des Denkens/der Denkinhalte • **Fähigkeitsstörungen** - der Alltagsbewältigung - im Verhalten - in der zwischenmenschlichen Interaktion/Kommunikation - der Kognition - der Beweglichkeit und Geschicklichkeit	- Psychische Stabilisierung und Aktivierung - Verbesserung von Antrieb, Motivation und Vitalität - Stärkung sozioemotionaler Kompetenzen, Kontakt-, Interaktions- und Kommunikationsfähigkeit - Verbesserung der kognitiven Funktionen, der Konzentration und der Serialleistung - Verbesserung von auf psychischem und medikamentös-toxischem Wege eingeschränkten körperlichen Funktionen - Verbesserung der Konfliktfähigkeit, Angstbewältigung und Frustrationstoleranz	- Verbesserung und Erhalt der Alltagsbewältigung - Verbesserung und Erhalt des situationsgerechten Verhaltens - Verbesserung und Erhalt in der zwischenmenschlichen Interaktion und Kommunikation - Wiedererlangung von Selbstvertrauen und Handlungskompetenz - Wiedergewinnung des Realitätsbezuges und der realistischen Selbsteinschätzung - Verbesserung entwicklungspsychologisch wichtiger Fähigkeiten wie Autonomie und Bindungsfähigkeit - Verbesserung und Erhalt der kognitiven Fähigkeiten - Stärkung der Eigenverantwortung und Entscheidungsfähigkeit - Stärkung der Kreativität im Sinne von Problemlösungsverhalten und Entwicklung von Anpassungsstrategien - Verbesserung und Erhalt der Belastungsfähigkeit und Ausdauer - Verbesserung der eigenaktiven Tagesstrukturierung - Entwicklung, Verbesserung und Erhalt der Selbständigkeit und der dafür notwendigen lebenspraktischen Fähigkeiten und der Grundarbeitsfähigkeiten - Entwicklung und Verbesserung der Krankheitsbewältigung	zur Leistung zählen insbesondere: - handwerkliche, gestalterische und spielerische Methoden, z.B. auch kommunikatives Malen, Gestaltungstherapie - Methoden zur Verbesserung der sozialen Wahrnehmung, des kommunikativen und interaktiven Verhaltens, z.B. Rollen- und Regelspiele - Projektarbeiten - Training der Selbsthilfefähigkeiten, auch ATL - Realitätsorientierungsprogramme, z.B. ROT - Methoden zur Entwicklung von Selbstsicherheit und Bewältigungsstrategien - Training des sozialen Verhaltens - kognitive Trainingsprogramme - vorschulisches/vorberufliches Training und Belastungserprobung (2) - Training der Grundarbeitsfähigkeiten/ Arbeitstherapie - Training der eigenaktiven Tagesstrukturierung - Beratung zur Integration in das häusliche und soziale Umfeld (1)	(1) Die ergotherapeutische Einzelbehandlung bei psychisch-funktionellen Störungen kann im Einzelfall als Beratung zur Integration in das häusliche und soziale Umfeld erbracht werden. Dabei können einmal pro Regelfall bis zu **zwei** Einheiten zusammenhängend als Beratung erbracht und abgerechnet werden. Dies gilt nicht, wenn die ergotherapeutische Einzelbehandlung als Hausbesuch verordnet wurde. (2) Bei psychisch-funktionellen Behandlungen können im Einzelfall in Abstimmung mit dem verordnenden Arzt bei Störungen der Ausdauer und Grundarbeitsfähigkeiten **zwei** zusammenhängende Therapieeinheiten an einem Tag als Belastungserprobung durchgeführt werden. Diese erhöhte Frequenz kann nur erbracht werden, wenn sie verordnet wurde.

Mehr zu diesem Thema auch in unseren Broschüren

Ergotherapie
bei Erkrankungen
in der Neurologie

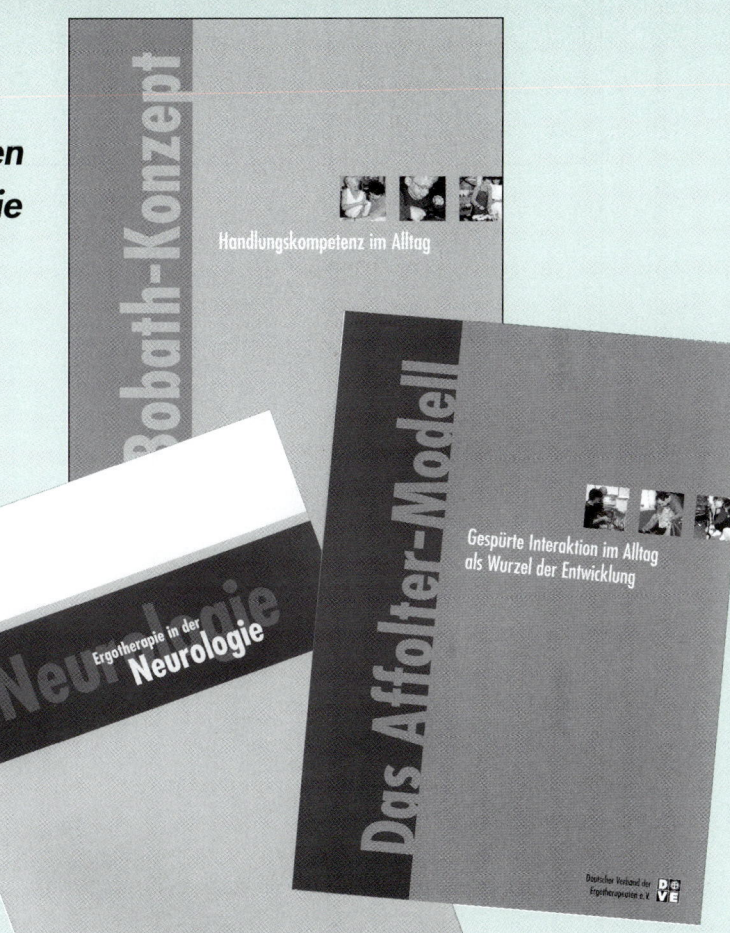

Interesse?

Bestellen Sie jetzt!

Deutscher Verband der Ergotherapeuten e.V.
Postfach 2208
76303 Karlsbad
Tel.: 0 72 48 / 9 18 10
Fax: 0 72 48 / 91 81 71
E-Mail: info@dve.info

2. Erkrankungen des Nervensystems
2.2 Rückenmarkserkrankungen

Diagnosen können hier z.B. sein: Querschnittssyndrom, komplett/inkomplett; Vorderhornschädigung (z.B. Poliomyelitis); Amyotrophe Lateralsklerose (ALS); Spina bifida

	Indikation		Heilmittelverordnung im Regelfall
Diagnosen-gruppe	Schädigung/ Funktionsstörung	Leitsymptomatik: Fähigkeitsstörungen	Ziel der Ergotherapie	
EN3 Rückenmarks-erkrankungen	1. in der Koordination und aktiven Körper-bewegung bei • Paraparese/ Paraplegie • Tetraparese/ Tetraplegie 2. der Sensibilität und Körperwahrnehmung	**Einschränkung** 1. der körperlichen Beweglichkeit und Geschicklichkeit 2. der Selbstversorgung und Alltags-bewältigung 3. in der Kommunikation	• Selbständigkeit in der Selbstversorgung (Ankleiden/Hygiene) • Verbesserung der körperlichen Beweg-lichkeit u. Geschicklichkeit • Erlernen von Kompensationsmechanis-men • Wiederherstellung/Verbesserung der Belastungsfähigkeit und der Ausdauer	**A. vorrangiges Heilmittel** B. optionales Heilmittel *C. ergänzendes Heilmittel* - - - - - - - - - - - - - - - **Verordnungsmengen je Diagnose** **A1. Sensomotorisch/perzeptive Behandlung*** **A2. Motorisch-funktionelle Behandlung*** B. Psychisch-funktionelle Behandlung *ggf. erforderliche ergotherapeuti-sche Schienen sind gesondert zu verordnen **Erst-VO:** bis zu 10x/VO **Folge-VO:** bis zu 10x/VO **Gesamtverordnungsmenge des Regelfalls:** bis zu 40 Einheiten **Frequenzempfehlung:** mindestens 1 x wöchentlich

A1. Sensomotorisch/perzeptive Behandlung bei EN3 Rückenmarkserkrankungen

Definition: Eine ergotherapeutische sensomotorisch/perzeptive Behandlung dient der gezielten Therapie krankheitsbedingter Störungen der sensomotorischen und perzeptiven Funktionen und der daraus resultierenden Fähigkeitsstörungen. Sie ist ein komplexes Behandlungsverfahren mit häufig mehreren Therapiezielen und kann als Einzel- oder Gruppentherapie erbracht werden.

Voraussetzung für die Gruppenbehandlung (3-5 Patienten) ist die Feststellung von sozialen, kognitiven und motorischen Grundvoraussetzungen für die Gruppenfähigkeit. Zum Einsatz kommt die Gruppenbehandlung insbesondere dann, wenn neben den oben genannten Störungen auch sozioemotionale Störungen vorliegen, die eine Gruppenbehandlung medizinisch notwendig machen.

Behandlungsdauer: Richtwert 45-60 Minuten

Indikationen	Therapeutische Wirkungen	Therapeutische Ziele	Leistung	Bemerkungen
• **Funktionsstörungen/ Schädigungen** - in der Körperhaltung, Körperbewegung und Koordination - in der Wahrnehmung und Wahrnehmungs- verarbeitung (Störung der Sensorischen Integration) - in den manuellen Tätigkeiten, der Praxie - im psychomotorischen Tempo und in der Qualität • **Fähigkeitsstörungen** - der Selbstversorgung - der Alltagsbewälti- gung - der Beweglichkeit - der Geschicklichkeit - im Verhalten	- Koordination und Umsetzung von Sinneswahrnehmungen (sensorische Integration) - Entwicklung und Verbesserung der Körperwahrnehmung und des Körperschemas - Entwicklung und Verbesserung der Sensomotorik, der Gleichge- wichtsfunktionen und der Hal- tung - Hemmung pathologischer Bewe- gungsmuster, Bahnen normaler Bewegungen und Koordination von Bewegungsabläufen - Entwicklung oder Verbesserung der Grob- und Feinmotorik - Verbesserung der Mund- und Essmotorik	- Verbesserung und Erhalt der Selbstversorgung - Verbesserung und Erhalt der Alltagsbewältigung - Verbesserung und Erhalt der Beweglichkeit, Mobili- tät und Fortbewegung - Verbesserung und Erhalt der Geschicklichkeit - Entwicklung und Verbesserung der graphomotori- schen Funktionen - Entwicklung und Verbesserung sozioemotionaler Kompetenzen - Entwicklung und Verbesserung des situationsgerech- ten Verhaltens und der zwischenmenschlichen Be- ziehungen - Verbesserung der kognitiven Funktionen/Kompen- sation eingeschränkter praktischer Möglichkeiten - Erlangung von Handlungs- und Alltagskompeten- zen, Fähigkeiten des täglichen Lebens, auch unter Berücksichtigung der zur Verfügung stehenden Hilfs- mittel - Kompensation nicht entwickelter oder verloren gegangener Funktionen und Erlernen von Ersatzfunk- tionen - Verbesserung von Ausdauer und Belastungsfähig- keit - Erlangen der Grundarbeitsfähigkeiten - Umgang im Gebrauch mit Alltagshilfen	zur Leistung zählen insbesondere: - Wahrnehmungsfördernde Behandlungsme- thoden, z.B. nach Perfetti (*), Frostig, Affol- ter (*) - Sensorische Integrationstherapie, z.B. nach Ayres - funktionelle, handwerkliche, spielerische, ge- stalterische Behandlungstechniken - Behandlung auf neurophysiologischer Grundlage, z.B. nach Bobath (*) - Graphomotorisches Training - Selbsthilfetraining (Training der Aktivitäten des täglichen Lebens = ATL) - Training der Alltagskompetenzen unter Be- rücksichtigung des Einsatzes von temporä- ren Schienen und der zur Verfügung stehen- den Hilfsmittel (wie z.B. Prothesen) (*) - Versorgung und Training mit Alltagshilfen (*) - Training mit technischen Hilfen, auch am PC (*) - vorschulisches/vorberufliches Training und Belastungserprobung - Beratung zur Integration in das häusliche und soziale Umfeld (1)	Die mit (*) gekennzeich- neten Leistungen können nur als Einzelbehand- lung abgegeben wer- den. (1) Die ergotherapeuti- sche Einzelbehandlung bei sensomotorisch/per- zeptiven Störungen kann im Einzelfall als Beratung zur Integration in das häusliche und soziale Umfeld erbracht werden. Dabei können einmal pro Regelfall bis zu **drei** Einheiten zusammen- hängend als Beratung erbracht und abgerech- net werden. Dies gilt nicht, wenn die ergotherapeutische Ein- zelbehandlung als Haus- besuch verordnet wurde.

A2. Motorisch-funktionelle Behandlung bei EN3 Rückenmarkserkrankungen

Definition
Eine ergotherapeutische motorisch-funktionelle Behandlung dient der gezielten Therapie krankheitsbedingter Störungen der motorischen Funktionen und der daraus resultierenden Fähigkeitsstörungen. Sie kann als Einzel- oder Gruppentherapie erbracht werden.

Voraussetzung für die Gruppenbehandlung (3-5 Patienten) ist, dass der Patient keine ständige direkte therapeutische Intervention benötigt.

Behandlungsdauer: Richtwert 30-45 Minuten

Indikationen	Therapeutische Wirkungen	Therapeutische Ziele	Leistung	Bemerkungen
• **Funktionsstörungen/ Schädigungen** - aktive und passive Bewegungsstörungen - Störungen der Grob- und Feinmotorik - Schmerz - Störungen der Haltung - Muskelinsuffizienz, -verkürzungen - Kontrakturen/Narbenzüge - lokale Durchblutungs- und Regulationsstörungen - Sensibilitätsstörungen • **Fähigkeitsstörungen** - der Selbstversorgung - der Alltagsbewältigung - der Beweglichkeit - der Geschicklichkeit	- Abbau pathologischer Haltungs- und Bewegungsmuster - Aufbau physiologischer Muskelfunktionen und Muskelkoordination - Verbesserung der Grob- und Feinmotorik - Vorbeugung gegen Fehlstellung/Fehlhaltung, Kontrakturprophylaxe - Desensibilisierung, Sensibilisierung einzelner Sinnesfunktionen - Narbenabhärtung - Schmerzlinderung - Verbesserung der gestörten Gelenkbeweglichkeit	- Verbesserung und Erhalt der Selbstversorgung - Verbesserung und Erhalt der Alltagsbewältigung - Verbesserung und Erhalt der Beweglichkeit, Mobilität und Fortbewegung - Verbesserung und Erhalt der Geschicklichkeit - Verbesserung und Erhalt der handlungsorientierten Koordination und Kraft - Kompensation verloren gegangener Funktionen, Erlernen von Ersatzfunktionen - Umgang im Gebrauch mit Alltagshilfen - Verbesserung der Belastungsfähigkeit und Ausdauer - Wiederherstellung von Alltagskompetenzen auch unter Berücksichtigung der zur Verfügung stehenden Hilfsmittel	zur Leistung zählen insbesondere: - funktionelle Behandlungstechniken - handwerkliche, spielerische und gestalterische Behandlungstechniken - Maßnahmen zur taktilen Desensibilisierung und Sensibilisierung - Handtherapie - Einhändertraining - Selbsthilfetraining (Training der Aktivitäten des täglichen Lebens = ATL) - Training der Alltagskompetenzen unter Berücksichtigung des Einsatzes von temporären Schienen und der zur Verfügung stehenden Hilfsmittel (wie z.B. Prothesen) - Versorgung und Training mit Alltagshilfen - Training mit technischen Hilfen, auch am PC - Belastungstraining - Beratung zur Integration in das häusliche und soziale Umfeld (1)	(1) Die ergotherapeutische Einzelbehandlung bei motorisch-funktionellen Störungen kann im Einzelfall als Beratung zur Integration in das häusliche und soziale Umfeld erbracht werden. Dabei können einmal pro Regelfall bis zu **drei** Einheiten zusammenhängend als Beratung erbracht und abgerechnet werden. Dies gilt nicht, wenn die ergotherapeutische Einzelbehandlung als Hausbesuch verordnet wurde.

B. Psychisch-funktionelle Behandlung bei EN3 Rückenmarkserkrankungen

Definition: Eine ergotherapeutische psychisch-funktionelle Behandlung dient der gezielten Therapie krankheitsbedingter Störungen der psychosozialen Funktionen und den daraus resultierenden Fähigkeitsstörungen. Sie kann als Einzel- oder Gruppentherapie erbracht werden.

Voraussetzung für die Gruppenbehandlung (3-5 Patienten) ist die Feststellung der Grundvoraussetzungen für die Gruppenfähigkeit.
Zum Einsatz kommt die Gruppenbehandlung insbesondere, wenn die individuelle Problematik des Patienten die Nutzung von gruppendynamischen Prozessen und stützenden Funktionen der Gruppe erfordert.

Behandlungsdauer: Richtwert in der Einzeltherapie: 60-75 Minuten   Richtwert in der Gruppentherapie: 90-120 Minuten

Indikationen	Therapeutische Wirkungen	Therapeutische Ziele	Leistung	Bemerkungen
• **Funktionsstörungen/ Schädigungen** - im psychomotorischen Tempo und in der Qualität - des Antriebs und des Willens - des Realitätsbewusstseins und der Selbsteinschätzung - der Wahrnehmung und Wahrnehmungsverarbeitung - der emotionalen und Willensfunktionen - der Anpassungs- und Verhaltensmuster • **Fähigkeitsstörungen** - der Alltagsbewältigung - im Verhalten - in der zwischenmenschlichen Interaktion/Kommunikation - der Kognition - der Beweglichkeit und Geschicklichkeit	- Psychische Stabilisierung und Aktivierung - Verbesserung von Antrieb, Motivation und Vitalität - Stärkung sozioemotionaler Kompetenzen, Kontakt-, Interaktions- und Kommunikationsfähigkeit - Verbesserung der kognitiven Funktionen, der Konzentration und der Serialleistung - Verbesserung der Körperwahrnehmung sowie der Wahrnehmungsverarbeitung - Verbesserung der Konfliktfähigkeit, Angstbewältigung und Frustrationstoleranz	- Verbesserung und Erhalt der Alltagsbewältigung - Verbesserung und Erhalt des situationsgerechten Verhaltens - Verbesserung und Erhalt in der zwischenmenschlichen Interaktion und Kommunikation - Wiedererlangung von Selbstvertrauen und Handlungskompetenz - Wiedergewinnung des Realitätsbezuges und der realistischen Selbsteinschätzung - Verbesserung und Erhalt der kognitiven Fähigkeiten - Stärkung der Eigenverantwortung und Entscheidungsfähigkeit - Stärkung der Kreativität im Sinne von Problemlösungsverhalten und Entwicklung von Anpassungsstrategien - Verbesserung und Erhalt der Belastungsfähigkeit und Ausdauer - Verbesserung der eigenaktiven Tagesstrukturierung - Entwicklung, Verbesserung und Erhalt der Selbstständigkeit und der dafür notwendigen lebenspraktischen Fähigkeiten und der Grundarbeitsfähigkeiten - Entwicklung und Verbesserung der Krankheitsbewältigung	zur Leistung zählen insbesondere: - handwerkliche, gestalterische und spielerische Methoden, z.B. auch kommunikatives Malen, Gestaltungstherapie - Methoden zur Verbesserung der sozialen Wahrnehmung, des kommunikativen und interaktiven Verhaltens, z.B. Rollen- und Regelspiele - Methoden zur Verbesserung der Körper- und Selbstwahrnehmung und der Wahrnehmungsverarbeitung - Projektarbeiten - Realitätsorientierungsprogramme, z.B. ROT - Methoden zur Entwicklung von Selbstsicherheit und Bewältigungsstrategien - Training des sozialen Verhaltens - kognitive Trainingsprogramme - vorschulisches/vorberufliches Training und Belastungserprobung (2) - Training der Grundarbeitsfähigkeiten/ Arbeitstherapie - Training der eigenaktiven Tagesstrukturierung - Beratung zur Integration in das häusliche und soziale Umfeld (1)	(1) Die ergotherapeutische Einzelbehandlung bei psychisch-funktionellen Störungen kann im Einzelfall als Beratung zur Integration in das häusliche und soziale Umfeld erbracht werden. Dabei können einmal pro Regelfall bis zu **zwei** Einheiten zusammenhängend als Beratung erbracht und abgerechnet werden. Dies gilt nicht, wenn die ergotherapeutische Einzelbehandlung als Hausbesuch verordnet wurde. (2) Bei psychisch-funktionellen Behandlungen können im Einzelfall in Abstimmung mit dem verordnenden Arzt bei Störungen der Ausdauer und Grundarbeitsfähigkeiten **zwei** zusammenhängende Therapieeinheiten an einem Tag als Belastungserprobung durchgeführt werden. Diese erhöhte Frequenz kann nur erbracht werden, wenn sie verordnet wurde.

2. Erkrankungen des Nervensystems
2.3 Erkrankungen peripherer Nerven

Diagnosen können hier z.B. sein: Periphere Nervenläsion; Plexusparese; periphere Parese; Polyneuropathie; Nervenwurzelläsion

Diagnosen-gruppe	Indikation		Ziel der Ergotherapie	Heilmittelverordnung im Regelfall
	Schädigung/ Funktionsstörung	Leitsymptomatik: Fähigkeitsstörungen		A. vorrangiges Heilmittel B. optionales Heilmittel C. *ergänzendes Heilmittel* - - - - - - - - - - - Verordnungsmengen je Diagnose
EN4 periphere Nervenläsionen	1. Störung der Grob- und Feinmotorik, Koordination 2. Störungen der Sensibilität und Körperwahrnehmung	Einschränkung 1. der körperlichen Beweglichkeit und Geschicklichkeit 2. der Selbstversorgung und Alltagsbewältigung	• Selbständigkeit in der Selbstversorgung (Ankleiden/Hygiene) • Verbesserung der körperlichen Beweglichkeit u. Geschicklichkeit • Erlernen von Kompensationsmechanismen • Wiederherstellung/Verbesserung der Belastungsfähigkeit und der Ausdauer	A1. Sensomotorisch/perzepive Behandlung* A2. Motorisch-funktionelle Behandlung* *ggf. erforderliche ergotherapeutische Schienen sind gesondert zu verordnen Erst-VO: bis zu 10x/VO Folge-VO: bis zu 10x/VO Gesamtverordnungsmenge des Regelfalls: bis zu 20 Einheiten Frequenzempfehlung: 1-3 x wöchentlich

A1. Sensomotorisch/perzeptive Behandlung bei EN4 Erkrankungen peripherer Nerven

Definition: Eine ergotherapeutische sensomotorisch/perzeptive Behandlung dient der gezielten Therapie krankheitsbedingter Störungen der sensomotorischen und perzeptiven Funktionen und der daraus resultierenden Fähigkeitsstörungen. Sie ist ein komplexes Behandlungsverfahren mit häufig mehreren Therapiezielen und kann als Einzel- oder Gruppentherapie erbracht werden.

Voraussetzung für die Gruppenbehandlung (3-5 Patienten) ist die Feststellung von sozialen, kognitiven und motorischen Grundvoraussetzungen für die Gruppenfähigkeit. Zum Einsatz kommt die Gruppenbehandlung insbesondere dann, wenn neben den oben genannten Störungen auch sozioemotionale Störungen vorliegen, die eine Gruppenbehandlung medizinisch notwendig machen.

Behandlungsdauer: Richtwert 45-60 Minuten

Indikationen	Therapeutische Wirkungen	Therapeutische Ziele	Leistung	Bemerkungen
• **Funktionsstörungen/ Schädigungen** - in der Körperhaltung, Körperbewegung und Koordination - in der Wahrnehmung und Wahrnehmungsverarbeitung (Störung der Sensorischen Integration) - in den manuellen Tätigkeiten, der Praxie - im psychomotorischen Tempo und in der Qualität • **Fähigkeitsstörungen** - der Selbstversorgung - der Alltagsbewältigung - der Beweglichkeit - der Geschicklichkeit - im Verhalten	- Koordination und Umsetzung von Sinneswahrnehmungen (sensorische Integration) - Entwicklung und Verbesserung der Körperwahrnehmung und des Körperschemas - Entwicklung und Verbesserung der Sensomotorik, der Gleichgewichtsfunktionen und der Haltung - Hemmung pathologischer Bewegungsmuster, Bahnen normaler Bewegungen und Koordination von Bewegungsabläufen - Entwicklung oder Verbesserung der Grob- und Feinmotorik	- Verbesserung und Erhalt der Selbstversorgung - Verbesserung und Erhalt der Alltagsbewältigung - Verbesserung und Erhalt der Beweglichkeit, Mobilität und Fortbewegung - Verbesserung und Erhalt der Geschicklichkeit - Entwicklung und Verbesserung der graphomotorischen Funktionen - Entwicklung und Verbesserung sozioemotionaler Kompetenzen - Entwicklung und Verbesserung des situationsgerechten Verhaltens und der zwischenmenschlichen Beziehungen - Verbesserung der kognitiven Funktionen/Kompensation eingeschränkter praktischer Möglichkeiten - Erlangung von Handlungs- und Alltagskompetenzen, Fähigkeiten des täglichen Lebens, auch unter Berücksichtigung der zur Verfügung stehenden Hilfsmittel - Kompensation nicht entwickelter oder verlorengegangener Funktionen und Erlernen von Ersatzfunktionen - Verbesserung von Ausdauer und Belastungsfähigkeit - Erlangen der Grundarbeitsfähigkeiten - Umgang im Gebrauch mit Alltagshilfen	zur Leistung zählen insbesondere: - Wahrnehmungsfördernde Behandlungsmethoden, z.B. nach Perfetti (*), Frostig, Affolter (*) - Sensorische Integrationstherapie, z.B. nach Ayres - funktionelle, handwerkliche, spielerische, gestalterische Behandlungstechniken - Behandlung auf neurophysiologischer Grundlage, z.B. nach Bobath - Graphomotorisches Training - Selbsthilfetraining (Training der Aktivitäten des täglichen Lebens = ATL) - Training der Alltagskompetenzen unter Berücksichtigung des Einsatzes von temporären Schienen - Versorgung und Training mit Alltagshilfen (*) - Training mit technischen Hilfen, auch am PC (*) - vorschulisches/vorberufliches Training und Belastungserprobung - Beratung zur Integration in das häusliche und soziale Umfeld (1)	Die mit (*) gekennzeichneten Leistungen können nur als Einzelbehandlung abgegeben werden. (1) Die ergotherapeutische Einzelbehandlung bei sensomotorisch/perzeptiven Störungen kann im Einzelfall als Beratung zur Integration in das häusliche und soziale Umfeld erbracht werden. Dabei können einmal pro Regelfall bis zu **drei** Einheiten zusammenhängend als Beratung, erbracht und abgerechnet werden. Dies gilt nicht, wenn die ergotherapeutische Einzelbehandlung als Hausbesuch verordnet wurde.

A2. Motorisch-funktionelle Behandlung bei EN4 Erkrankungen peripherer Nerven

Definition: Eine ergotherapeutische motorisch-funktionelle Behandlung dient der gezielten Therapie krankheitsbedingter Störungen der motorischen Funktionen und den daraus resultierenden Fähigkeitsstörungen. Sie kann als Einzel- oder Gruppentherapie erbracht werden.

Voraussetzung für die Gruppenbehandlung (3-5 Patienten) ist, dass der Patient keine ständige direkte therapeutische Intervention benötigt.

Behandlungsdauer: Richtwert: 30-45 Minuten

Indikationen	Therapeutische Wirkungen	Therapeutische Ziele	Leistung	Bemerkungen
• Funktionsstörungen/ Schädigungen - aktive und passive Bewegungsstörungen - Störungen der Grob- und Feinmotorik - Schmerz - Störungen der Haltung - Muskelinsuffizienz, -verkürzungen - Kontrakturen/Narbenzüge - lokale Durchblutungs- und Regulationsstörungen - Sensibilitätsstörungen **• Fähigkeitsstörungen** - der Selbstversorgung - der Alltagsbewältigung - der Beweglichkeit - der Geschicklichkeit	- Abbau pathologischer Haltungs- und Bewegungsmuster - Aufbau physiologischer Muskelfunktionen und Muskelkoordination - Verbesserung der Grob- und Feinmotorik - Vorbeugung gegen Fehlstellung/Fehlhaltung, Kontrakturprophylaxe - Desensibilisierung, Sensibilisierung einzelner Sinnesfunktionen - Narbenabhärtung - Schmerzlinderung - Verbesserung der gestörten Gelenkbeweglichkeit	- Verbesserung und Erhalt der Selbstversorgung - Verbesserung und Erhalt der Alltagsbewältigung - Verbesserung und Erhalt der Beweglichkeit, Mobilität und Fortbewegung - Verbesserung und Erhalt der Geschicklichkeit - Verbesserung und Erhalt der handlungsorientierten Koordination und Kraft - Kompensation verloren gegangener Funktionen, Erlernen von Ersatzfunktionen - Umgang im Gebrauch mit Alltagshilfen - Verbesserung der Belastungsfähigkeit und Ausdauer - Wiederherstellung von Alltagskompetenzen auch unter Berücksichtigung der zur Verfügung stehenden Hilfsmittel	zur Leistung zählen insbesondere: - funktionelle Behandlungstechniken - handwerkliche, spielerische und gestalterische Behandlungstechniken - Maßnahmen zur taktilen Desensibilisierung und Sensibilisierung - Handtherapie - Einhändertraining - Selbsthilfetraining (Training der Aktivitäten des täglichen Lebens = ATL) - Training der Alltagskompetenzen unter Berücksichtigung des Einsatzes von temporären Schienen und der zur Verfügung stehenden Hilfsmittel (wie z.B. Prothesen) - Versorgung und Training mit Alltagshilfen - Training mit technischen Hilfen, auch am PC - Belastungstraining - Beratung zur Integration in das häusliche und soziale Umfeld (1)	(1) Die ergotherapeutische Einzelbehandlung bei motorisch-funktionellen Störungen kann im Einzelfall als Beratung zur Integration in das häusliche und soziale Umfeld erbracht werden. Dabei können einmal pro Regelfall bis zu **drei** Einheiten zusammenhängend als Beratung erbracht und abgerechnet werden. Dies gilt nicht, wenn die ergotherapeutische Einzelbehandlung als Hausbesuch verordnet wurde.

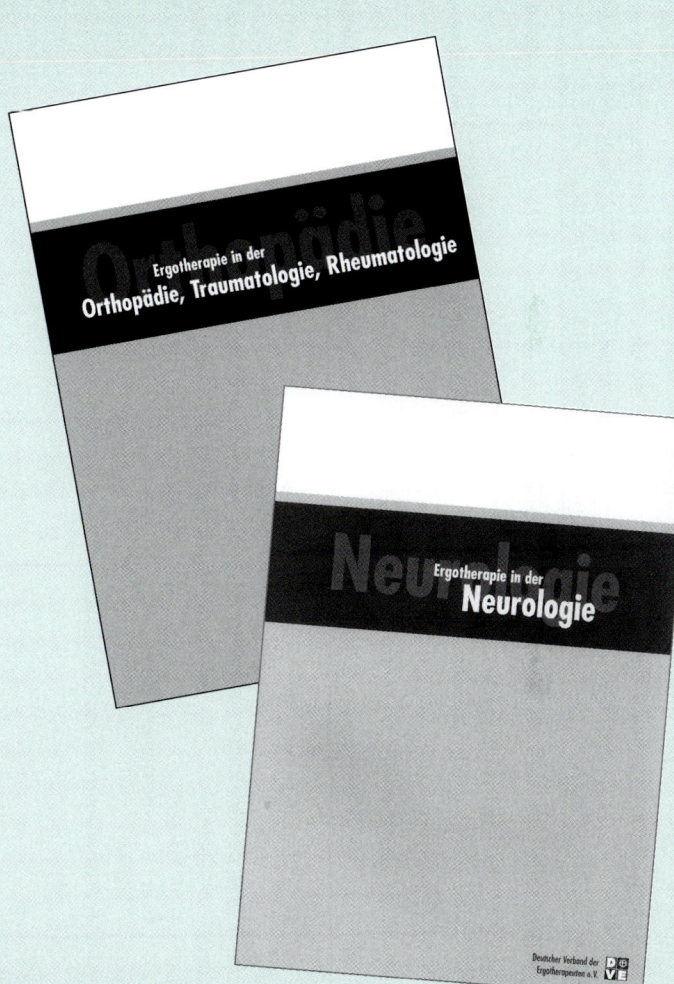

3. Psychische Störungen

3.1 Geistige und psychische Störungen im Kindes- und Jugendalter

Diagnosen können hier z.B. sein: Entwicklungsstörung; frühkindlicher Autismus; emotionale Störung; Verhaltensstörung; Störung des Sozialverhaltens; depressive Störung/Angststörung; Ess-Störung; Aufmerksamkeitsdefizitsyndrom; Hyperaktivität; Hyperkinetisches Syndrom; Sozioemotionale Störung; Teilleistungsstörung; Psychose, Neurose, Schizophrene Erkrankung

Indikation			Heilmittelverordnung im Regelfall
Diagnosen-gruppe	Schädigung/ Funktionsstörung	Leitsymptomatik: Fähigkeitsstörungen	Ziel der Ergotherapie
PS1 Entwicklungs-störungen Verhaltens- und emotionale Störungen mit Beginn in Kindheit und Jugend	1. in der Wahrnehmung und Wahrnehmungs-verarbeitung 2. des psychomotorischen Tempos und der Qualität 3. der kognitionsstützenden u. höheren kognitiven Funktionen 4. der emotionalen und Willensfunktionen	Einschränkung 1. der Selbstversorgung und Alltagsbewältigung 2. im Verhalten 3. in der zwischenmenschlichen Interaktion 4. der Beweglichkeit und Geschicklichkeit	• Verbesserung des situationsgerechten Verhaltens • Verbesserung der Beziehungsfähigkeit • Selbständigkeit in der altersentsprechenden Selbstversorgung • Verbesserung der Belastungsfähigkeit und der Ausdauer

Ziel der Ergotherapie → Heilmittelverordnung im Regelfall:

A. vorrangiges Heilmittel
B. optionales Heilmittel
C. ergänzendes Heilmittel
- - - - - - - - - -
Verordnungsmengen je Diagnose

A1. Psychisch-funktionelle Behandlung
A2. Hirnleistungstraining/ neuropsychologisch orientierte Behandlung
B. Sensomotorisch/perzeptive Behandlung

Verordnung nur möglich aufgrund einer Kinder- und Jugendpsychiatrischen Diagnostik

Erst-VO: bis zu 10x/VO
Folge-VO: bis zu 10x/VO

Gesamtverordnungsmenge des Regelfalls:
40 Einheiten

Frequenzempfehlung:
mindestens 1 x wöchentlich

A1. Psychisch-funktionelle Behandlung bei PS1 geistigen und psychischen Störungen im Kindes- und Jugendalter

Definition: Eine ergotherapeutische psychisch-funktionelle Behandlung dient der gezielten Therapie krankheitsbedingter Störungen der psychosozialen und emotionalen Funktionen und den daraus resultierenden Fähigkeitsstörungen. Sie kann als Einzel- oder Gruppentherapie erbracht werden.

Voraussetzung für die Gruppenbehandlung (3-5 Patienten) ist die Feststellung der Grundvoraussetzungen für die Gruppenfähigkeit. Zum Einsatz kommt die Gruppenbehandlung insbesondere, wenn die individuelle Problematik des Patienten die Nutzung von gruppendynamischen Prozessen und stützenden Funktionen der Gruppe erfordert.

Behandlungsdauer: Richtwert in der Einzeltherapie: 60-75 Minuten   Richtwert in der Gruppentherapie: 90-120 Minuten

Indikationen	Therapeutische Wirkungen	Therapeutische Ziele	Leistung	Bemerkungen
• **Funktionsstörungen/Schädigungen** - der Orientierung zu Raum, Zeit und Person - im psychomotorischen Tempo und in der Qualität - des Antriebs und des Willens - des Realitätsbewusstseins und der Selbsteinschätzung - der Wahrnehmung und Wahrnehmungsverarbeitung - der emotionalen und Willensfunktionen - der Anpassungs- und Verhaltensmuster - des Denkens/der Denkinhalte • **Fähigkeitsstörungen** - der Alltagsbewältigung - im Verhalten - in der zwischenmenschlichen Interaktion/Kommunikation - der Kognition - der Beweglichkeit und Geschicklichkeit	- Psychische Stabilisierung und Aktivierung - Verbesserung von Antrieb, Motivation und Vitalität - Stärkung sozioemotionaler Kompetenzen, Kontakt-, Interaktions- und Kommunikationsfähigkeit - Verbesserung der kognitiven Funktionen, der Konzentration und der Serialleistung - Verbesserung von auf psychischem und medikamentös-toxischem Wege eingeschränkten körperlichen Funktionen - Verbesserung der Körperwahrnehmung, Selbst- und Fremdwahrnehmung sowie der Wahrnehmungsverarbeitung - Verbesserung der Konfliktfähigkeit, Angstbewältigung und Frustrationstoleranz	- Verbesserung und Erhalt der Alltagsbewältigung - Verbesserung und Erhalt des situationsgerechten Verhaltens - Verbesserung und Erhalt in der zwischenmenschlichen Interaktion und Kommunikation - Wiedererlangung von Selbstvertrauen und Handlungskompetenz - Wiedergewinnung des Realitätsbezuges und der realistischen Selbsteinschätzung - Verbesserung entwicklungspsychologisch wichtiger Fähigkeiten wie Autonomie und Bindungsfähigkeit - Verbesserung und Erhalt der kognitiven Fähigkeiten - Stärkung der Eigenverantwortung und Entscheidungsfähigkeit - Stärkung der Kreativität im Sinne von Problemlösungsverhalten und Entwicklung von Anpassungsstrategien - Verbesserung und Erhalt der Belastungsfähigkeit und Ausdauer - Verbesserung der eigenaktiven Tagesstrukturierung - Entwicklung, Verbesserung und Erhalt der Selbständigkeit und der dafür notwendigen lebenspraktischen Fähigkeiten und der Grundarbeitsfähigkeiten	zur Leistung zählen insbesondere: - handwerkliche, gestalterische und spielerische Methoden, z.B. auch kommunikatives Malen, Gestaltungstherapie - Methoden zur Verbesserung der sozialen Wahrnehmung, des kommunikativen und interaktiven Verhaltens, z.B. Rollen- und Regelspiele - Methoden zur Verbesserung der Körper- und Selbstwahrnehmung und der Wahrnehmungsverarbeitung - Projektarbeiten - Training der Selbsthilfefähigkeiten, auch ATL - Methoden zur Entwicklung von Selbstsicherheit und Bewältigungsstrategien - Training des sozialen Verhaltens - kognitive Trainingsprogramme - vorschulisches/vorberufliches Training und Belastungserprobung (2) - Training der Grundarbeitsfähigkeiten - Training der eigenaktiven Tagesstrukturierung - Beratung zur Integration in das häusliche und soziale Umfeld (1)	(1) Die ergotherapeutische Einzelbehandlung bei psychisch-funktionellen Störungen kann im Einzelfall als Beratung zur Integration in das häusliche und soziale Umfeld erbracht werden. Dabei können neben einmal pro Regelfall bis zu **zwei** Einheiten zusammenhängend als Beratung erbracht und abgerechnet werden. Dies gilt nicht, wenn die ergotherapeutische Einzelbehandlung als Hausbesuch verordnet wurde. (2) Bei psychisch-funktionellen Behandlungen können im Einzelfall in Abstimmung mit dem verordnenden Arzt bei Störungen der Ausdauer und Grundarbeitsfähigkeiten **zwei** zusammenhängende Therapieeinheiten an einem Tag als Belastungserprobung durchgeführt werden. Diese erhöhte Frequenz kann nur erbracht werden, wenn sie verordnet wurde.

A2. Hirnleistungstraining/neuropsychologisch orientierte Behandlung
bei PS1 geistigen und psychischen Störungen im Kindes- und Jugendalter

Definition: Ein ergotherapeutisches Hirnleistungstraining/eine neuropsychologisch orientierte ergotherapeutische Behandlung dient der gezielten Therapie krankheitsbedingter Störungen der neuropsychologischen Hirnfunktionen, insbesondere der kognitiven Störungen und der daraus resultierenden Fähigkeitsstörungen. Sie kann als Einzel- oder Gruppentherapie erbracht werden.

Das neuropsychologisch orientierte ergotherapeutische Hirnleistungstraining als Einzelbehandlung zeichnet sich dadurch aus, dass jedes Leistungsdefizit so spezifisch wie möglich trainiert wird, d.h. ohne andere und/oder komplexe Hirnleistungen zu beanspruchen.

Im Gegensatz dazu werden beim ergotherapeutischen Hirnleistungstraining als Gruppenbehandlung (3-5 Patienten) komplexe, kognitive Störungen gerade unter gruppendynamischen Aspekten besonders therapiert.

Voraussetzung für die Gruppenbehandlung ist die Feststellung der Grundvoraussetzungen für die Gruppenfähigkeit.

Behandlungsdauer: Richtwert in der Einzeltherapie: 30-45 Minuten   Richtwert in der Gruppentherapie: 45-60 Minuten

Indikationen	Therapeutische Wirkungen	Therapeutische Ziele	Leistung	Bemerkungen
• **Funktionsstörungen/ Schädigungen** der kognitionsstützenden und höheren kognitiven Funktionen wie: - Aufmerksamkeit - Konzentration - Ausdauer - Merkfähigkeit und Gedächtnis - Reaktion - der Handlungsfähigkeit und Problemlösung einschließlich der Praxie • **Fähigkeitsstörungen** - der Selbstversorgung - der Alltagsbewältigung - der Kognition - im Verhalten	Wiederherstellung und Verbesserung der kognitiven und mnestischen Funktionen wie: - selektive und geteilte Aufmerksamkeit, Alertness, Vigilanz - Konzentration - Merkfähigkeit, Kurz- und Langzeitgedächtnis und Merkspanne - Orientierung zu Raum, Zeit, Ort und Person - Reaktionstempo, -zeit und -geschwindigkeit - sprachlogisches und numerisches Verständnis - visuelle und auditive Wahrnehmung, Wahrnehmungsgeschwindigkeit	- Verbesserung und Erhalt der Selbstversorgung - Verbesserung und Erhalt der Alltagsbewältigung - Entwicklung und Verbesserung des situationsgerechten Verhaltens und der zwischenmenschlichen Beziehungen - Entwicklung und Verbesserung der Realitätsbezogenheit - Entwicklung und Verbesserung von Problemlösungsstrategien - Entwicklung und Verbesserung von Handlungsplanung - Erlangen der Grundarbeitsfähigkeiten	zur Leistung zählen insbesondere: - Hirnleistungstraining mit starkem Realitäts- und Biografiebezug - Hirnleistungstraining mit speziellen und individuell adaptierten Programmen - Hirnleistungstraining am PC mit spezieller Therapiesoftware (*) - neuropsychologisch orientiertes Hirnleistungstraining (*) - handlungsorientiertes Training der kommunikativen Fähigkeiten, auch am PC - Training zur Verbesserung des Lernverhaltens und der Grundarbeitsfähigkeiten - vorschulisches/vorberufliches Training und Belastungserprobung	Die mit (*) gekennzeichneten Leistungen können nur als Einzelbehandlung abgegeben werden.

B. Sensomotorisch/perzeptive Behandlung bei PS1 geistigen und psychischen Störungen im Kindes- und Jugendalter

Definition: Eine ergotherapeutische sensomotorisch/perzeptive Behandlung dient der gezielten Therapie krankheitsbedingter Störungen der sensomotorischen und perzeptiven Funktionen und der daraus resultierenden Fähigkeitsstörungen. Sie ist ein komplexes Behandlungsverfahren mit häufig mehreren Therapiezielen und kann als Einzel- oder Gruppentherapie erbracht werden.

Voraussetzung für die Gruppenbehandlung (3-5 Patienten) ist die Feststellung von sozialen, kognitiven und motorischen Grundvoraussetzungen für die Gruppenfähigkeit. Zum Einsatz kommt die Gruppenbehandlung insbesondere dann, wenn neben den oben genannten Störungen auch sozioemotionale Störungen vorliegen, die eine Gruppenbehandlung medizinisch notwendig machen.

Behandlungsdauer: Richtwert 45-60 Minuten

Indikationen	Therapeutische Wirkungen	Therapeutische Ziele	Leistung	Bemerkungen
• **Funktionsstörungen/ Schädigungen** - in der Körperhaltung, Körperbewegung und Koordination - in der Wahrnehmung und Wahrnehmungsverarbeitung (Störung der Sensorischen Integration) - in den manuellen Tätigkeiten, der Praxie - im psychomotorischen Tempo und in der Qualität • **Fähigkeitsstörungen** - der Selbstversorgung - der Alltagsbewältigung - der Beweglichkeit - der Geschicklichkeit - im Verhalten	- Entwicklung und Verbesserung der basalen Sinneswahrnehmung - Entwicklung und Verbesserung visueller und auditiver Wahrnehmung - Koordination und Umsetzung von Sinneswahrnehmungen (sensorische Integration) - Entwicklung und Verbesserung der Körperwahrnehmung und des Körperschemas - Entwicklung und Verbesserung der Sensomotorik, der Gleichgewichtsfunktionen und der Haltung - Entwicklung oder Verbesserung der Grob- und Feinmotorik - Entwicklung und Verbesserung der Serialleistung	- Verbesserung und Erhalt der Selbstversorgung - Verbesserung und Erhalt der Alltagsbewältigung - Verbesserung und Erhalt der Beweglichkeit, Mobilität und Fortbewegung - Verbesserung und Erhalt der Geschicklichkeit - Entwicklung und Verbesserung der graphomotorischen Funktionen - Entwicklung und Verbesserung sozioemotionaler Kompetenzen - Entwicklung und Verbesserung des situationsgerechten Verhaltens und der zwischenmenschlichen Beziehungen - Verbesserung der kognitiven Funktionen/ Kompensation eingeschränkter praktischer Möglichkeiten - Erlangung von Handlungs- und Alltagskompetenzen, Fähigkeiten des täglichen Lebens - Verbesserung von Ausdauer und Belastungsfähigkeit - Erlangen der Grundarbeitsfähigkeiten	zur Leistung zählen insbesondere: - Wahrnehmungsfördernde Behandlungsmethoden, z.B Frostig, Affolter (*) - Stimulation, Stabilisierung und Differenzierung der basalen, sensomotorischen Fähigkeiten, z.B. nach Fröhlich (*) - Sensorische Integrationstherapie, z.B. nach Ayres - funktionelle, handwerkliche, spielerische, gestalterische Behandlungstechniken - Graphomotorisches Training - Selbsthilfetraining (Training der Aktivitäten des täglichen Lebens = ATL)* - Training mit technischen Hilfen, auch am PC (*) - vorschulisches/vorberufliches Training und Belastungserprobung - Beratung zur Integration in das häusliche und soziale Umfeld (1)	Die mit (*) gekennzeichneten Leistungen können nur als Einzelbehandlung abgegeben werden. 1) Die ergotherapeutische Einzelbehandlung bei sensomotorisch/perzeptiven Störungen kann im Einzelfall als Beratung zur Integration in das häusliche und soziale Umfeld erbracht werden. Dabei können einmal pro Regelfall bis zu **drei** Einheiten zusammenhängend als Beratung erbracht und abgerechnet werden. Dies gilt nicht, wenn die ergotherapeutische Einzelbehandlung als Hausbesuch verordnet wurde.

3. Psychische Störungen
3.2 Neurotische-, Persönlichkeits- und Verhaltensstörungen

Diagnosen können hier z.B. sein: Neurotische Störung; Belastungsstörung; somatoforme Störung; Angststörung; Ess-Störung; Persönlichkeitsstörung; Verhaltensstörung; Borderline-Störung; Neurose; Psychosomatose

Indikation			Ziel der Ergotherapie	Heilmittelverordnung im Regelfall
Diagnosen-gruppe	Schädigung/ Funktionsstörung	Leitsymptomatik: Fähigkeitsstörungen		A. vorrangiges Heilmittel B. optionales Heilmittel C. ergänzendes Heilmittel --- Verordnungsmengen je Diagnose
PS2 Neurotische-, Belastungs- und somatoforme Störungen Verhaltens-auffälligkeiten mit körperlichen Störungen oder Faktoren Persönlichkeits- und Verhaltens-störungen	1. der emotionalen und Willensfunktionen 2. der Anpassungs- und Verhaltensmuster	**Einschränkung** 1. im Verhalten 2. in der zwischenmenschlichen Interaktion 3. in der Selbstversorgung und Alltagsbewältigung	• Verbesserung des situationsgerechten Verhaltens, auch der sozioemotionalen Kompetenzen und Interaktionsfähigkeit • Verbesserung der Tagesstrukturierung • Verbesserung der Beziehungsfähigkeit • Selbständigkeit in der Selbstversorgung • Verbesserung der Belastungsfähigkeit und der Ausdauer • Verbesserung der Tagesstrukturierung	**A. Psychisch-funktionelle Behandlung** Verordnung ist nur möglich aufgrund einer psychiatrischen Eingangsdiagnostik. **Erst-VO:** bis zu 10x/VO **Folge-VO:** bis zu 10x/VO **Gesamtversorgungsmenge des Regelfalls:** bis zu 40 Einheiten **Frequenzempfehlung:** mindestens 1 x wöchentlich

A. Psychisch-funktionelle Behandlung bei PS2 Neurotischen Störungen, Persönlichkeits- und Verhaltensstörungen

Definition: Eine ergotherapeutische psychisch-funktionelle Behandlung dient der gezielten Therapie krankheitsbedingter Störungen der psychosozialen und sozioemotionalen Funktionen und den daraus resultierenden Fähigkeitsstörungen. Sie kann als Einzel- oder Gruppentherapie erbracht werden.

Voraussetzung für die Gruppenbehandlung (3-5 Patienten) ist die Feststellung der Grundvoraussetzungen für die Gruppenfähigkeit. Zum Einsatz kommt die Gruppenbehandlung insbesondere dann, wenn die individuelle Problematik des Patienten die Nutzung von gruppendynamischen Prozessen und stützenden Funktionen der Gruppe erfordert.

Behandlungsdauer: Richtwert in der Einzeltherapie: 60-75 Minuten   Richtwert in der Gruppentherapie: 90-120 Minuten

Indikationen	Therapeutische Wirkungen	Therapeutische Ziele	Leistung	Bemerkungen
• **Funktionsstörungen/ Schädigungen** - der Orientierung zu Raum, Zeit und Person - im psychomotorischen Tempo und in der Qualität - des Antriebs und des Willens - des Realitätsbewusstseins und der Selbsteinschätzung - der Wahrnehmung und Wahrnehmungsverarbeitung - der emotionalen und Willensfunktionen - der Anpassungs- und Verhaltensmuster - des Denkens/ der Denkinhalte • **Fähigkeitsstörungen** - der Alltagsbewältigung - im Verhalten - in der zwischenmenschlichen Interaktion/ Kommunikation - der Kognition - der Beweglichkeit und Geschicklichkeit	- Psychische Stabilisierung und Aktivierung - Verbesserung von Antrieb, Motivation und Vitalität - Stärkung sozioemotionaler Kompetenzen, Kontakt-, Interaktions- und Kommunikationsfähigkeit - Verbesserung der kognitiven Funktionen, der Konzentration und der Serialleistung - Verbesserung von auf psychischem und medikamentös-toxischem Wege eingeschränkten körperlichen Funktionen - Verbesserung der Körperwahrnehmung, Selbst- und Fremdwahrnehmung sowie der Wahrnehmungsverarbeitung - Verbesserung der Konfliktfähigkeit, Angstbewältigung und Frustrationstoleranz	- Verbesserung und Erhalt der Alltagsbewältigung - Verbesserung und Erhalt des situationsgerechten Verhaltens - Verbesserung und Erhalt in der zwischenmenschlichen Interaktion und Kommunikation - Wiedererlangung von Selbstvertrauen und Handlungskompetenz - Wiedergewinnung des Realitätsbezuges und der realistischen Selbsteinschätzung - Verbesserung entwicklungspsychologisch wichtiger Fähigkeiten wie Autonomie und Bindungsfähigkeit - Verbesserung und Erhalt der kognitiven Fähigkeiten - Stärkung der Eigenverantwortung und Entscheidungsfähigkeit - Stärkung der Kreativität im Sinne von Problemlösungsverhalten und Entwicklung von Anpassungsstrategien - Verbesserung und Erhalt der Belastungsfähigkeit und Ausdauer - Verbesserung der eigenaktiven Tagesstrukturierung - Entwicklung, Verbesserung und Erhalt der Selbständigkeit und der dafür notwendigen lebenspraktischen Fähigkeiten und der Grundarbeitsfähigkeiten - Entwicklung und Verbesserung der Krankheitsbewältigung	zur Leistung zählen insbesondere: - handwerkliche, gestalterische und spielerische Methoden, z.B. auch kommunikatives Malen, Gestaltungstherapie - Methoden zur Verbesserung der sozialen Wahrnehmung, des kommunikativen und interaktiven Verhaltens, z.B. Rollen- und Regelspiele - Methoden zur Verbesserung der Körperund Selbstwahrnehmung und der Wahrnehmungsverarbeitung - Projektarbeiten - Training der Selbsthilfefähigkeiten, auch ATL - Realitätsorientierungsprogramme, z.B. ROT - Methoden zur Entwicklung von Selbstsicherheit und Bewältigungsstrategien - Training des sozialen Verhaltens - kognitive Trainingsprogramme - vorberufliches Training und Belastungserprobung (2) - Training der Grundarbeitsfähigkeiten/Arbeitstherapie - Training der eigenaktiven Tagesstrukturierung - Beratung zur Integration in das häusliche und soziale Umfeld (1)	(1) Die ergotherapeutische Einzelbehandlung bei psychischfunktionellen Störungen kann im Einzelfall als Beratung zur Integration in das häusliche und soziale Umfeld erbracht werden. Dabei können einmal pro Regelfall bis zu **zwei** Einheiten zusammenhängend als Beratung erbracht und abgerechnet werden. Dies gilt nicht, wenn die ergotherapeutische Einzelbehandlung als Hausbesuch verordnet wurde. (2) Bei psychisch-funktionellen Behandlungen können im Einzelfall in Abstimmung mit dem verordnenden Arzt bei Störungen der Ausdauer und Grundarbeitsfähigkeiten **zwei** zusammenhängende Therapieeinheiten an einem Tag als Belastungserprobung durchgeführt werden. Diese erhöhte Frequenz kann nur erbracht werden, wenn sie verordnet wurde.

3. Psychische Störungen

3.3 Schizophrenie, schizotype und wahnhafte Störungen, affektive Störungen

Diagnosen können hier z.B. sein: Schizophrenie; schizotype Störung; wahnhafte Störung; affektive Störung; postschizophrene Depression; depressive Episode; Psychose; Alterspsychose; Altersdepression

Diagnosen-gruppe	Indikation		Ziel der Ergotherapie	Heilmittelverordnung im Regelfall
	Schädigung/ Funktionsstörung	Leitsymptomatik: Fähigkeitsstörungen		
PS3 Schizophrenie, schizotype und wahnhafte Störungen **Affektive Störungen**	1. des Denkens/der Denk-inhalte 2. der Wahrnehmung und Wahrnehmungsverar-beitung 3. der emotionalen und Willensfunktionen 4. der Verhaltensmuster 5. der kognitionsstützen-den und höheren kog-nitiven Funktion	**Einschränkung** 1. im Verhalten 2. in der zwischenmenschlichen Inter-aktion 3. der Selbstversorgung und Alltags-bewältigung 4. der Beweglichkeit und Geschick-lichkeit	• Verbesserung des situationsgerechten Ver-haltens, auch der sozioemotionalen Kompe-tenzen und Interaktionsfähigkeit • Selbständigkeit in der Selbstversorgung • Verbesserung der Beziehungsfähigkeit • Verbesserung der Tagesstrukturierung • Verbesserung der Belastungsfähigkeit und der Ausdauer	**A. vorrangiges Heilmittel** B. optionales Heilmittel *C. ergänzendes Heilmittel* - - - - - - - - - - - - - *Verordnungsmengen je Diagnose* **A. Psychisch-funktionelle Behandlung** B. Hirnleistungstraining/neuropsychologisch orientierte Behandlung Verordnung ist nur möglich auf-grund einer psychiatrischen Ein-gangsdiagnostik. **Erst-VO:** bis zu 10x/VO **Folge-VO:** bis zu 10x/VO **Gesamtverordnungsmenge des Regelfalls:** bis zu 40 Einheiten **Frequenzempfehlung:** mindestens 1 x wöchentlich

A. Psychisch-funktionelle Behandlung bei PS3 Schizophrenie, schizotypen und wahnhaften Störungen, affektiven Störungen

Definition: Eine ergotherapeutische psychisch-funktionelle Behandlung dient der gezielten Therapie krankheitsbedingter Störungen der psychosozialen und sozioemotionalen Funktionen und den daraus resultierenden Fähigkeitsstörungen. Sie kann als Einzel- oder Gruppentherapie erbracht werden.

Voraussetzung für die Gruppenbehandlung (3-5 Patienten) ist die Feststellung der Grundvoraussetzungen für die Gruppenfähigkeit. Zum Einsatz kommt die Gruppenbehandlung insbesondere dann, wenn die individuelle Problematik des Patienten die Nutzung von gruppendynamischen Prozessen und stützenden Funktionen der Gruppe erfordert.

Behandlungsdauer: Richtwert in der Einzeltherapie: 60-75 Minuten   Richtwert in der Gruppentherapie: 90-120 Minuten

Indikationen	Therapeutische Wirkungen	Therapeutische Ziele	Leistung	Bemerkungen
• **Funktionsstörungen/ Schädigungen** - der Orientierung zu Raum, Zeit und Person - im psychomotorischen Tempo und in der Qualität des Antriebs und des Willens - des Realitätsbewusstseins und der Selbsteinschätzung - der Wahrnehmung und Wahrnehmungsverarbeitung - der emotionalen und Willensfunktionen - der Anpassungs- und Verhaltensmuster - des Denkens/der Denkinhalte • **Fähigkeitsstörungen** - der Alltagsbewältigung - im Verhalten - in der zwischenmenschlichen Interaktion/Kommunikation - der Kognition - der Beweglichkeit und Geschicklichkeit	- Psychische Stabilisierung und Aktivierung - Verbesserung von Antrieb, Motivation und Vitalität - Stärkung sozioemotionaler Kompetenzen, Kontakt-, Interaktions- und Kommunikationsfähigkeit - Verbesserung der kognitiven Funktionen, der Konzentration und der Serialleistung - Verbesserung von auf psychischem und medikamentös-toxischem Wege eingeschränkten körperlichen Funktionen - Verbesserung der Körperwahrnehmung, Selbst- und Fremdwahrnehmung sowie der Wahrnehmungsverarbeitung - Verbesserung der Konfliktfähigkeit, Angstbewältigung und Frustrationstoleranz	- Verbesserung und Erhalt der Alltagsbewältigung - Verbesserung und Erhalt des situationsgerechten Verhaltens - Verbesserung und Erhalt in der zwischenmenschlichen Interaktion und Kommunikation - Wiedererlangung von Selbstvertrauen und Handlungskompetenz - Wiedergewinnung des Realitätsbezuges und der realistischen Selbsteinschätzung - Verbesserung entwicklungspsychologisch wichtiger Fähigkeiten wie Autonomie und Bindungsfähigkeit - Verbesserung und Erhalt der kognitiven Fähigkeiten - Stärkung der Eigenverantwortung und Entscheidungsfähigkeit - Stärkung der Kreativität im Sinne von Problemlösungsverhalten und Entwicklung von Anpassungsstrategien - Verbesserung und Erhalt der Belastungsfähigkeit und Ausdauer - Verbesserung der eigenaktiven Tagesstrukturierung - Entwicklung, Verbesserung und Erhalt der Selbständigkeit und der dafür notwendigen lebenspraktischen Fähigkeiten und der Grundarbeitsfähigkeiten - Entwicklung und Verbesserung der Krankheitsbewältigung	zur Leistung zählen insbesondere: - handwerkliche, gestalterische und spielerische Methoden, z.B. auch kommunikatives Malen, Gestaltungstherapie - Methoden zur Verbesserung der sozialen Wahrnehmung, des kommunikativen und interaktiven Verhaltens, z.B. Rollen- und Regelspiele - Methoden zur Verbesserung der Körperund Selbstwahrnehmung und der Wahrnehmungsverarbeitung - Projektarbeiten - Training der Selbsthilfefähigkeiten, auch ATL - Realitätsorientierungsprogramme, z.B. ROT - Methoden zur Entwicklung von Selbstsicherheit und Bewältigungsstrategien - Training des sozialen Verhaltens - kognitive Trainingsprogramme - vorberufliches Training und Belastungserprobung (2) - Training der Grundarbeitsfähigkeiten/Arbeitstherapie - Training der eigenaktiven Tagesstrukturierung - Beratung zur Integration in das häusliche und soziale Umfeld (1)	(1) Die ergotherapeutische Einzelbehandlung bei psychisch-funktionellen Störungen kann im Einzelfall als Beratung zur Integration in das häusliche und soziale Umfeld erbracht werden. Dabei können einmal pro Regelfall bis zu **zwei** Einheiten zusammenhängend als Beratung erbracht und abgerechnet werden. Dies gilt nicht, wenn die ergotherapeutische Einzelbehandlung als Hausbesuch verordnet wurde. (2) Bei psychisch-funktionellen Behandlungen können im Einzelfall in Abstimmung mit dem verordnenden Arzt bei Störungen der Ausdauer und Grundarbeitsfähigkeiten **zwei** zusammenhängende Therapieeinheiten an einem Tag als Belastungserprobung durchgeführt werden. Diese erhöhte Frequenz kann nur erbracht werden, wenn sie verordnet wurde.

B. Hirnleistungstraining/neuropsychologisch orientierte Behandlung
bei PS3 Schizophrenie, schizotypen und wahnhaften Störungen, affektiven Störungen

Definition: Ein ergotherapeutisches Hirnleistungstraining/eine neuropsychologisch orientierte ergotherapeutische Behandlung dient der gezielten Therapie krankheitsbedingter Störungen der neuropsychologischen Hirnfunktionen, insbesondere der kognitiven Störungen und der daraus resultierenden Fähigkeitsstörungen. Sie kann als Einzel- oder Gruppentherapie erbracht werden.

Das neuropsychologisch orientierte ergotherapeutische Hirnleistungstraining als Einzelbehandlung zeichnet sich dadurch aus, dass jedes Leistungsdefizit so spezifisch wie möglich trainiert wird, d.h. ohne andere und/oder komplexe Hirnleistungen zu beanspruchen.

Im Gegensatz dazu werden beim ergotherapeutischen Hirnleistungstraining als Gruppenbehandlung (3-5 Patienten) komplexe, kognitive Störungen gerade unter gruppendynamischen Aspekten besonders therapiert.

Voraussetzung für die Gruppenbehandlung ist die Feststellung der Grundvoraussetzungen für die Gruppenfähigkeit.

Behandlungsdauer: Richtwert in der Einzeltherapie: 30-45 Minuten   Richtwert in der Gruppentherapie: 45-60 Minuten

Indikationen	Therapeutische Wirkungen	Therapeutische Ziele	Leistung	Bemerkungen

• **Funktionsstörungen/ Schädigungen**
 - der kognitionsstützenden und höheren kognitiven Funktionen wie:
  - Aufmerksamkeit
  - Konzentration
  - Ausdauer
  - Merkfähigkeit und Gedächtnis
  - Reaktion
 - der Handlungsfähigkeit und Problemlösung einschließlich der Praxie
 	
 • **Fähigkeitsstörungen**
 - der Selbstversorgung
 - der Alltagsbewältigung
 - der Kognition
 - im Verhalten
	Wiederherstellung und Verbesserung der kognitiven und mnestischen Funktionen wie:
	 - selektive und geteilte Aufmerksamkeit, Alertness, Vigilanz
	 - Konzentration
	 - Merkfähigkeit, Kurz- und Langzeitgedächtnis und Merkspanne
	 - Orientierung zu Raum, Zeit, Ort und Person
	 - Reaktionstempo, -zeit und -geschwindigkeit
	 - sprachlogisches und numerisches Verständnis
	 - visuelle und auditive Wahrnehmung, Wahrnehmungsgeschwindigkeit
		- Verbesserung und Erhalt der Selbstversorgung
		 - Verbesserung und Erhalt der Alltagsbewältigung
		 - Entwicklung und Verbesserung des situationsgerechten Verhaltens und der zwischenmenschlichen Beziehungen
		 - Entwicklung und Verbesserung der Realitätsbezogenheit
		 - Entwicklung und Verbesserung von Problemlösungsstrategien
		 - Entwicklung und Verbesserung von Handlungsplanung
		 - Erlangen der Grundarbeitsfähigkeiten
			zur Leistung zählen insbesondere:
			 - Hirnleistungstraining mit starkem Realitäts- und Biografiebezug
			 - Hirnleistungstraining mit speziellen und individuell adaptierten Programmen
			 - Hirnleistungstraining am PC mit spezieller Therapiesoftware (*)
			 - neuropsychologisch orientiertes Hirnleistungstraining (*)
			 - handlungsorientiertes Training der kommunikativen Fähigkeiten, auch am PC
			 - Training zur Verbesserung des Lernverhaltens und der Grundarbeitsfähigkeiten
			 - vorberufliches Training und Belastungserprobung
				Die mit (*) gekennzeichneten Leistungen können nur als Einzelbehandlung abgegeben werden.

Mehr zu diesem Thema auch in unserer Broschüre

Ergotherapie in der Psychiatrie

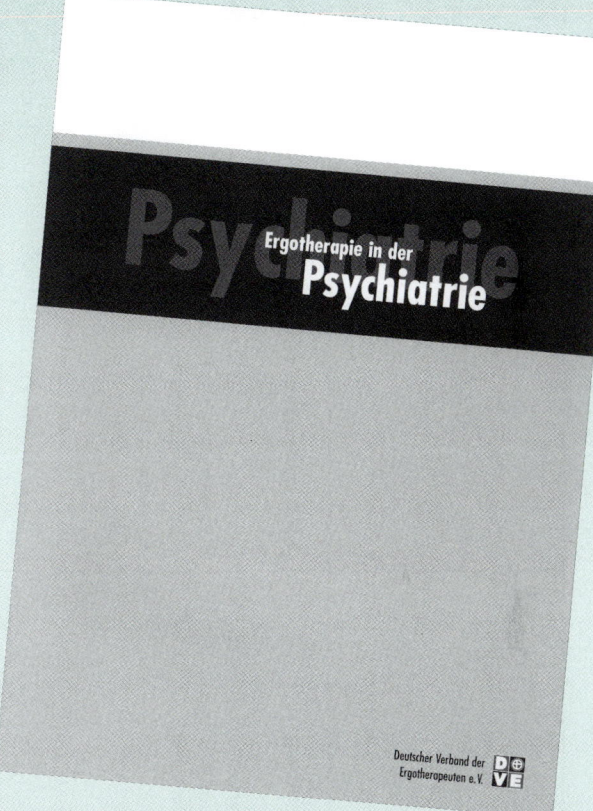

Interesse?

Bestellen Sie jetzt!

Deutscher Verband der Ergotherapeuten e.V.
Postfach 2208
76303 Karlsbad
Tel.: 0 72 48 / 9 18 10
Fax: 0 72 48 / 91 81 71
E-Mail: info@dve.info

3. Psychische Störungen
3.4 Psychische und Verhaltensstörungen durch psychotrope Substanzen

Diagnosen können hier z.B. sein: Abhängigkeitssyndrom; Suchtkrankheit

Diagnosen-gruppe	Indikation		Ziel der Ergotherapie	Heilmittelverordnung im Regelfall
	Schädigung/ Funktionsstörung	Leitsymptomatik: Fähigkeitsstörungen		A. vorrangiges Heilmittel B. optionales Heilmittel C. ergänzendes Heilmittel - - - - - - - Verordnungsmengen je Diagnose
PS4 Psychische und Verhaltens-störungen durch psychotrope Substanzen	1. des Antriebs und des Willens 2. der Verhaltensmuster 3. der Merkfähigkeit und des Kurzzeitge-dächtnisses 4. im Realitätsbewusst-sein und in der Selbsteinschätzung	**Einschränkung** 1. in der Selbstversorgung und Alltagsbewältigung 2. im Verhalten	• Selbständigkeit in der Selbstversorgung • Verbesserung des situationsgerechten Ver-haltens • Verbesserung der Tagesstrukturierung • Verbesserung der Beziehungsfähigkeit • Verbesserung der Belastungsfähigkeit und der Ausdauer	**A1. Psychisch-funktionelle Behandlung** (in der Regel Behandlung in Gruppen) **A2. Hirnleistungstraining/ neuropsychologisch orientierte Behandlung** Verordnung ist nur möglich aufgrund einer psychiatrischen Eingangsdiag-nostik. **Erst-VO:** bis zu 10x/VO **Folge-VO:** bis zu 10x/VO **Gesamtverordnungsmenge des Regelfalls:** bis zu 40 Einheiten **Frequenzempfehlung:** mindestens 1 x wöchentlich

A1. Psychisch-funktionelle Behandlung bei PS4 Psychischen Störungen und Verhaltensstörungen durch psychotrope Substanzen

Definition: Eine ergotherapeutische psychisch-funktionelle Behandlung dient der gezielten Therapie krankheitsbedingter Störungen der psychosozialen und sozioemotionalen Funktionen und den daraus resultierenden Fähigkeitsstörungen. Sie kann als Einzel- oder Gruppentherapie erbracht werden.
Voraussetzung für die Gruppenbehandlung (3-5 Patienten) ist die Feststellung der Grundvoraussetzungen für die Gruppenfähigkeit. Zum Einsatz kommt die Gruppenbehandlung insbesondere dann, wenn die individuelle Problematik des Patienten die Nutzung von gruppendynamischen Prozessen und stützenden Funktionen der Gruppe erfordert.

Behandlungsdauer: Richtwert in der Einzeltherapie: 60-75 Minuten   Richtwert in der Gruppentherapie: 90-120 Minuten

Indikationen	Therapeutische Wirkungen	Therapeutische Ziele	Leistung	Bemerkungen
• **Funktionsstörungen/ Schädigungen** - der Orientierung zu Raum, Zeit und Person - im psychomotorischen Tempo und in der Qualität - des Antriebs und des Willens - des Realitätsbewusstseins und der Selbsteinschätzung - der Wahrnehmung und Wahrnehmungsverarbeitung - der emotionalen und Willensfunktionen - der Anpassungs- und Verhaltensmuster - des Denkens/ der Denkinhalte • **Fähigkeitsstörungen** - der Alltagsbewältigung - im Verhalten - in der zwischenmenschlichen Interaktion/Kommunikation - der Kognition - der Beweglichkeit und Geschicklichkeit	- Psychische Stabilisierung und Aktivierung - Verbesserung von Antrieb, Motivation und Vitalität - Stärkung sozioemotionaler Kompetenzen, Kontakt-, Interaktions- und Kommunikationsfähigkeit - Verbesserung der kognitiven Funktionen, der Konzentration und der Serialleistung - Verbesserung von auf psychischem und medikamentös-toxischem Wege eingeschränkten körperlichen Funktionen - Verbesserung der Körperwahrnehmung, Selbst- und Fremdwahrnehmung sowie der Wahrnehmungsverarbeitung - Verbesserung der Konfliktfähigkeit, Angstbewältigung und Frustrationstoleranz	- Verbesserung und Erhalt der Alltagsbewältigung - Verbesserung und Erhalt des situationsgerechten Verhaltens - Verbesserung und Erhalt in der zwischenmenschlichen Interaktion und Kommunikation - Wiedererlangung von Selbstvertrauen und Handlungskompetenz - Wiedergewinnung des Realitätsbezuges und der realistischen Selbsteinschätzung - Verbesserung entwicklungspsychologisch wichtiger Fähigkeiten wie Autonomie und Bindungsfähigkeit - Verbesserung und Erhalt der kognitiven Fähigkeiten - Stärkung der Eigenverantwortung und Entscheidungsfähigkeit - Stärkung der Kreativität im Sinne von Problemlösungsverhalten und Entwicklung von Anpassungsstrategien - Verbesserung und Erhalt der Belastungsfähigkeit und Ausdauer - Verbesserung der eigenaktiven Tagesstrukturierung - Entwicklung, Verbesserung und Erhalt der Selbständigkeit und der dafür notwendigen lebenspraktischen Fähigkeiten und der Grundarbeitsfähigkeiten - Entwicklung und Verbesserung der Krankheitsbewältigung	zur Leistung zählen insbesondere: - handwerkliche, gestalterische und spielerische Methoden, z.B. auch kommunikatives Malen, Gestaltungstherapie - Methoden zur Verbesserung der sozialen Wahrnehmung, des kommunikativen und interaktiven Verhaltens, z.B. Rollen- und Regelspiele - Methoden zur Verbesserung der Körperund Selbstwahrnehmung und der Wahrnehmungsverarbeitung - Projektarbeiten - Training der Selbsthilfefähigkeiten, auch ATL - Realitätsorientierungsprogramme, z.B. ROT - Methoden zur Entwicklung von Selbstsicherheit und Bewältigungsstrategien - Training des sozialen Verhaltens - kognitive Trainingsprogramme - vorberufliches Training und Belastungserprobung (2) - Training der Grundarbeitsfähigkeiten/Arbeitstherapie - Training der eigenaktiven Tagesstrukturierung - Beratung zur Integration in das häusliche und soziale Umfeld (1)	(1) Die ergotherapeutische Einzelbehandlung bei psychisch-funktionellen Störungen kann im Einzelfall als Beratung zur Integration in das häusliche und soziale Umfeld erbracht werden. Dabei können einmal pro Regelfall bis zu **zwei** Einheiten zusammenhängend als Beratung erbracht und abgerechnet werden. Dies gilt nicht, wenn die ergotherapeutische Einzelbehandlung als Hausbesuch verordnet wurde. (2) Bei psychisch-funktionellen Behandlungen können im Einzelfall in Abstimmung mit dem verordnenden Arzt bei Störungen der Ausdauer und Grundarbeitsfähigkeiten **zwei** zusammenhängende Therapieeinheiten an einem Tag als Belastungserprobung durchgeführt werden. Diese erhöhte Frequenz kann nur erbracht werden, wenn sie verordnet wurde.

A2. Hirnleistungstraining/neuropsychologisch orientierte Behandlung
bei PS4 Psychischen Störungen und Verhaltensstörungen durch psychotrope Substanzen

Definition: Ein ergotherapeutisches Hirnleistungstraining/eine neuropsychologisch orientierte ergotherapeutische Behandlung dient der gezielten Therapie krankheitsbedingter Störungen der neuropsychologischen Hirnfunktionen, insbesondere der kognitiven Störungen und der daraus resultierenden Fähigkeitsstörungen. Sie kann als Einzel- oder Gruppentherapie erbracht werden.

Das neuropsychologisch orientierte ergotherapeutische Hirnleistungstraining als Einzelbehandlung zeichnet sich dadurch aus, dass jedes Leistungsdefizit so spezifisch wie möglich trainiert wird, d.h. ohne andere und/oder komplexe Hirnleistungen zu beanspruchen.

Im Gegensatz dazu werden beim ergotherapeutischen Hirnleistungstraining als Gruppenbehandlung (3-5 Patienten) komplexe, kognitive Störungen gerade unter gruppendynamischen Aspekten besonders therapiert.

Voraussetzung für die Gruppenbehandlung ist die Feststellung der Grundvoraussetzungen für die Gruppenfähigkeit.

Behandlungsdauer: Richtwert in der Einzeltherapie: 30-45 Minuten   Richtwert in der Gruppentherapie: 45-60 Minuten

Indikationen	Therapeutische Wirkungen	Therapeutische Ziele	Leistung	Bemerkungen
● Funktionsstörungen/ Schädigungen - der kognitionsstützenden und höheren kognitiven Funktionen wie: - Aufmerksamkeit - Konzentration - Ausdauer - Merkfähigkeit und Gedächtnis - Reaktion - der Handlungsfähigkeit und Problemlösung einschl. der Praxie **● Fähigkeitsstörungen** - der Selbstversorgung - der Alltagsbewältigung - der Kognition - im Verhalten	Wiederherstellung und Verbesserung der kognitiven und mnestischen Funktionen wie: - selektive und geteilte Aufmerksamkeit, Alertness, Vigilanz - Konzentration - Merkfähigkeit, Kurz- und Langzeitgedächtnis und Merkspanne - Orientierung zu Raum, Zeit, Ort und Person - Reaktionstempo, -zeit und -geschwindigkeit - sprachlogisches und numerisches Verständnis - visuelle und auditive Wahrnehmung, Wahrnehmungsgeschwindigkeit	- Verbesserung und Erhalt der Selbstversorgung - Verbesserung und Erhalt der Alltagsbewältigung - Entwicklung und Verbesserung des situationsgerechten Verhaltens und der zwischenmenschlichen Beziehungen - Entwicklung und Verbesserung der Realitätsbezogenheit - Entwicklung und Verbesserung von Problemlösungsstrategien - Entwicklung und Verbesserung von Handlungsplanung - Erlangen der Grundarbeitsfähigkeiten	zur Leistung zählen insbesondere: - Hirnleistungstraining mit starkem Realitäts- und Biografiebezug - Hirnleistungstraining mit speziellen und individuell adaptierten Programmen - Hirnleistungstraining am PC mit spezieller Therapiesoftware (*) - neuropsychologisch orientiertes Hirnleistungstraining (*) - handlungsorientiertes Training der kommunikativen Fähigkeiten, auch am PC - Training zur Verbesserung des Lernverhaltens und der Grundarbeitsfähigkeiten - vorberufliches Training und Belastungserprobung	Die mit (*) gekennzeichneten Leistungen können nur als Einzelbehandlung abgegeben werden.

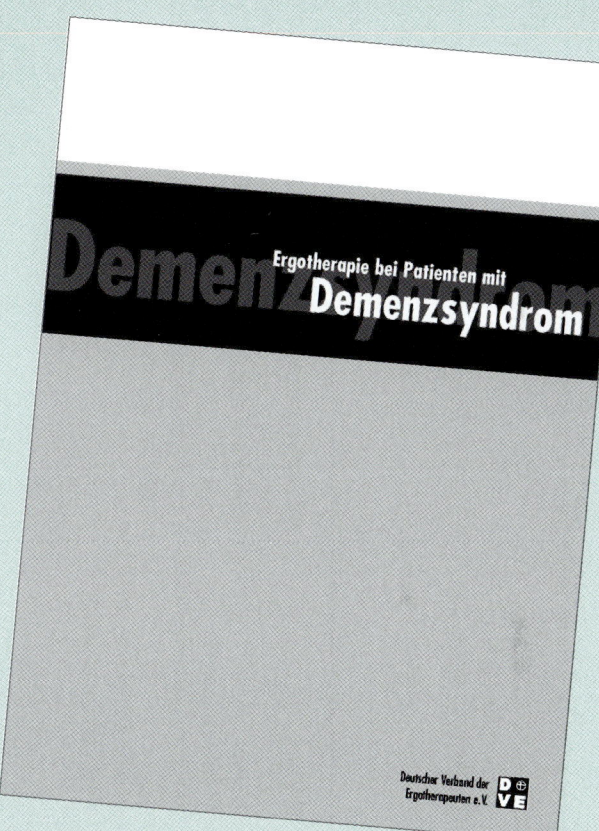

3. Psychische Störungen

3.5 Organische, einschließlich symptomatischer psychischer Störungen

Diagnosen können hier z.B. sein: Dementielles Syndrom; Morbus Alzheimer insbesondere im Stadium der leichten Demenz (CDR 0,5 und 1,0); Altersdemenz; Demenz

Indikation				Heilmittelverordnung im Regelfall
Diagnosen-gruppe	Schädigung/ Funktionsstörung	Leitsymptomatik: Fähigkeitsstörungen	Ziel der Ergotherapie	
PS5 Dementielle Syndrome	1. der Merkfähigkeit und des Kurzzeitgedächtnisses 2. der Orientierung zu Raum, Zeit und Personen 3. der psychomotorischen Funktionen	**Einschränkung** 1. im Verhalten 2. in der Selbstversorgung 3. in der zwischenmenschlichen Interaktion 4. der kognitiven Fähigkeiten 5. der Beweglichkeit und Geschicklichkeit	• Erhalt und Verbesserung der Selbstversorgung • Erhalt und Verbesserung kognitiver Funktionen • Erhalt und Verbesserung der Orientierung zu Raum, Zeit und Personen	**A. vorrangiges Heilmittel** B. optionales Heilmittel *C. ergänzendes Heilmittel* - - - - - - - - - - - - - - - - **Verordnungsmengen je Diagnose** **A1. Hirnleistungstraining/ neuropsychologisch orientierte Behandlung** **A2. Psychisch-funktionelle Behandlung** Verordnung ist nur möglich aufgrund einer psychiatrischen Eingangsdiagnostik. **Erst-VO:** bis zu 10x/VO **Folge-VO:** bis zu 10x/VO **Gesamtverordnungsmenge des Regelfalls:** bis zu 40 Einheiten **Frequenzempfehlung:** mindestens 1 x wöchentlich

A1. Hirnleistungstraining/neuropsychologisch orientierte Behandlung bei PS5 organischen Störungen, einschließlich symptomatischer psychischer Störungen

Definition: Ein ergotherapeutisches Hirnleistungstraining/eine neuropsychologisch orientierte ergotherapeutische Behandlung dient der gezielten Therapie krankheitsbedingter Störungen der neuropsychologischen Hirnfunktionen, insbesondere der daraus resultierenden Fähigkeitsstörungen. Sie kann als Einzel- oder Gruppentherapie erbracht werden.

Das neuropsychologisch orientierte ergotherapeutische Hirnleistungstraining als Einzelbehandlung zeichnet sich dadurch aus, dass jedes Leistungsdefizit so spezifisch wie möglich trainiert wird, d.h. ohne andere und/oder komplexe Hirnleistungen zu beanspruchen.

Im Gegensatz dazu werden beim ergotherapeutischen Hirnleistungstraining als Gruppenbehandlung (3-5 Patienten) komplexe, kognitive Störungen gerade unter gruppendynamischen Aspekten besonders therapiert.

Voraussetzung für die Gruppenbehandlung ist die Feststellung der Grundvoraussetzungen für die Gruppenfähigkeit.

Behandlungsdauer: Richtwert in der Einzeltherapie: 30-45 Minuten Richtwert in der Gruppentherapie: 45-60 Minuten

Indikationen	Therapeutische Wirkungen	Therapeutische Ziele	Leistung	Bemerkungen

• Funktionsstörungen/ Schädigungen
- der kognitionsstützenden und höheren kognitiven Funktionen wie:
  - Aufmerksamkeit
  - Konzentration
  - Ausdauer
  - Merkfähigkeit und Gedächtnis
  - Reaktion
- der Handlungsfähigkeit und Problemlösung einschl. der Praxie
 	
• Fähigkeitsstörungen
- der Selbstversorgung
- der Alltagsbewältigung
- der Kognition
- im Verhalten
	Wiederherstellung und Verbesserung der kognitiven und mnestischen Funktionen wie:
	- selektive und geteilte Aufmerksamkeit, Alertness, Vigilanz
	- Konzentration
	- Merkfähigkeit, Kurz- und Langzeitgedächtnis und Merkspanne
	- Orientierung zu Raum, Zeit, Ort und Person
	- Reaktionstempo, -zeit und -geschwindigkeit
	- sprachlogisches und numerisches Verständnis
	- visuelle und auditive Wahrnehmung, Wahrnehmungsgeschwindigkeit
		- Verbesserung und Erhalt der Selbstversorgung
		- Verbesserung und Erhalt der Alltagsbewältigung
		- Verbesserung und Erhalt des situationsgerechten Verhaltens und der zwischenmenschlichen Beziehungen
		- Verbesserung und Erhalt der Realitätsbezogenheit
		- Verbesserung und Erhalt von Problemlösungsstrategien
		- Verbesserung und Erhalt von Handlungsplanung
		- Erlangen der Grundarbeitsfähigkeiten
			zur Leistung zählen insbesondere:
			- Hirnleistungstraining mit starkem Realitäts- und Biografiebezug
			- Hirnleistungstraining mit speziellen und individuell adaptierten Programmen
			- Hirnleistungstraining am PC mit spezieller Therapiesoftware (*)
			- neuropsychologisch orientiertes Hirnleistungstraining (*)
			- handlungsorientiertes Training der kommunikativen Fähigkeiten, auch am PC
			- Training zur Verbesserung des Lernverhaltens und der Grundarbeitsfähigkeiten
				Die mit (*) gekennzeichneten Leistungen können nur als Einzelbehandlung abgegeben werden.

A2. Psychisch-funktionelle Behandlung bei PS5 organischen Störungen, einschließlich symptomatischer psychischer Störungen

Definition: Eine ergotherapeutische psychisch-funktionelle Behandlung dient der gezielten Therapie krankheitsbedingter Störungen der psychosozialen und soziemotionalen Funktionen und den daraus resultierenden Fähigkeitsstörungen. Sie kann als Einzel- oder Gruppentherapie erbracht werden.

Voraussetzung für die Gruppenbehandlung (3-5 Patienten) ist die Feststellung der Grundvoraussetzungen für die Gruppenfähigkeit. Zum Einsatz kommt die Gruppenbehandlung insbesondere dann, wenn die individuelle Problematik des Patienten die Nutzung von gruppendynamischen Prozessen und stützenden Funktionen der Gruppe erfordert.

Behandlungsdauer: Richtwert in der Einzeltherapie: 60-75 Minuten   Richtwert in der Gruppentherapie: 90-120 Minuten

Indikationen	Therapeutische Wirkungen	Therapeutische Ziele	Leistung	Bemerkungen
• **Funktionsstörungen/ Schädigungen** - der Orientierung zu Raum, Zeit und Person - im psychomotorischen Tempo und in der Qualität - des Antriebs und des Willens - des Realitätsbewusstseins und der Selbsteinschätzung - der Wahrnehmung und Wahrnehmungsverarbeitung - der emotionalen und Willensfunktionen - der Anpassungs- und Verhaltensmuster - des Denkens / der Denkinhalte • **Fähigkeitsstörungen** - der Alltagsbewältigung - im Verhalten - in der zwischenmenschlichen Interaktion/Kommunikation - der Kognition - der Beweglichkeit und der Geschicklichkeit	- Psychische Stabilisierung und Aktivierung - Verbesserung von Antrieb, Motivation und Vitalität - Stärkung soziemotionaler Kompetenzen, Kontakt-, Interaktions- und Kommunikationsfähigkeit - Verbesserung der kognitiven Funktionen, der Konzentration und der Serialleistung - Verbesserung von auf psychischem und medikamentös-toxischem Wege eingeschränkten körperlichen Funktionen - Verbesserung der Körperwahrnehmung, Selbst- und Fremdwahrnehmung sowie der Wahrnehmungsverarbeitung - Verbesserung der Konfliktfähigkeit, Angstbewältigung und Frustrationstoleranz	- Verbesserung und Erhalt der Alltagsbewältigung - Verbesserung und Erhalt des situationsgerechten Verhaltens - Verbesserung und Erhalt in der zwischenmenschlichen Interaktion und Kommunikation - Erhalt von Selbstvertrauen und Handlungskompetenz - Wiedergewinnung des Realitätsbezuges und der realistischen Selbsteinschätzung - Verbesserung und Erhalt der kognitiven Fähigkeiten - Stärkung der Eigenverantwortung und Entscheidungsfähigkeit - Stärkung der Kreativität im Sinne von Problemlösungsverhalten und Entwicklung von Anpassungsstrategien - Verbesserung und Erhalt der Belastungsfähigkeit und Ausdauer - Verbesserung der eigenaktiven Tagesstrukturierung - Verbesserung und Erhalt der Selbständigkeit und der dafür notwendigen lebenspraktischen Fähigkeiten und der Grundarbeitsfähigkeiten - Entwicklung und Verbesserung der Krankheitsbewältigung	zur Leistung zählen insbesondere: - handwerkliche, gestalterische und spielerische Methoden, z.B. auch kommunikatives Malen, Gestaltungstherapie - Methoden zur Verbesserung der sozialen Wahrnehmung, des kommunikativen und interaktiven Verhaltens, z.B. Rollen- und Regelspiele - Methoden zur Verbesserung der Körper- und Selbstwahrnehmung und der Wahrnehmungsverarbeitung - Projektarbeiten - Training der Selbsthilfefähigkeiten, auch ATL - Realitätsorientierungsprogramme, z.B. ROT - Methoden zur Entwicklung von Selbstsicherheit und Bewältigungsstrategien - Training des sozialen Verhaltens - kognitive Trainingsprogramme - Training der Grundarbeitsfähigkeiten/Arbeitstherapie - Training der eigenaktiven Tagesstrukturierung - Beratung zur Integration in das häusliche und soziale Umfeld (1)	(1) Die ergotherapeutische Einzelbehandlung bei psychisch-funktionellen Störungen kann im Einzelfall als Beratung zur Integration in das häusliche und soziale Umfeld erbracht werden. Dabei können einmal pro Regelfall bis zu **zwei** Einheiten zusammenhängend als Beratung erbracht und abgerechnet werden. Dies gilt nicht, wenn die ergotherapeutische Einzelbehandlung als Hausbesuch verordnet wurde.

7 Diagnosenliste

Heilmittelverordnung im Regelfall / Diagnosen und Störungsbilder in alphabetischer Reihenfolge	Motorisch-funktionelle Behandlung	Sensomotorisch/ perzeptive Behandlung	Hirnleistungstraining/ Neuropsychologisch orientierte Behandlung	Psychisch-funktionelle Behandlung	Zu finden im Kapitel 6, Seite:
Abhängigkeitssyndrom			X	X	PS4, S. 128
Affektive Störung			X	X	PS3, S. 124
Altersdepression			X	X	PS3, S. 124
Alterspsychose			X	X	PS3, S. 124
Amputation	X				SB3, S. 83
Amyotrophe Lateralsklerose (ALS)	X	X		X	EN3, S. 110
Anfallsleiden	X	X	X	X	EN1, S. 98
Angststörung				X	PS1, S. 118 PS2, S. 122
Apoplektischer Insult/Apoplex	X	X	X	X	EN2, S. 104
Arteriosklerotische Veränderung	X	X	X	X	EN2, S. 104
Arthritis bei Kollagenosen	X				SB4, S. 86 SB5, S. 87
Arthritis psoriatica	X				SB4, S. 86 SB5, S. 87
Arthrodese	X	X			SB2, S. 82
Arthrogryposis congenita	X				SB5, S. 87
Arthrose	X				SB4, S. 86 SB5, S. 87
Ataktische Störung	X	X	X	X	EN2, S. 104
Aufmerksamkeitsdefizitsyndrom (ADS)	X	X	X	X	EN1, S. 98 PS1, S. 118
Autismus, frühkindlicher		X	X	X	PS1, S. 118
Belastungsstörung				X	PS2, S. 122
Borderline Störung				X	PS2, S. 122
Cerebrale Bewegungsstörung	X	X	X	X	EN1, S. 98
Cerebralparese	X	X	X	X	EN1, S. 98 EN2, S. 104
CRPS (chronisch regionales Schmerzsyndrom)	X	X			SB6, S. 90
Degenerativer oder entzündlicher Prozess des ZNS	X	X	X	X	EN2, S. 104
Degenerative Erkrankung des Bewegungsapparates	X				SB4, S. 86 SB5, S. 87
Dementielles Syndrom			X	X	PS5, S. 132
Demenz/Altersdemenz			X	X	PS5, S. 132

Heilmittelverordnung im Regelfall / Diagnosen und Störungsbilder in alphabetischer Reihenfolge	Motorisch-funktionelle Behandlung	Sensomotorisch/ perzeptive Behandlung	Hirnleistungstraining/ Neuropsychologisch orientierte Behandlung	Psychisch-funktionelle Behandlung	Zu finden im Kapitel 6, Seite:
Depression, depressive Episode			x	x	PS3, S. 124
Depressive Störung/Angststörung im Kindesalter		x	x	x	PS1, S. 118
Dermatomyositis	x	x			SB7, S. 94
Dysmeliesyndrom (Ektromelie, Phokomelie, Amelie, Syndaktylie)	x	x			SB3, S. 83
Dyspraxie	x	x	x	x	EN1, S. 98
Emotionale Störung		x	x	x	PS1, S. 118
Encephalitis	x	x	x	x	EN1, S. 98 EN2, S. 104
Endoprothesen-Implantation	x	x			SB2, S. 82
Entwicklungsstörung	x	x	x	x	EN1, S. 98 PS1, S. 118
Ess-Störung		x	x	x	PS1, S. 118 PS2, S. 122
Fehlbildung, angeborene	x	x			SB3, S. 83
Handfunktionsstörung	x	x			SB2, S. 82
Handverletzung	x	x			SB2, S. 82
Hirnblutung, zerebrale Blutung	x	x	x	x	EN1, S. 98 EN2, S. 104
Hirnfunktionsstörung, -schädigung, frühkindliche	x	x	x	x	EN1, S. 98
Hirnorganisches Psychosyndrom	x	x	x	x	EN2, S. 104
Hirntumor	x	x	x	x	EN1, S. 98 EN2, S. 104
Hirnverletzung	x	x	x	x	EN1, S. 98 EN2, S. 104
Hydrocephalus	x	x	x	x	EN1, S. 98
Hyperaktivität	x	x	x	x	EN1, S. 98 PS1, S. 118
Hyperkinetisches Syndrom	x	x	x	x	EN1, S. 98 PS1, S. 118
Hypoxie, Zustand nach	x	x	x	x	EN1, S. 98 EN2, S. 104
Kontraktur	x	x			SB2, S. 82
Lupus erythematodes	x	x			SB7, S. 94
Meningitis	x	x	x	x	EN1, S. 98 EN2, S. 104
Meningoencephalitis	x	x	x	x	EN1, S. 98 EN2, S. 104
Minimale Cerebrale Dysfunktion (MCD)	x	x	x	x	EN1, S. 98
Missbildungssyndrom	x	x	x	x	EN1, S. 98

Heilmittelverordnung im Regelfall / Diagnosen und Störungsbilder in alphabetischer Reihenfolge	Motorisch-funktionelle Behandlung	Sensomotorisch/ perzeptive Behandlung	Hirnleistungstraining/ Neuropsychologisch orientierte Behandlung	Psychisch-funktionelle Behandlung	Zu finden im Kapitel 6, Seite:
Morbus Alzheimer			x	x	PS5, S. 132
Morbus Bechterew	x				SB1, S. 80
Morbus Parkinson	x	x	x	x	EN2, S. 104
Morbus Sudeck	x	x			SB6, S. 90
Multiple Sklerose	x	x	x	x	EN2, S. 104
Myasthenie	x	x			SB7, S. 94
Myopathie	x	x			SB7, S.94
Myotonie	x	x			SB7, S. 94
Muskeldystrophie, progrediente	x	x			SB7, S. 94
Narben	x	x			SB2, S. 82
Nervenwurzelläsion	x	x			EN4, S. 114
Neurose, Neurotische Störung				x	PS1, S. 118 PS2, S. 122
Operationen, Störung nach operativer Versorgung und/oder lang andauernder Ruhigstellung	x	x			SB2, S. 82
Osteoporose, Osteochondrose	x				SB1, S. 80
Periphere Nervenläsion	x	x			EN4, S. 114
Periphere Parese	x	x			EN4, S. 114
Persönlichkeitsstörung				x	PS2, S. 122
Plexusparese	x	x			EN4, S. 114
Poliomyelitits	x	x		x	EN3, S. 110
Polyarthritis, primär chronisch (PCP)	x				SB4, S. 86 SB5, S. 87
Polymyositis	x	x			SB7, S. 94
Polyneuropathie	x	x			EN4, S. 114
Postschizophrene Depression			x	x	PS3, S. 124
Psychose			x	x	PS1, S. 118 PS3, S. 124
Psychosomatose				x	PS2, S. 122
Querschnittssyndrom, komplett/inkomplett	x	x		x	EN3, S. 110
Reaktive Arthritis (degenerativ/traumatisch)	x				SB4, S. 86

Heilmittelverordnung im Regelfall / Diagnosen und Störungsbilder in alphabetischer Reihenfolge	Motorisch-funktionelle Behandlung	Sensomotorisch/ perzeptive Behandlung	Hirnleistungstraining/ Neuropsychologisch orientierte Behandlung	Psychisch-funktionelle Behandlung	Zu finden im Kapitel 6, Seite:
Rheumatoide Arthritis und Sonderformen	x				SB5, S. 87
Rheumatoide Arthritis mit Befall der Wirbelsäule	x				SB1, S. 80
Rheumatische Erkrankung	x				SB4, S. 86 / SB5, S. 87
Rückenmarkserkrankung	x	x		x	EN3, S. 110
Schädelhirntrauma	x	x	x	x	EN1, S. 98 / EN2, S. 104
Schizophrene Erkrankung/Schizophrenie/ schizotype Störung			x	x	PS1, S. 118 / PS3, S. 124
Schultersteife	x				SB4, S. 86 / SB5, S. 87
Sensorische Integrationsstörung	x	x	x	x	EN1, S. 98
Sharp Syndrom	x	x			SB7, S. 94
Sinnesschädigung	x	x	x	x	EN1, S. 98
Sklerodermie	x	x			SB7, S. 94
Skoliose	x				SB1, S. 80
Somatoforme Störung				x	PS2, S. 122
Sozioemotionale Störung		x	x	x	PS1, S.118
Spina bifida	x	x		x	EN3, S. 110
Störung des Sozialverhaltens		x	x	x	PS1, S. 118
Suchtkrankheit			x	x	PS4, S. 128
Sudeck'sches Syndrom	x	x			SB6, S. 90
Sympathische Reflexdystrophie (SRD)	x	x			SB6, S. 90
Syndrom mit ZNS-Beteiligung	x	x	x	x	EN1, S. 98
Teilleistungsstörung	x	x	x	x	EN1, S. 98 / PS1, S.118
Traumatische Schädigung, Störung nach	x	x			SB2, S. 82
Verätzung, Störung nach	x	x			SB2, S. 82
Verbrennung, Störung nach	x	x			SB2, S. 82
Verhaltensstörung		x	x	x	PS1, S. 118 / PS2, S. 122 / PS4, S. 128

Heilmittelverordnung im Regelfall / Diagnosen und Störungsbilder in alphabetischer Reihenfolge	Motorisch-funktionelle Behandlung	Sensomotorisch/ perzeptive Behandlung	Hirnleistungstraining/ Neuropsychologisch orientierte Behandlung	Psychisch-funktionelle Behandlung	Zu finden im Kapitel 6, Seite:
Vorderhornschädigung	X	X		X	EN3, S. 110
Wahnhafte Störung			X	X	PS3, S. 124
Wirbelsäulenerkrankung	X				SB1, S. 80
Wirbelsäulenfraktur	X				SB1, S. 80
Zentrale Verarbeitungsstörung	X	X	X	X	EN1, S. 98
Zerebrale Blutung, Hirnblutung	X	X	X	X	EN1, S. 98 EN2, S. 104
Zerebrale Hypoxie, Zustand nach	X	X	X	X	EN1, S. 98 EN2, S. 104
Zerebraler Tumor	X	X	X	X	EN1, S. 98 EN2, S. 104
Zerebralparese	X	X	X	X	EN1, S. 98 EN2, S. 104
ZNS, entzündlicher Prozess	X	X	X	X	EN1, S. 98 EN2, S. 104
ZNS-Erkrankung	X	X	X	X	EN1, S. 98 EN2, S. 104

8 Heilmittelverordnung – Das Verordnungsblatt

Im Rahmen der Einführung der neuen Heilmittel-Richtlinien am 01.07.2001 wurden völlig neue Verordnungsblätter für Heilmittel in Kraft gesetzt. Jeder Heilmittelbereich (Ergotherapie, Stimm-, Sprech- und Sprachtherapie, Physiotherapie) hat seine eigenen Verordnungsvordrucke, die bis 30.06.2004 aus zwei Blättern mit Vor- und Rückseite bestanden, also aus vier Seiten. Eine Formularkommission, die sich aus Vertretern der Ärzteschaft sowie der Krankenkassen zusammensetzt, erarbeitet derartige Vordrucke. Die Heilmittelerbringer haben bei der Erstellung kein Mitspracherecht und werden auch nicht offiziell angehört.

Die am 1. Juli 2004 in Kraft getretene Novellierung der Heilmittel-Richtlinien erfordert ein neues Verordnungsblatt, da u.a. die bisherige Seite 4 „Mitteilung des Therapeuten an den Arzt" entfallen ist. Dieses neue Verordnungsblatt besteht nur noch aus einer Vorder- und Rückseite.

Im Folgenden wird das Verordnungsblatt Ergotherapie (Muster 18) näher erläutert. Hierzu sind die Ausführungen des vorliegenden Textes der Heilmittel-Richtlinien (VI. Inhalt und Durchführung der Heilmittelverordnung, S. 39 ff.) besonders zu beachten.

Bei Einführung neuer Verordnungsblätter kommt es erfahrungsgemäß zu Übergangsschwierigkeiten. Im Sinne der Qualitätssicherung und für ein zeitnahes Funktionieren eines neuen Systems ist es wichtig, wenn sich in Kooperation zwischen Heilmittelerbringer und dem verordnenden Arzt die neue Verfahrensweise bald einspielt.

Es ist darauf zu achten, dass jedes Rezept korrekt ausgefüllt ist und die für die problemlose Abrechnung mit den Krankenkassen zwingend notwendigen Angaben enthält!

Das originale Verordnungsblatt (Muster 18) ist komplett im DIN A5-Format gehalten und besteht aus zwei Seiten.

Seite 1:   Heilmittelverordnung
Seite 2:   Empfangsbestätigung durch den Patienten

Diese Seiten gehen nach Beendigung des Rezeptes an die Krankenkasse des Versicherten.

Nachfolgend sind aufgeführt:
– die Blanko-Seiten des neuen Verordnungsblattes (linke Seite des Buches) mit dem Kommentar des DVE (rechte Seite des Buches), Seite 142-145
– das beispielhaft für die Diagnose „Apoplex" ausgefüllte Verordnungsblatt, Seite 146

Gebühr pflicht.	Krankenkasse bzw. Kostenträger	**Heilmittelverordnung** 18

Heilmittelverordnung 18

Maßnahmen der Ergotherapie

Gebühr pflicht.	Krankenkasse bzw. Kostenträger
Gebühr frei	Name, Vorname des Versicherten geb. am
Unfall/ Unfall- folgen	**BLOCK 1**
BVG	Kassen-Nr. Versicherten-Nr. Status
EWR/ CH	Vertragsarzt-Nr. VK gültig bis Datum

IK des Leistungserbringers

Gesamt-Zuzahlung   Gesamt-Brutto

Heilmittel-Pos.-Nr.   Faktor   Heilmittel-Pos.-Nr.

Heilmittel-Pos.-Nr.   Faktor

BLOCK 8

Wegegeld-/Pauschale   Faktor   km

Hausbesuch   Faktor   Hausbesuch   Faktor

Rechnungsnummer

Belegnummer

BLOCK 2

Verordnung nach Maßgabe des Kataloges (Regelfall)

☐ Erst-verordnung   ☐ Folge-verordnung   ☐ Gruppen-therapie

Behandlungsbeginn spätest. am

☐ Verordnung außerhalb des Regelfalles   T T M M J J

Hausbesuch   **Therapiebericht**

☐ Ja   ☐ Nein   ☐ Ja   ☐ Nein

Verordnungs-menge   **Heilmittel nach Maßgabe des Kataloges**   Anzahl pro Woche

BLOCK 3

Indikationsschlüssel   Diagnose mit Leitsymptomatik, gegebenenfalls wesentliche Befunde

BLOCK 4

Gegebenenfalls neurologische/psychiatrische, pädiatrische, orthopädische Besonderheiten

BLOCK 5

Gegebenenfalls Spezifizierung der Therapieziele

BLOCK 6

Medizinische Begründung bei Verordnungen außerhalb des Regelfalles (ggf. Beiblatt)

BLOCK 7

Verbindliches Muster

Vertragsarztstempel / Unterschrift des Arztes

Muster 18.1 (7.2004)

Kommentar zur Heilmittelverordnung | Seite 1

Neben den üblichen Daten des Patienten werden auf Seite 1 diverse therapierelevante Angaben abgefragt.

Die Angaben, die für eine korrekte Verordnung zwingend notwendig sind, sind im Folgenden durch Fettdruck und grüne Hinterlegung hervorgehoben.

Block 1 – Hier werden, wie bisher auch, die **Patienten-Daten** eingetragen.
Das EWR/CH-Feld wurde neu eingefügt. Im Zuge der Einführung der Europäischen Versicherungskarte zum 1.6.2004 muss die Behandlung ausländischer Versicherter gekennzeichnet werden.

Block 2 – **Art der Verordnung**
Erstverordnung oder Folgeverordnung, eine Langfristverordnung im Regelfall ist nicht vorgesehen. Jede längerfristige Verordnung nach Verbrauch der Gesamtverordnungsmenge ist eine Verordnung außerhalb des Regelfalls.
– **Gruppentherapie**, wenn gewünscht
– Behandlungsbeginn
Der Behandlungsbeginn muss nur eingetragen werden, wenn die Behandlung abweichend vom Ausstellungsdatum nicht innerhalb von 14 Tagen begonnen werden kann oder soll. Ist eine Genehmigung bei Verordnungen außerhalb des Regelfalls einzuholen, beginnt die Frist mit dem Genehmigungszeitpunkt.
– **Verordnung außerhalb des Regelfalls**
– **Hausbesuch ja oder nein**
– Therapiebericht ja oder nein

Block 3 – **Verordnungsmenge**, bis max. 10 Therapieeinheiten/Verordnung
Bei der längerfristigen Verordnung außerhalb des Regelfalls kann hier auch eine größere Anzahl eingetragen werden. Die Verordnungsmenge ist abhängig von der Behandlungsfrequenz so zu bemessen, dass mindestens eine ärztliche Untersuchung innerhalb einer Zeitspanne von 12 Wochen nach der Verordnung gewährleistet ist.
– **Heilmittel nach Maßgabe des Kataloges:**
Es kann sich hierbei um ein vorrangiges oder ein optionales Heilmittel handeln, zusätzlich kann der Arzt die ergänzende Maßnahme „Thermische Anwendung" und/oder eine ergotherapeutische Schiene verordnen.
– Die Behandlungsfrequenz (Anzahl der Therapieeinheiten pro Woche)
Steht hier kein Eintrag, muss die Therapie im Abstand von max. 14 Tagen erfolgen.

Block 4 – Hier trägt der Arzt die **Diagnose mit Leitsymptomatik** sowie ggf. die wesentlichen Befunde ein. Hinter dem Begriff der Leitsymptomatik verbergen sich in der Ergotherapie die im Heilmittelkatalog aufgeführten Fähigkeitsstörungen. Diese Störungen werden vom Arzt primär für die Erstellung einer Verordnung herangezogen.
Die Übernahme des exakten Wortlautes aus dem Heilmittelkatalog ist nicht zwingend notwendig, d.h. der Arzt kann auch selbst formulieren.

Block 5 – Angaben zu therapierelevanten Neben- und Begleiterkrankungen und Besonderheiten.

Block 6 – Die Angabe des Therapiezieles (laut Heilmittelkatalog) muss nur im Einzelfall erfolgen.

Block 7 – Falls es sich um eine Verordnung außerhalb des Regelfalles handelt, muss der Arzt hier die **Begründung** für die Verordnung eintragen.

Block 8 – Hier erfolgen die Angaben des Therapeuten zur Abrechnung gemäß § 302 SGB V.
Die Veränderungen gegenüber dem Vorgängerblatt sind minimal.

Genehmigung der Krankenkasse bei Verordnung außerhalb des Regelfalles

☐ Die verordnete Behandlung wird genehmigt. ☐ Die verordnete Behandlung wird nicht genehmigt. Datum | T | T | M | M | J | J |

Begründung bei Ablehnung

BLOCK 1

_____

_____

Unterschrift und Stempel der Krankenkasse

Bitte immer unmittelbar nach der Abgabe Ihrer Leistungen durch Unterschrift quittieren lassen!

Empfangsbestätigung durch den Versicherten

Ich bestätige, die im Folgenden aufgeführten Behandlungen erhalten zu haben

	Datum	Maßnahmen (erhaltene Heilmittel, ggf. auch Hausbesuche)	Unterschrift des Versicherten
1			
2			
3			
4			
5		**BLOCK 2**	
6			
7			
8			
9			
10			

Datum

☐ Behandlungsabbruch am | T | T | M | M | J | J |

BLOCK 3

Nach Rücksprache mit dem Arzt:

☐ Änderung von Gruppen- in Einzeltherapie

☐ Abweichung von der Frequenz

Begründung:

_____

_____

Verbindliches Muster

Stempel und Unterschrift des Leistungserbringers

Kommentar zur Empfangsbestätigung durch den Versicherten   Seite 2

Block 1 – Hier muss die Krankenkasse vermerken, ob sie die Verordnung außerhalb des Regelfalles genehmigt oder nicht. Bei Nicht-Genehmigung muss dies begründet werden.

Wichtiger Hinweis:
Die Krankenkassen müssen nur bei Verordnungen außerhalb des Regelfalles genehmigen. Sie können auf diesen Genehmigungsvorbehalt auch verzichten.

Block 2 – Der Therapeut/die Therapeutin trägt jeweils das Behandlungsdatum und die durchgeführte Maßnahme ein. Hier reicht auch das Eintragen der jeweiligen Heilmittelpositionsnummer.
Der Patient bestätigt die jeweils erhaltene Behandlung am Tag der Leistungsabgabe durch seine Unterschrift.
Vordatierungen und Globalbestätigungen sind nicht zulässig.

Block 3 – Kennzeichnung eines Behandlungsabbruchs und Angabe des Abbruchsdatums
– Änderung von Gruppen- in Einzeltherapie (Begründung angeben)
– Abweichung von der verordneten Frequenz (Begründung angeben)
– Stempel und Unterschrift des Therapeuten/der Therapeutin

Gebühr pflicht. ✗	Krankenkasse bzw. Kostenträger **AOK Musterstadt**		**Heilmittelverordnung** **18**

Maßnahmen der Ergotherapie

Gebühr frei	Name, Vorname des Versicherten **Mustermann, Klaus** **Musterweg 2** **12345 Musterdorf**	geb. am **1.1.41**

Unfall/ Unfall-folgen		

BVG	Kassen-Nr. **12345**	Versicherten-Nr. **100200300**	Status **30001**

EWR/ CH	Vertragsarzt-Nr. **500000**	VK gültig bis **01.01.06**	Datum **12.07.04**

IK des Leistungserbringers

Gesamt-Zuzahlung	Gesamt-Brutto

Heilmittel-Pos.-Nr.	Faktor	Heilmittel-Pos.-Nr.

Heilmittel-Pos.-Nr.	Faktor

Wegegeld-/Pauschale	Faktor	km

Verordnung nach Maßgabe des Kataloges (Regelfall)

☐ Erst-verordnung	✗ Folge-verordnung	☐ Gruppen-therapie

Hausbesuch	Faktor	Hausbesuch	Faktor

☐ Verordnung außerhalb des Regelfalles

Behandlungsbeginn spätest. am
T T M M J J

Rechnungsnummer

Hausbesuch   ☐ Ja   ✗ Nein   **Therapiebericht**   ☐ Ja   ✗ Nein

Belegnummer

Verordnungs-menge	**Heilmittel nach Maßgabe des Kataloges**	Anzahl pro Woche
10x	**Sensomot./perzept. Behandlung**	**2 x**

Indikationsschlüssel	Diagnose mit Leitsymptomatik, gegebenenfalls wesentliche Befunde
E N 2	**Apoplektischer Insult am 18.6.04 mit Hemiparese rechts**

Störungen der Sensibilität und Körperwahrnehmung, der Motorik bes. des rechten Armes und des Gleichgewichts

Große Probleme im Alltag, wird von Ehefrau (berufstätig) versorgt.

Gegebenenfalls neurologische/psychiatrische, pädiatrische, orthopädische Besonderheiten
leichte Aphasie

Gegebenenfalls Spezifizierung der Therapieziele
Verbesserung der Selbstständigkeit

Medizinische Begründung bei Verordnungen außerhalb des Regelfalles (ggf. Beiblatt)

Verbindliches Muster

Vertragsarztstempel / Unterschrift des Arztes

Muster 18.1 (7.2004)

II   Stationäre Versorgung

9 Hinweise zur Benutzung

Der Abschnitt II des Indikationskataloges dient als Nachschlagewerk für die stationäre Ergotherapie im Krankenhaus. Hier können Sie gezielt umfassende Informationen zu ergotherapeutischen Maßnahmen im Rahmen einer Krankenhausbehandlung nachschlagen.
Zentrales Instrument ist die „Leistungsbeschreibung stationärer ergotherapeutischer Leistungen im Krankenhaus" (Kapitel 10).
Da vom Gesetzgeber beziehungsweise der Selbstverwaltung bis zum gegenwärtigen Zeitpunkt für die Krankenhausbehandlung noch keine verbindlichen Vorgaben zur Struktur-, Prozess- und Ergebnisqualität getroffen worden sind, hat der DVE die „Leistungsbeschreibung stationärer ergotherapeutischer Leistungen im Krankenhaus" eigenständig entwickelt. Es lag nahe, sich bei der Erarbeitung an den seit vielen Jahren bewährten Beschreibungen aus dem ambulanten Bereich zu orientieren. Um den derzeitigen Gegebenheiten in den Institutionen gerecht zu werden, weist die Leistungsbeschreibung im stationären Bereich eine stärkere Ausdifferenzierung in einzelne Maßnahmen auf. So ist z.B. ATL im ambulanten Bereich in den Leistungen der vier Hauptmaßnahmen integriert, im stationären Bereich kann sie als eigene Leistung erfasst werden.
Primäres Ziel war es, eine qualitative Orientierung für die ergotherapeutische Behandlung im Krankenhaus zu entwickeln. Sie können nachschlagen, bei welcher Indikation welche ergotherapeutische Maßnahme notwendig ist. Eine Frequenz- und Behandlungsmengenempfehlung erfolgte nicht.

Gleichzeitig soll die Leistungsbeschreibung den durch die Einführung der DRGs gestiegenen Anforderungen an eine patientenbezogene Leistungserfassung gerecht werden. Aus diesem Grunde wurde auf der Grundlage der Leistungsbeschreibung eine Leistungserfassungssystematik entwickelt, die eine quantitative Erfassung der patientenbezogenen Leistungen ermöglicht. Im Kapitel 11 finden Sie hierzu Umsetzungsbeispiele für eine Papierversion und eine maschinenlesbare Version. Zudem erfolgt eine Erklärung zur PC-gestützten Anwendung.

Mit Hilfe einer patientenbezogenen Leistungserfassung können Sie der durch die DRGs notwendigen Kostenträgerrechnung gerecht werden. Eine Zuordnung aller durch die ergotherapeutische Abteilung angefallenen Kosten zu den jeweiligen Patienten ist damit möglich.

Hierfür ist es nicht zwingend notwendig, die mittelbar patientenbezogenen Leistungen zu erfassen. Allerdings kann es durchaus sinnvoll sein, diesen Leistungsbereich (z.B. Verwaltungsaufgaben, Supervisionen, Konzeptentwicklung) zusätzlich differenziert zu erfassen. Dies ermöglicht eine aussagekräftige Analyse der Leistungen, die nicht mittelbar am Patienten erbracht werden. Gerade bei diesen Leistungen besteht häufig Diskussionsbedarf zwischen der Verwaltung und der ergotherapeutischen Abteilung. Hierzu finden Sie ein Beispiel im Kapitel 11.

Zur Verwendung der Papierversion **der patientenbezogenen** und **der mittelbar patientenbezogenen Leistungserfassung** können Sie in der Geschäftsstelle des DVE eine Diskette mit den Vorlagen bestellen oder sie auf der Homepage www.dve.info (Pfad: Information, Leistungserfassungsbögen) des DVE herunterladen.

10 Leistungsbeschreibung

Leistungsbeschreibung ergotherapeutischer Leistungen als Teil der stationären Behandlung im Krankenhaus

Grundsätze

Die Leistungsbeschreibung orientiert sich in Bezug auf ihren Aufbau und die innere Systematik an der Leistungsbeschreibung Ergotherapie nach § 125 SGB V. Hier wurden die Richtlinien nach § 92 Abs.1 Satz 2 Nr. 6 SGB V berücksichtigt.
Es erfolgte eine Anpassung an die Behandlungsbesonderheiten im Krankenhaus, die sich durch das Behandlungssetting eines multiprofessionellen Teams und den spezifischen Krankheitszustand der Patienten ergibt.
Es werden die wesentlichen Indikationen, Therapieziele, Methoden und Verfahren für die einzelnen Maßnahmen beispielhaft benannt.

Gegenstand der Leistungsbeschreibung sind folgende **patientenbezogenen Leistungen:**
- die Durchführung der Befunderhebung (001) und deren Auswertung (101).
- das Aufstellen des individuellen Behandlungsplans, die Dokumentation und die therapiebezogene Vor- und Nachbereitung (100).
- die Durchführung der ergotherapeutischen Behandlung (010 – 072).
- das Verfassen eines Berichtes (102).
- Beratung zur Integration in das häusliche und soziale Umfeld (080).
- Angehörigenberatung (081).
- Fallbesprechung im Team (103).

Die Leistungspositionen 091 Therapieausfall/Einzelbehandlung und 092/093 Therapieausfall/Gruppenbehandlung ermöglichen die Zuordnung der durch den Behandlungsausfall entstandenen Kosten zu dem jeweiligen Patienten.

Positionsnummern

Für jede einzelne Leistungsposition wurde eine Nummer vergeben. Die Nummerierung wurde nach Praktikabilitätsgesichtspunkten entwickelt. Die Verwendung ist nicht zwingend notwendig, wenn krankenhausinterne Vorgaben dies verhindern. Im Sinne einer krankenhausübergreifenden Vergleichbarkeit ist allerdings eine Verwendung sehr wünschenswert.

Leistungsbeschreibung patientenbezogener Leistungen

Die Leistungsbeschreibung bezieht sich auf alle ergotherapeutischen Leistungen, die direkt am bzw. für den Patienten erbracht werden. Auf ihrer qualitativen Grundlage kann eine patientenbezogene Leistungserfassung erfolgen.

Einen Vorschlag zur Erfassung der **patientenbezogenen** und der **mittelbar patientenbezogenen Leistungen** finden Sie im Kapitel 11.

Befunderhebung

001 Befunderhebung/Erstellung des individuellen Behandlungsplans

Die Durchführung und Auswertung der ergotherapeutischen Befunderhebung bildet, auf der Grundlage der ärztlichen Verordnung, die Voraussetzung, die Behandlungsziele zu definieren und einen Behandlungsplan zu erstellen. Es werden Beobachtungs-, Screening- und Testverfahren eingesetzt.
Ziel der ergotherapeutischen Befunderhebung ist es, soweit möglich gemeinsam mit dem Patienten, seine Möglichkeiten zur Aktivität und Partizipation festzustellen. Die Befunderhebung bildet die Grundlage für den Behandlungsplan und dient der Verlaufskontrolle sowie der Vervollständigung der interdisziplinären Befunderhebung innerhalb des Behandlungsteams.
Im Verlauf der Behandlung kann eine erneute Befunderhebung zur Überpüfung der ergotherapeutischen Ziele und/oder zur Anpassung des Behandlungsplans erforderlich sein.

Eine ergotherapeutische Gruppenbehandlung kann in der Regel erst erfolgen, wenn dieser eine ergotherapeutische Befunderhebung im Rahmen einer Einzelmaßnahme vorausging. Dabei erfolgt auch die Zuordnung zur entsprechenden Gruppe.
Nach bereits erfolgter Einzelbehandlung können Gruppenbehandlungen ohne nochmalige Befunderhebung durchgeführt werden.

Ergotherapeutische Behandlung bei motorisch-funktionellen Störungen

010   Einzelbehandlung
011   Akut-/ Intensiveinzelbehandlung
012   Gruppenbehandlung bei 3-6 Patienten
013   Gruppenbehandlung bei 7-10 Patienten

Definition

Eine ergotherapeutische motorisch-funktionelle Behandlung dient der gezielten Therapie krankheitsbedingter Störungen der motorischen und sensorischen Funktionen und der daraus resultierenden Fähigkeitsstörungen.

Thermische Maßnahmen können die motorisch-funktionelle Behandlung ergänzend unterstützen. Siehe hierzu die Beschreibung ergänzende Leistung thermische Anwendung im Anschluss.

Voraussetzung für die Gruppenbehandlung (3-6 Patienten) ist die Feststellung der Gruppenfähigkeit und dass der Patient keine ständige therapeutische Intervention benötigt.
Voraussetzung für die Gruppenbehandlung (7-10 Patienten) ist, dass die ergotherapeutische Maßnahme im Rahmen einer Großgruppe umsetzbar ist. Der Patient benötigt keine ständige direkte therapeutische Intervention. In der Großgruppe vermittelbar sind z.B. Schulungs- und Informationsaspekte.

Indikationen: **bei Krankheitsbildern mit und ohne Beteiligung des peripheren Nervensystems und der Rezeptoren**

- **Funktionsstörungen/Schädigungen**

  - aktive und passive Bewegungsstörungen
  - Störungen der Grob- und Feinmotorik
  - Schmerz
  - Störungen der Haltung
  - Muskelinsuffizienz, -verkürzungen
  - Kontrakturen/Narbenzüge
  - lokale Durchblutungs- und Regulationsstörungen
  - Sensibilitätsstörungen

- **Fähigkeitsstörungen**

  - der Selbstversorgung
  - der Alltagsbewältigung
  - der Beweglichkeit
  - der Geschicklichkeit

Therapeutische Wirkungen

- Abbau pathologischer Haltungs- und Bewegungsmuster.
- Aufbau physiologischer Muskelfunktionen und Muskelkoordination.
- Verbesserung der Grob- und Feinmotorik.
- Vorbeugung gegen Fehlstellung/ Fehlhaltung, Kontrakturprophylaxe.
- Desensibilisierung, Sensibilisierung einzelner Sinnesfunktionen.
- Narbenabhärtung.
- Schmerzlinderung.
- Verbesserung der gestörten Gelenkbeweglichkeit.

Therapeutische Ziele

- Verbesserung und Erhalt der Selbstversorgung.
- Verbesserung und Erhalt der Alltagsbewältigung.
- Verbesserung und Erhalt der Beweglichkeit, Mobilität und Fortbewegung.
- Verbesserung und Erhalt der Geschicklichkeit.
- Verbesserung und Erhalt der handlungsorientierten Koordination und Kraft.
- Erlernen von Gelenkschutzmaßnahmen zur Reduzierung der schmerzbedingten Reaktionen.
- Kompensation verloren gegangener Funktionen, Erlernen von Ersatzfunktionen.
- Wiederherstellung von Alltagskompetenzen auch unter Berücksichtigung der zur Verfügung stehenden Hilfsmittel.
- Entwicklung und Verbesserung der graphomotorischen Funktionen.
- Verbesserung der Belastungsfähigkeit.

Leistung

Zur Leistung zählen insbesondere:
- Funktionelle Behandlungstechniken.
- Handwerkliche, spielerische und gestalterische Behandlungstechniken.
- Maßnahmen zur taktilen Desensibilisierung und Sensibilisierung.
- Handtherapie.
- Einhändertraining.

Regelbehandlungszeit:

010	Einzelbehandlung	mindestens 30 Minuten
011[1]	Akut-/ Intensiveinzelbehandlung	mindestens 20 Minuten
012/013	Gruppenbehandlung	mindestens 30 Minuten

[1] Bei krankheitsbedingter geringerer Belastungsfähigkeit ist eine Verringerung der Behandlungszeit im Rahmen der Einzelbehandlung möglich. Die Akut-/Intensiveinzelbehandlung (Position 011) bezieht sich in der Regel auf Patienten, die auf einer Intensivstation versorgt werden. Eine Akut-/Intensiveinzelbehandlung (Position 011) kann zudem durch die Behandlungsfrequenz (täglich/mehrmals täglich) indiziert sein.

Ergänzende Leistung thermische Anwendung

Definition

Die thermischen Maßnahmen ergänzen eine motorisch-funktionelle Behandlung. Diese Therapie wird durch die thermische Anwendung erleichtert, verbessert oder überhaupt erst möglich.

Indikationen

- Schmerzen.
- Muskelspannungsstörungen.

Therapeutische Wirkungen

- Herabsetzung der Schmerzempfindung.
- Anregung oder Minderung der Aktivität der Muskelspindeln.
- Verbesserung der Dehnfähigkeit von bindegewebigen Strukturen.

Therapeutische Ziele

- Schmerzdämpfung.
- Muskeltonusregulierung.

Leistung

- Behandlung einzelner oder mehrerer Körperteile mit lokaler Anwendung intensiver Kälte oder Wärme.

Ergotherapeutische Behandlung bei sensomotorischen/ perzeptiven Störungen

020 Einzelbehandlung
021 Akut-/ Intensiveinzelbehandlung
022 Gruppenbehandlung bei 3-6 Patienten

Definition

Eine ergotherapeutische sensomotorisch-perzeptive Behandlung dient der gezielten Therapie krankheitsbedingter Störungen der sensomotorischen und perzeptiven Funktionen und der daraus resultierenden Fähigkeitsstörungen. Sie ist ein komplexes Behandlungsverfahren mit häufig mehreren Therapiezielen.

Thermische Maßnahmen können die sensomotorisch-perzeptive Behandlung ergänzend unterstützen. Siehe hierzu die Beschreibung ergänzende Leistung thermische Anwendung im Anschluss.

Voraussetzung für die Gruppenbehandlung (3-6 Patienten) ist die Feststellung der Gruppenfähigkeit und dass der Patient keine ständige therapeutische Intervention benötigt.

Indikationen:	bei Krankheitsbildern in der Regel mit Beteiligung des zentralen und peripheren Nervensystems und der Rezeptoren
● Funktionsstörungen/Schädigungen – in der Körperhaltung, Körperbewegung und Koordination – in der Wahrnehmung und Wahrnehmungsverarbeitung (Störung der Sensorischen Integration) – in den manuellen Tätigkeiten, der Praxie – im psychomotorischen Tempo und in der Qualität – im Gesichtsfeld mit und ohne Neglect	**● Fähigkeitsstörungen** – der Selbstversorgung – der Alltagsbewältigung – der Beweglichkeit – der Geschicklichkeit – im Verhalten

Therapeutische Wirkungen

- Entwicklung und Verbesserung der basalen Sinneswahrnehmung.
- Entwicklung und Verbesserung visueller und auditiver Wahrnehmung.
- Koordination und Umsetzung von Sinneswahrnehmungen (sensorische Integration).
- Entwicklung und Verbesserung der Körperwahrnehmung und des Körperschemas.
- Entwicklung und Verbesserung der Sensomotorik, der Gleichgewichtsfunktionen und der Haltung.

- Hemmung pathologischer Bewegungsmuster, Bahnen normaler Bewegungen.
- Entwicklung und Verbesserung der Koordination von Bewegungsabläufen.
- Entwicklung und Verbesserung der Grob- und Feinmotorik.
- Entwicklung und Verbesserung der Mund- und Essmotorik.
- Entwicklung und Verbesserung der Serialleistung.

Therapeutische Ziele

- Verbesserung und Erhalt der Selbstversorgung.
- Verbesserung und Erhalt der Alltagsbewältigung.
- Verbesserung und Erhalt der Beweglichkeit, Mobilität und Fortbewegung.
- Verbesserung und Erhalt der Geschicklichkeit.
- Entwicklung und Verbesserung der graphomotorischen Funktionen.
- Entwicklung und Verbesserung sozioemotionaler Kompetenzen.
- Verbesserung der kognitiven Funktionen/ Kompensation eingeschränkter praktischer Möglichkeiten.
- Erlangung von Handlungs- und Alltagskompetenzen, Fähigkeiten des täglichen Lebens, auch unter Berücksichtigung der zur Verfügung stehenden Hilfsmittel.
- Kompensation nicht entwickelter oder verloren gegangener Funktionen und Erlernen von Ersatzfunktionen.
- Verbesserung der Belastungsfähigkeit.

Leistung

Zur Leistung zählen insbesondere:
- Wahrnehmungsfördernde Behandlungsmethoden, z.B. nach Perfetti (*), Frostig, Affolter (*).
- Stimulation, Stabilisierung und Differenzierung der basalen, sensomotorischen Fähigkeiten, z.B. nach Fröhlich (*).
- Sensorische Integrationstherapie, z.B. nach Ayres.
- Funktionelle, handwerkliche, spielerische, gestalterische Behandlungstechniken.
- Behandlung auf neurophysiologischer Grundlage, z.B. nach Bobath (*).
- Graphomotorisches Training.
- Mund- und Esstherapie, z.B. nach Bobath (*), Castillo-Morales (*), Coombes (*).
- Training der Alltagskompetenzen.

Regelbehandlungszeit:

020	Einzelbehandlung	mindestens 45 Minuten
021[1]	Akut-/ Intensiveinzelbehandlung	mindestens 20 Minuten
022	Gruppenbehandlung	mindestens 45 Minuten

1 Bei krankheitsbedingter geringerer Belastungsfähigkeit ist eine Verringerung der Behandlungszeit im Rahmen der Einzelbehandlung möglich. Die Akut-/Intensiveinzelbehandlung (Position 021) bezieht sich in der Regel auf Patienten, die auf einer Intensivstation versorgt werden. Eine Akut-/Intensiveinzelbehandlung (Position 021) kann zudem durch die Behandlungsfrequenz (täglich/mehrmals täglich) indiziert sein.

_____

* Die mit (*) gekennzeichneten Leistungen können nur als Einzelbehandlung erbracht werden.

Ergänzende Leistung thermische Anwendung

Definition

Die thermischen Maßnahmen ergänzen eine sensomotorisch/perzeptive Behandlung. Diese Therapie wird durch die thermische Anwendung erleichtert, verbessert oder überhaupt erst möglich.

Indikationen

- Schmerzen.
- Muskelspannungsstörungen.

Therapeutische Wirkungen

- Herabsetzung der Schmerzempfindung.
- Anregung oder Minderung der Aktivität der Muskelspindeln.
- Verbesserung der Dehnfähigkeit von bindegewebigen Strukturen.

Therapeutische Ziele

- Schmerzdämpfung.
- Muskeltonusregulierung.

Leistung

- Behandlung einzelner oder mehrerer Körperteile mit lokaler Anwendung intensiver Kälte oder Wärme.

Ergotherapeutische Behandlung bei psychisch-funktionellen Störungen

030   Einzelbehandlung
031   Akut-/ Intensiveinzelbehandlung
032   Gruppenbehandlung bei 3-6 Patienten
033   Gruppenbehandlung bei 7-10 Patienten

Definition

Eine ergotherapeutische psychisch-funktionelle Behandlung dient der gezielten Therapie krankheitsbedingter Störungen der psychosozialen und sozioemotionalen Funktionen und den daraus resultierenden Fähigkeitsstörungen.

Voraussetzung für die Gruppenbehandlung (3-6 Patienten) ist die Feststellung der Gruppenfähigkeit. Zum Einsatz kommt die Gruppenbehandlung insbesondere, wenn die individuelle Problematik des Patienten die Nutzung von gruppendynamischen Prozessen und stützenden Funktionen der Gruppe erfordert.

Voraussetzung für die Gruppenbehandlung (7-10 Patienten) ist, dass die ergotherapeutische Maßnahme im Rahmen einer Großgruppe umsetzbar ist. Der Patient benötigt keine ständige direkte therapeutische Intervention. In der Großgruppe vermittelbar sind z.B. Schulungs- und Informationsaspekte.

Indikationen: bei psychischen oder psychosomatischen Krankheitsbildern, dementiellen Erkrankungen, sowie bei Suchterkrankungen

● **Funktionsstörungen/Schädigungen**

- der Orientierung zu Raum, Zeit und Person
- im psychomotorischen Tempo und in der Qualität
- des Antriebs und des Willens
- des Realitätsbewusstseins und der Selbsteinschätzung
- der Wahrnehmung und Wahrnehmungsverarbeitung
- der emotionalen und Willensfunktionen
- der Anpassungs- und Verhaltensmuster
- des Denkens/der Denkinhalte

● **Fähigkeitsstörungen**

- der Selbstversorgung
- der Alltagsbewältigung
- im Verhalten
- in der zwischenmenschlichen Interaktion/Kommunikation
- der Kognition
- der Beweglichkeit und Geschicklichkeit

Therapeutische Wirkungen

- Psychische Stabilisierung und Aktivierung.
- Verbesserung von Antrieb, Motivation und Vitalität.
- Stärkung sozioemotionaler Kompetenzen, Kontakt-, Interaktions- und Kommunikationsfähigkeit.
- Verbesserung der kognitiven Funktionen, der Konzentration und der Serialleistung.
- Verbesserung von auf psychischem und medikamentös-toxischem Wege eingeschränkten körperlichen Funktionen.
- Verbesserung der Körperwahrnehmung, Selbst- und Fremdwahrnehmung sowie der Wahrnehmungsverarbeitung.
- Verbesserung der Konfliktfähigkeit, Angstbewältigung und Frustrationstoleranz.

Therapeutische Ziele

- Verbesserung und Erhalt der Alltagsbewältigung.
- Verbesserung und Erhalt des situationsgerechten Verhaltens.
- Verbesserung und Erhalt in der zwischenmenschlichen Interaktion und Kommunikation.
- Wiedererlangung und Erhalt von Selbstvertrauen und Handlungskompetenz.
- Wiedergewinnung und Erhalt des Realitätsbezuges und der realistischen Selbsteinschätzung.
- Verbesserung entwicklungspsychologisch wichtiger Fähigkeiten wie Autonomie und Bindungsfähigkeit.
- Verbesserung und Erhalt der kognitiven Fähigkeiten.
- Stärkung der Eigenverantwortung und Entscheidungsfähigkeit.
- Stärkung der Kreativität im Sinne von Problemlösungsverhalten und Entwicklung von Anpassungsstrategien.
- Verbesserung der Belastungsfähigkeit.
- Verbesserung der eigenaktiven Tagesstrukturierung.
- Entwicklung, Verbesserung und Erhalt der Selbständigkeit und der dafür notwendigen lebenspraktischen Fähigkeiten.
- Entwicklung und Verbesserung der Krankheitsbewältigung.

Leistung

Zur Leistung zählen insbesondere:
- Handwerkliche, gestalterische und spielerische Methoden, z.B. auch kommunikatives Malen, Gestaltungstherapie.
- Methoden zur Verbesserung der sozialen Wahrnehmung, des kommunikativen und interaktiven Verhaltens, z.B. Rollen- und Regelspiele.
- Methoden zur Verbesserung der Körper- und Selbstwahrnehmung und der Wahrnehmungsverarbeitung.
- Projektarbeiten.
- Training der Selbsthilfefähigkeiten.
- Realitätsorientierungsprogramme, z.B. ROT.
- Methoden zur Entwicklung von Selbstsicherheit und Bewältigungsstrategien.

- Training des sozialen Verhaltens.
- Kognitive Trainingsprogramme.
- Training der eigenaktiven Tagesstrukturierung.

Regelbehandlungszeit:

030	Einzelbehandlung	mindestens 45 Minuten
031[1]	Akut-/Intensiveinzelbehandlung	mindestens 20 Minuten
032/033	Gruppenbehandlung	mindestens 90 Minuten

---

1 Bei krankheitsbedingter geringerer Belastungsfähigkeit ist eine Verringerung der Behandlungszeit im Rahmen der Einzelbehandlung möglich. Die Akut-/Intensiveinzelbehandlung (Position 031) bezieht sich in der Regel auf Patienten in der Phase der akuten Psychose und/oder stark eingeschränkter körperlicher Funktionen aufgrund medikamentös-toxischer Einflüsse oder auch einer starken dementiellen Erkrankung. Eine Akut-/Intensivbehandlung (Position 031) kann zudem durch die Behandlungsfrequenz (täglich/mehrmals täglich) indiziert sein.

Ergotherapeutisches Hirnleistungstraining/ Neuropsychologisch orientierte Behandlung

040 Einzelbehandlung
041 Ergotherapeutisches Hirnleistungstraining als Gruppenbehandlung bei 3-6 Patienten

Definition

Ein ergotherapeutisches Hirnleistungstraining/ eine neuropsychologisch orientierte ergotherapeutische Behandlung dient der gezielten Therapie krankheitsbedingter Störungen der neuropsychologischen Hirnfunktionen, insbesondere der kognitiven Störungen und der daraus resultierenden Fähigkeitsstörungen.

Das neuropsychologisch orientierte ergotherapeutische Hirnleistungstraining als Einzelbehandlung zeichnet sich dadurch aus, dass jedes Leistungsdefizit so spezifisch wie möglich trainiert wird. Im Gegensatz dazu werden beim ergotherapeutischen Hirnleistungstraining als Gruppenbehandlung (3-6 Patienten) komplexe, kognitive Störungen gerade unter gruppendynamischen Aspekten besonders therapiert.

Voraussetzung für die Gruppenbehandlung ist die Feststellung der Gruppenfähigkeit und dass der Patient keine ständige therapeutische Intervention benötigt.

Indikationen: bei Krankheitsbildern mit Beteiligung des zentralen Nervensystems, incl. psychiatrischer Erkrankungen

● **Funktionsstörungen/Schädigungen**

– der kognitionsstützenden und höheren kognitiven Funktionen wie:
  – Aufmerksamkeit
  – Konzentration
  – Ausdauer
  – Merkfähigkeit und Gedächtnis
  – Reaktion
– der Handlungsfähigkeit und Problemlösung einschl. der Praxie
– im Gesichtsfeld mit und ohne Neglect

● **Fähigkeitsstörungen**

– der Selbstversorgung
– der Alltagsbewältigung
– der Kognition
– im Verhalten

Therapeutische Wirkungen

Wiederherstellung und Verbesserung der kognitiven und mnestischen Funktionen wie:
- Selektive und geteilte Aufmerksamkeit, Alertness, Vigilanz.
- Konzentration.
- Merkfähigkeit, Kurz- und Langzeitgedächtnis und Merkspanne.
- Orientierung zu Raum, Zeit, Ort und Person.
- Reaktionstempo, -zeit und -geschwindigkeit.
- Sprachlogisches und numerisches Verständnis.
- Visuelle und auditive Wahrnehmung, Wahrnehmungsgeschwindigkeit.

Therapeutische Ziele

- Verbesserung und Erhalt der Selbstversorgung.
- Verbesserung und Erhalt der Alltagsbewältigung.
- Entwicklung und Verbesserung des situationsgerechten Verhaltens und der zwischenmenschlichen Beziehungen.
- Entwicklung und Verbesserung der Realitätsbezogenheit.
- Entwicklung und Verbesserung von Problemlösungsstrategien.
- Entwicklung und Verbesserung von Handlungsplanung.

Leistung

Zur Leistung zählen insbesondere:
- Hirnleistungstraining mit starkem Realitäts- und Biografiebezug.
- Hirnleistungstraining mit speziellen und individuell adaptierten Programmen.
- Hirnleistungstraining am PC mit spezieller Therapiesoftware.
- Neuropsychologisch orientiertes Hirnleistungstraining (*).
- Handlungsorientiertes Training der kommunikativen Fähigkeiten, auch am PC.
- Training zur Verbesserung des Lernverhaltens.

Regelbehandlungszeit:

040 Einzelbehandlung   mindestens 30 Minuten
041 Gruppenbehandlung   mindestens 45 Minuten

Die mit (*) gekennzeichneten Leistungen können nur als Einzelbehandlung erbracht werden.

Aktivitäten des täglichen Lebens – ATL

050   Einzelbehandlung
051   Akut-/ Intensiveinzelbehandlung
052   Gruppenbehandlung bei 3-6 Patienten

Definition

Eine ergotherapeutische ATL-Behandlung dient der gezielten Therapie krankheitsbedingter Störungen und der daraus resultierenden Fähigkeitsstörungen im ATL-Bereich (Bereich der körperlichen Selbstversorgung und/oder der eigenständigen Lebensführung) mit starkem Realitäts- und Biografiebezug.

In Abgrenzung zu den Leistungen 010-033 zeichnet sich die ATL-Behandlung dadurch aus, dass unmittelbar im Bereich der körperlichen Selbstversorgung und/oder eigenständigen Lebensführung therapeutisch gearbeitet wird. Ist dies nicht der Fall bzw. steht dies nicht im Mittelpunkt der Behandlung, so handelt es sich nicht um eine ATL-Behandlung.

Voraussetzung für die Gruppenbehandlung (3-6 Patienten) ist die Feststellung der Gruppenfähigkeit und dass der Patient keine ständige therapeutische Intervention benötigt.

Indikationen:	bei allen Krankheitsbildern, die eine Fähigkeitsstörung im ATL-Bereich nach sich ziehen

- **Fähigkeitsstörungen**

- in der körperlichen Selbstversorgung*
  z.B.   Transfer
         Toilettenbenutzung
         körperliche Hygiene
         An- und Ausziehen
         Nahrungsaufnahme
         Mobilität im Haus
- in der eigenständigen Lebensführung
  z.B.   Haushaltsführung
         Mahlzeitenzubereitung
         Mobilität im und außer Haus
         Einkaufen
         Geldhaushalt
         Lesen/Schreiben/Rechnen
         Telefonbenutzung
         Medikamenteneinnahme

*Die aus dieser Fähigkeitsstörung resultierenden Leistungen sind grundsätzlich als Einzeltherapie zu erbringen.

Therapeutische Wirkungen

- Verbesserung der körperlichen Selbstversorgung und/ oder eigenständigen Lebensführung.

Therapeutische Ziele

- Wiedererlangung, Erhalt und Verbesserung der körperlichen Selbstversorgung und/ oder selbständigen Lebensführung.
- Erlangung von Alltags- und Handlungskompetenz im Umgang mit Hilfsmitteln.
- Verbesserung der Kommunikations-/ Interaktionsfähigkeit.

Leistung

- Training der körperlichen Selbstversorgung und/oder der eigenständigen Lebensführung

Regelbehandlungszeit:

050/052   Einzelbehandlung/ Gruppenbehandlung
Die Regelbehandlungszeit richtet sich nach der Art der Maßnahme und kann einen zeitlichen Umfang von 30 min-3 h haben.

051[1]   Akut-/ Intensiveinzelbehandlung mindestens 20 min.

---

[1] Bei krankheitsbedingter geringerer Belastungsfähigkeit ist eine Verringerung der Behandlungszeit im Rahmen der Einzelbe-handlung möglich. Die Akut-/ Intensiveinzelbehandlung (Position 051) bezieht sich in der Regel auf Patienten, die auf einer Intensivstation versorgt werden. Hier kann z.B. erstes Anziehtraining indiziert sein.
Eine Akut-/ Intensiveinzelbehandlung (Position 051) kann zudem durch die Behandlungsfrequenz (täglich/ mehrmals täglich) indiziert sein.

Hilfsmittelberatung, -versorgung, -anpassung und -training

060   Einzeltherapie

Definition

Hilfsmittel werden eingesetzt, um vorübergehenden, dauernden oder funktionellen Einschränkungen vorzubeugen, sie aufzuhalten oder zu beheben.

Hierfür ist eine individuelle Beratung, Versorgung, Anpassung und individuelles Training nötig.

Indikationen: **Probleme im Bereich der Selbständigkeit, die durch Hilfsmittel verbessert/kompensiert werden können**

- **Funktionsstörungen/Schädigungen**
  - aktive Bewegungsstörungen
  - Störungen der Grob- und Feinmotorik
  - schmerzbedingte Funktionsstörungen
  - Störungen der Haltung
  - Muskelinsuffizienz, -verkürzung
  - Kontrakturen

- **Fähigkeitsstörungen**
  - der Selbstversorgung (z.B. Körperpflege, An- und Ausziehen, Haushaltsführung)
  - der Alltagsbewältigung
    - der Fortbewegung
    - der Beweglichkeit und Geschicklichkeit
    - der Kommunikation (Sprache)

Therapeutische Wirkungen

- Steigerung der Selbständigkeit, Unabhängigkeit und Alltagskompetenz.
- Ermöglichung physiologischer Bewegungen bei alltäglichen Verrichtungen.
- Verhinderung pathologischer Bewegungen, Haltungsmuster.
- Gelenkschonendes Arbeiten (Schmerzreduktion).
- Steigerung des psychischen Wohlbefindens durch gesteigerte Selbständigkeit.

Therapeutische Ziele

- Wiederherstellung oder Ersatz der motorischen Funktionen.
- Verbesserung und Wiederherstellung körperlicher Funktionen.
- Verbesserung oder Gewährleistung der eigenständigen Lebensführung unter Einbeziehung technischer Hilfen.
- Gelenkschutz.
- Erhalt und Verbesserung der Kommunikation.

Leistung

- Hilfsmittelberatung.
  - Kontrolle vorhandener Hilfsmittel.
  - Individuelle Auswahl des Hilfsmittels.
- Hilfsmittelversorgung.
  - Erprobung, Auswahl/ Bestellung über Arzt oder Sanitätshaus.
  - Weitervermittlung zu Hilfsmittelanpassung und -training in den ambulanten Bereich oder eine andere Einrichtung.
- Hilfsmittelanpassung.
  - Individuelle Anpassung des Hilfsmittel.
- Hilfsmitteltraining.
  - Training des Umgangs mit dem Hilfsmittel.

Regelbehandlungszeit:

Die Regelbehandlungszeit richtet sich nach der Art der Maßnahme und kann einen zeitlichen Umfang von 30 min-3 h haben.

Herstellung, Anpassung und Korrektur temporärer Schienen

061   Einzelbehandlung

Definition

Diese ergotherapeutische Behandlung dient der Herstellung, Anpassung und Korrektur temporärer Schienen zur sachgerechten Lagerung, Fixation oder Korrektur von Extremitäten. Sie dient der Unterstützung physiologischer Funktionen und der Wiederherstellung alltagsrelevanter Fähigkeiten.

Diese Maßnahme setzt eine genaue Kenntnis der Möglichkeiten und Einschränkungen des Patienten voraus.

Indikationen: **für eine Lagerungsschiene**
für eine statische oder dynamische Funktionsschiene

● **Funktionsstörungen/Schädigungen**

– Schmerzen
– Schwellungen, Reizungen und/oder Entzündungen
– Kontrakturen/Narbenzüge
– Lähmungen
– postoperative Ruhigstellung

● **Fähigkeitsstörungen**

– der Beweglichkeit
– der Grob- und Feinmotorik

Therapeutische Wirkungen bei einer Lagerungsschiene

● Kontrakturprophylaxe.
● Entzündungshemmung.
● Schmerzreduktion.
● Korrektur von Achsenfehlstellungen.

Therapeutische Wirkungen bei einer statischen oder dynamischen Funktionsschiene

● Verhinderung pathologischer Bewegungen und Stellungen.
● Ermöglichung physiologischer Funktionen.
● Erweiterung des Bewegungsausmaßes.
● Aufdehnen von Kontrakturen.

Therapeutische Ziele

- Unterstützung von physiologischen Funktionen.
- Wiederherstellung von alltagsrelevanten Fähigkeiten.

Leistung

Herstellung und individuelle Einzelanpassung von Lagerungsschienen und statischen oder dynamischen Funktionsschienen.

Regelbehandlungszeit:

Der Zeitaufwand richtet sich nach der Größe und Art der für den Patienten herzustellenden Schiene.

Ergotherapeutische Behandlung als Belastungstraining

070 Einzelbehandlung
071 Gruppenbehandlung bei 3-6 Teilnehmern
072 Gruppenbehandlung bei 7-10 Teilnehmern

Definition

Ein ergotherapeutisches Belastungstraining dient der gezielten Therapie krankheitsbedingter Störungen der arbeitsrelevanten Grundfertigkeiten und den daraus resultierenden Fähigkeitsstörungen.

Voraussetzung für die Gruppenbehandlung (3-6 Teilnehmer) ist die Feststellung der Gruppenfähigkeit und dass der Patient keine ständige therapeutische Intervention benötigt. Zum Einsatz kommt die Gruppenbehandlung auch, wenn die individuelle Problematik des Patienten die Nutzung von gruppendynamischen Prozessen und stützenden Funktionen der Gruppe erfordert. Zudem kann sie als Annäherung an realistische Arbeitsbedingungen dienen. Die Großgruppe (7-10 Teilnehmer) ist indiziert, wenn der Patient weitestgehend selbständig arbeiten kann und nur im geringeren Umfang therapeutische Hilfe benötigt. Zudem sind in der Großgruppe Beratungs- und Informationsaspekte vermittelbar.

Indikation

Die Indikation ist bei allen Funktions- und Fähigkeitsstörungen gegeben, die Einschränkungen der arbeitsrelevanten Belastungsfähigkeit nach sich ziehen.

Therapeutische Wirkungen

- Steigerung der instrumentellen und sozioemotionalen Fähigkeiten.
- Steigerung der Ausdauer und Belastbarkeit.

Therapeutische Ziele

- Wiedergewinnung des Realitätsbezuges und der realistischen Selbsteinschätzung in Bezug auf Arbeit.
- Verbesserung und Erhalt der Belastungsfähigkeit und Ausdauer.
- Entwicklung, Verbesserung und Erhalt der Arbeitsfähigkeit und der dafür notwendigen Grundarbeitsfähigkeiten.

Leistung

- Erstellen eines Anforderungs- und Fähigkeitsprofils (z.B. Melba, IDA).
- Training der instrumentellen und sozioemotionalen Fähigkeiten.
- Training der Grundarbeitsfähigkeiten mit Hilfe von realitätsnahen Erprobungsmethoden.
- Planung, Vermittlung und Begleitung in komplementäre Einrichtungen.

Regelbehandlungszeit:

| 070 | Einzelbehandlung | mindestens 45 Minuten |
| 071/072 | Gruppenbehandlung | mindestens 60 Minuten |

Die Behandlungszeit wird in der Regel bis zu einer mehrstündigen Therapie täglich gesteigert.

Beratung zur Integration in das häusliche und soziale Umfeld

Position 080

Definition

Diese Maßnahme kann je nach Art und Schwere der Einschränkung des Patienten ergänzend zu einer ergotherapeutischen Behandlung erfolgen, wenn Schwierigkeiten im häuslichen und/oder sozialen Umfeld vorliegen, die eine Beratung erforderlich machen.
Im Rahmen der Beratung zur Integration in das häusliche und/oder soziale Umfeld erfolgt eine Abklärung, inwieweit der Patient in der Lage ist, die in der Therapiesituation erarbeiteten Fähigkeiten in den Alltag zu übertragen. Innerhalb dieser Maßnahme erfolgt auch eine Beratung darüber, welche Hilfsmittel bzw. welche Anpassungen des Wohn- u. Lebensraumes notwendig sind, damit der Patient eine größtmögliche eigenverantwortliche Lebensweise erreichen kann.

Indikation

Funktions- und Fähigkeitsstörungen in Bezug auf die Selbstversorgung, Selbständigkeit und Alltagsbewältigung können diese Leistung in allen Indikationsbereichen notwendig machen.

Therapeutisches Ziel

Verbesserung oder Erhalt der eigenständigen Lebensführung im häuslichen und/oder sozialen Umfeld.

Leistung

Im Rahmen dieser Maßnahme erfolgt die Analyse des häuslichen und sozialen Umfeldes des Patienten, die Beratung und Erstellung von Empfehlungen für eine aus medizinischer Sicht notwendige Adaption des Umfeldes an die vorhandenen Einschränkungen des Patienten.
Die Analyse und Empfehlungen müssen dem Patienten und dem ambulanten Weiterbehandler zugänglich sein.

Dauer der Maßnahme

Die Gegebenheiten und Erfordernisse vor Ort bestimmen den zeitlichen Umfang.
In der Regel wird die Leistung aufsuchend (z.B. beim Patienten zu Hause/seinem sozialem Umfeld) erbracht.

Angehörigenberatung

Position 081

Definition

Die Beratung erfolgt, je nach Art und Schwere der Einschränkung des Patienten, wenn die Sicherung des Therapieerfolges und/ oder die Umsetzung in den Lebensalltag einer Beteiligung der Angehörigen oder einer anderen Bezugsperson bedarf.

Indikation

Funktions- und Fähigkeitsstörungen in Bezug auf die Selbstversorgung, Selbständigkeit und Alltagsbewältigung können die Beratung in allen Indikationsbereichen notwendig machen.

Therapeutisches Ziel

Sicherung des Therapieerfolges und Umsetzung in den Lebensalltag durch die Beratung der Angehörigen oder einer anderen Bezugsperson.

Leistung

- Information und Aufklärung der Angehörigen oder einer anderen Bezugsperson.
- Anleitung zum Handling, z.B. beim Transfer.

Dauer der Maßnahme

Die Dauer der Beratung richtet sich nach dem Umfang des Beratungs- und Anleitungsaufwandes.

Therapieausfall

091   bei Einzelbehandlung
092   bei Gruppenbehandlung (3-6 Patienten)
093   bei Gruppenbehandlung (7-10 Patienten)

Erscheint der Patient nicht zur terminierten Therapie oder wird diese sehr kurzfristig abgesagt, entsteht eine Ausfallzeit.

Je nach Therapieform (Einzel- oder Gruppentherapie) wird diese Zeit mit der Positionen 091 und 092 / 093 erfasst.

Der Ausfall einer Gruppentherapie ist **nur** zu erfassen, wenn die komplette Therapieeinheit ausfällt. In diesem Fall ist der Ausfall bei allen geplanten Patienten zu erfassen.

Die Zeit, die durch die ausgefallene Therapie zur Verfügung steht und anderweitig verwendet werden kann, wird unter der entsprechenden Leistungsposition erfasst (z.B. Position 100 / 101 / 102) und dann nicht unter den Positionen 091-093.

Hinweis zur Leistungserfassung:
Durch die zeitliche Erfassung von Therapieausfällen darf keine Doppelerfassung erfolgen.

Dokumentation und therapiebezogene Vor- und Nachbereitung

Position 100

Dokumentation

Die Dokumentation ist Bestandteil jeder Behandlungseinheit. Sie beinhaltet die Erfassung des Behandlungsverlaufs in kurzer schriftlicher Form. Mindestens zu vermerken sind die Inhalte der Therapie, die Reaktionen des Patienten, sowie Besonderheiten.

Therapiebezogene Vor- und Nachbereitung

Die therapiebezogene Vor- und Nachbereitungszeit beinhaltet
- Planung der Behandlungseinheit.
- Vor- und Nachbereitung des Therapiematerials und des Therapieraumes.

Auswertung von Befundungsinstrumenten/Tests oder Assessments

Position 101

Im Rahmen der Befunderhebung, zur Zwischenbefundung und am Ende einer Therapie sind entsprechend der Behandlungskonzepte und des therapeutischen Settings Befundungsinstrumente, Tests oder Assessments ein notwendiger Bestandteil der Behandlung.
Die Auswertung erfolgt in Abwesenheit des Patienten und ist zeitlich abhängig vom jeweiligen Verfahren.

Bericht

Position 102

Neben der Dokumentation besteht zu bestimmten Zeitpunkten der Behandlung die Notwendigkeit des Verfassens eines Berichtes.
Dies erfolgt in der Regel zumindest am Ende des stationären Aufenthaltes.
Der Umfang und Zeitbedarf richten sich nach dem Behandlungskonzept und/oder den Anforderungen des Adressaten.

Fallbesprechung im Team

Position 103

Die Fallbesprechung kann im ergotherapeutischen oder interdisziplinären Team stattfinden. Inhalt sind der Austausch und die gemeinsame Bearbeitung therapierelevanter Informationen aus Anamnese, Diagnose, Behandlungsverlauf sowie die Entwicklung von Behandlungsperspektiven und -zielen des Patienten.

Hinweis zur Leistungserfassung: Nur der behandelnde Therapeut erfasst die benötigte Zeit unter dieser Positionsnummer beim Patienten.
Werden neben den patientenbezogenen Leistungen zusätzlich auch die mittelbar patientenbezogenen Leistungen erfasst, so erfassen alle anderen Therapeuten der Fallbesprechung die Zeit dort (siehe hierzu auch mittelbar patientenbezogene Leistungen **S. 183**).

11 Leistungserfassung mit Beispiel

Auf der Grundlage der Leistungsbeschreibung können Sie mit Hilfe der Leistungserfassung Ihre erbrachten Leistungen dokumentieren (erfassen).
Folgende Kriterien muss die Leistungserfassung erfüllen:

- Die Erfassung aller patientenbezogenen Leistungen muss möglich sein.
- Die einzelnen Leistungspositionen müssen zueinander abgegrenzt und überschneidungsfrei sein.
  - ⇨ Die einzelnen Leistungspositionen müssen so detailliert beschrieben, definiert und zueinander abgegrenzt sein, dass Ergotherapeuten in verschiedenen Institutionen gleiche Leistungen unter der gleichen Leistungsposition erfassen.
- Die Leistungspositionen müssen die verschiedenen ergotherapeutischen Leistungen abbilden.
- Der zeitliche Umfang der erbrachten Leistungen muss erfasst werden.
  - ⇨ Dies ist aus betriebswirtschaftlicher Sicht von großer Wichtigkeit. Nur wenn eine Erfassung des zeitlichen Umfanges (Länge der Behandlung in Minuten) erfolgt, kann für jede Leistung der jeweilige Kostenfaktor ermittelt werden. Zulässig und sinnvoll ist die Festlegung von Standardbehandlungslängen oder Zeiteinheiten. Eine minutengenaue Erfassung ist nicht notwendig.
- Die Leistungserfassung muss Einzel- und Gruppentherapie getrennt erfassen können.
  - ⇨ Auch diese Differenzierung ist aus betriebswirtschaftlicher Sicht sehr wichtig, da sich bei einer Gruppenbehandlung die Personalkosten der Therapeuten auf alle Patienten der behandelten Gruppe verteilen und dementsprechend pro einzelnem Patienten geringer sind, als bei einer Einzelbehandlung.
- Sie muss in der Anwendung praktikabel sein.
  - ⇨ Nur eine Leistungserfassung, die mit geringem zeitlichen Aufwand durchgeführt wird, wird akzeptiert und angewendet. Praktikabilität bezieht sich neben dem Faktor Zeit auch auf die Verständlichkeit, Logik, die leichte Erlernbarkeit und eine mögliche Adaptierbarkeit an eigene Notwendigkeiten.

Die Wahl der Form der Leistungserfassung wird primär von der Art der grundsätzlichen Leistungserfassung des einzelnen Krankenhauses abhängen. Wenn alle Leistungen bereits im Rahmen einer digitalen Patientenakte erfasst werden, so wird dies auch bei den ergotherapeutischen Leistungen PC-gestützt erfolgen. In diesem Fall müssen die ergotherapeutischen Leistungspositionen im krankenhausinternen PC-System hinterlegt werden.
Weitere Möglichkeiten sind die Erfassung per Papier oder mit einem maschinenlesbaren Erfassungsbogen.

Ergänzung der Leistungserfassung um weitere Positionen

Grundsätzlich ist es möglich, den vorliegenden Leistungserfassungspositionen weitere hinzuzufügen. Zu beachten ist hierbei, dass das Kriterium der Überschneidungsfreiheit eingehalten werden muss. Denkbar und praktikabel ist die Bildung von Unterpositionen. So könnte zum Beispiel die Leistung „ergotherapeutische Behandlung bei motorisch-funktionellen Störungen (010 – 013) durch Unterpositionen Handtherapie oder Einhändertraining ergänzt werden. Die Überschneidungsfreiheit wird dadurch gewährleistet, dass die beiden neuen Positionen die Positionsnummern 010.1 und 010.2 erhalten. Statistisch können sie entweder einzeln ausgewertet oder auf die Position 010 aufsummiert werden (010 = 010 + 010.1 + 010.2). Damit bleibt auch die krankenhausübergreifende Vergleichbarkeit erhalten.

Die thermische Anwendung ist Bestandteil der motorisch-funktionellen oder sensomotorisch/ perzeptiven Behandlung und hat in dieser Leistungsbeschreibung keine eigene Positionsnummer.

Leistungspunkte (LP)

Mit Hilfe der Leistungspunkte erfolgt eine ökonomische Gewichtung der Leistungen. Dies ist notwendig, da eine Einzeltherapie pro Minute Arbeitszeit höhere Kosten verursacht als eine Gruppentherapie.
Als Rechengrundlage wurde die Minute Einzeltherapie mit dem Faktor 1 bewertet. Die Gruppentherapien wurden dazu in Relation gesetzt. Dabei wurden bei den Gruppen folgende durchschnittliche Teilnahmemengen veranschlagt:

Gruppe 3-6 Patienten   =   Ø ca. 4,5 Patienten
Gruppe 7-10 Patienten   =   Ø ca. 8,5 Patienten

Mit Hilfe der Äquivalenzrechnung kann Ihr Krankenhaus damit die internen Kostensätze pro Therapieminute Ergotherapie errechnen.

Leistungserfassung und Kodierung im OPS 301

Der OPS (Operations-Prozeduren-Schlüssel) wird zur Ermittlung der DRGs benötigt. Es ist grundsätzlich nicht die Aufgabe des OPS mit Hilfe seiner Kodes eine vollständige Leistungserfassung aller im Rahmen der Krankenhausbehandlung erbrachten Leistungen zu ermöglichen. Dies ist DRG-systemtechnisch nicht notwendig.
Eine Verknüpfung der Leistungserfassung mit vorhandenen OPS Kodes ist allerdings jederzeit möglich und auch notwendig. Aufgrund der Komplexität sowie der jährlichen Veränderungen des OPS 301 kann hier auf mögliche Verknüpfungsvarianten nicht eingegangen werden.
Der DVE hat bereits in der Vergangenheit regelmäßig Ergänzungsvorschläge für den OPS eingereicht, die eine ausreichende und einfache Abbildung ergotherapeutischer Leistungen im OPS ermöglichen würden.
Aufgrund der (Kosten-)Relevanz einzelner Kodes im OPS ist es dringend angeraten, sich mit den jeweiligen aktuellen Kodiermöglichkeiten des OPS auseinander zu setzen und daraus notwendige Verknüpfungen herzustellen.

Patientenbezogene Leistungserfassung/Überblick über die Regelbehandlungszeiten

Dies sind die notwendigen Angaben, die Sie zur Hinterlegung in Ihr krankenhausinternes Leistungserfassungssystem benötigen.

Weitere Erklärungen zu einzelnen Rubriken des Erfassungsbogens siehe Anmerkungen zur patientenbezogenen Leistungserfassung Papierversion.

Nr.	Leistungsarten der Ergotherapie	Regelbehandlungzeit	Leistungspunkte
001	Befunderhebung	nach Aufwand	15 (pro 15 min.)
010	motorisch-funktionelle Einzelbehandlung	mindestens 30 min.	30
011	motorisch-funktionelle Akut-/Intensiveinzelbehandlung*	mindestens 20 min.	20
012	motorisch-funktionelle Gruppenbehandlung (3-6 Patienten)	mindestens 30 min.	6,6
013	motorisch-funktionelle Gruppenbehandlung (7-10 Patienten)	mindestens 30 min.	3,6
020	sensomotorisch/perzeptive Einzelbehandlung	mindestens 45 min.	45
021	sensomotorisch/perzeptive Akut-/Intensiveinzelbehandlung**	mindestens 20 min.	20
022	sensomotorisch/perzeptive Gruppenbehandlung (3-6 Patienten)	mindestens 45 min.	9,9
030	psychisch-funktionelle Einzelbehandlung	mindestens 45 min.	45
031	psychisch-funktionelle Akut-/Intensiveinzelbehandlung***	mindestens 20 min.	20
032	psychisch-funktionelle Gruppenbehandlung (3-6 Patienten)	mindestens 90 min.	19,8
033	psychisch-funktionelle Gruppenbehandlung (7-10 Patienten)	mindestens 90 min.	10,8
040	Hirnleistungstraining / neuropsychologisch orientierte Einzelbehandlung	mindestens 30 min.	30
041	Hirnleistungstraining, Gruppenbehandlung (3-6 Patienten)	mindestens 45 min.	9,9
050	ATL, Einzelbehandlung	30 min - 3 h	30 (pro 30 min.)
051	ATL, Akut-/Intensiveinzelbehandlung****	mindestens 20 min.	20
052	ATL, Gruppenbehandlung (3-6 Patienten)	30 min - 3 h	6,6 (pro 30 min.)
060	Hilfsmittelberatung, -versorgung, -anpassung und -training (auch Prothesen), Einzelbehandlung	30 min - 3 h	30 (pro 30 min.)
061	Herstellung, Anpassung und Korrektur temporärer Schienen	nach Art u. Größe	15 (pro 15 min.)
070	Belastungstraining, Einzelbehandlung	mind. 45 min. / Steigerung	45 (bei 45 min.)
071	Belastungstraining, Gruppenbehandlung (3-6 Patienten)	mind. 60 min. / Steigerung	6,6 (bei 30 min.)
072	Belastungstraining, Gruppenbehandlung (7-10 Patienten)	mind. 60 min. / Steigerung	3,6 (bei 30 min.)
080	Beratung zur Integration	nach Erfordernissen vor Ort	15 (pro 15 min.)
081	Angehörigenberatung	nach Aufwand	15 (pro 15 min.)
091	Therapieausfall, Einzeltherapie	realer Ausfall	5 (pro 5 min.)
092	Therapieausfall, Gruppentherapie (3-6 Patienten)	realer Ausfall	1,1 (pro 5 min.)
093	Therapieausfall, Gruppentherapie (7-10 Patienten)	realer Ausfall	0,6 (pro 5 min.)
100	Dokumentation und therapiebezogene Vor- und Nachbereitung	nach Aufwand	5 (pro 5 min.)
101	Auswertung von Befundungsinstrumenten/Tests/Assesments	nach Aufwand	10 (pro 10 min.)
102	Bericht	nach Aufwand	15 (pro 15 min.)
103	Fallbesprechung im Team	nach Aufwand	5 (pro 5 min.)

*/**/***/**** siehe hierzu Anmerkung innerhalb der Leistungsbeschreibung im Kapitel 10 (S. 151ff)

Patientenbezogene Leistungserfassung (Papierversion)

Patient Nr.: ①	Aufnahmedatum: ③ (in der Klinik) .... ☐ ist der .... Erfassungsbogen	Entlassungsdatum: ⑤ (aus der Klinik) .... ☐ folgt nächster Erfassungsbogen
Hauptdiagnose (ICD 10): ② (Grund der Einweisung) ....➤⑦................	Nebendiagnosen (ICD 10): ④	Name der Therapeutin: ⑥ ⑨

Nr.	Leistungsarten der Ergotherapie	Min. ⑧	1	2	3	4	5	6	7	8	9	10	11	12	13	14	15	16	17	18	19	20	21	22	23	24	25	26	27	28	29	30	31	Gesamt	Lp.
			erbrachte Leistungen pro Kalendertag																																	
001	Befunderhebung	15																																	15
010	motorisch-funktionelle Einzelbehandlung	15			2	2	2	2	2			2	2	2																					16	15
011	motorisch-funktionelle Akut- / Intensiveinzelbehandlung	20																																		20
012	motorisch-funktionelle Gruppenbehandlung (3-6 Patienten)	15																																		3,3
013	motorisch-funktionelle Gruppenbehandlung (7-10 Patienten)	15																																		1,8
020	sensomotorisch/perzeptive Einzelbehandlung	15																																		15
021	sensomotorisch/perzeptive Akut- / Intensiveinzelbehandlung	20																																		20
022	sensomotorisch/perzeptive Gruppenbehandlung (3-6 Patienten)	15																																		3,3
030	psychisch-funktionelle Einzelbehandlung	15																																		15
031	psychisch-funktionelle Akut- / Intensiveinzelbehandlung	20																																		20
032	psychisch-funktionelle Gruppenbehandlung (3-6 Patienten)	15																																		3,3
033	psychisch-funktionelle Gruppenbehandlung (7-10 Patienten)	15																																		1,8
040	Hirnleistungstraining/neuropsycholo-gisch orientierte Einzelbehandlung	15																																		15
041	Hirnleistungstraining, Gruppenbehandlung (3-6 Patienten)	15																																		3,3
050	ATL, Einzelbehandlung	15																																		15
051	ATL, Akut- / Intensiveinzelbehandlung	20																																		20
052	ATL, Gruppenbehandlung (3-6 Patienten)	15																																		3,3
060	Hilfsmittelberatung, -versorgung, -anpassung und -training (auch Prothesen), Einzelbehandlung	15																																		15
061	Herstellung, Anpassung und Korrektur temporärer Schienen	15																																		15
070	Belastungstraining, Einzelbehandlung	15																																		15
071	Belastungstraining, Gruppenbehandlung (3-6 Patienten)	15																																		3,3
072	Belastungstraining, Gruppenbehandlung (7-10 Patienten)	15																																		1,8
080	Beratung zur Integration	15																																		15
081	Angehörigenberatung	15																																		15
091	Therapieausfall, Einzeltherapie	5																																		5
092	Therapieausfall, Gruppentherapie (3-6 Patienten)	5																																		1,1
093	Therapieausfall, Gruppentherapie (7-10 Patienten)	5																																		0,6
100	Dokumentation und therapiebezogene Vor- und Nachbereitung	5																																		5
101	Auswertung von Befundinstrumenten/Tests/ Assessments	10																																		10
102	Bericht	15																																		15
103	Fallbesprechung im Team	5																																		5

Tageserfassung

Erfassung nach Entlassung bzw. Ende der Behandlung

Beispiel:
- Der Patient hat am 3., 4., 5., 6., 7., 10., 11. & 12. des Monats jeweils eine motorisch-funktionelle Einzelbehandlung (010) erhalten.
- Diese hatte, entsprechend der Regelbehandlungszeit dieser Leistung, immer eine Länge von 30 min.
- Am 13. wurde der Patient entlassen.

Anmerkungen:

① **Patient Nr.**

Innerhalb einer Leistungserfassung besteht grundsätzlich die Notwendigkeit, die Patienten numerisch zu erfassen. Dadurch haben Sie die Möglichkeit, die Leistungsdaten zu erfassen und auszuwerten. In der Regel erhält der Patient bei der Aufnahme ins Krankenhaus eine Patientennummer. In diesem Fall ist es sinnvoll, diese zu verwenden. Unter Umständen erstellt das Krankenhaus auch Patientenaufkleber, die verwendet werden können.

Im Rahmen einer PC-gestützten Erfassung (digitale Patientenakte) werden die Stammdaten (incl. der Aufnahmenummer) bereits von der Verwaltung eingegeben.

② **Hauptdiagnose (ICD 10)**

Die Erfassung der Hauptdiagnose ermöglicht eine Analyse der erbrachten ergotherapeutischen Leistungen bezogen auf die Diagnose des Patienten. Sie muss im Diagnoseschlüssel ICD 10 erfolgen.

Im Rahmen einer PC-gestützten Erfassung (digitale Patientenakte) wird die Hauptdiagnose bereits durch den Arzt eingegeben.

③ **Aufnahmedatum**

Das Aufnahmedatum muss erfasst werden, um die Länge des Krankenhausaufenthaltes ermitteln zu können. Es bezieht sich auf die Aufnahme des Patienten in das Krankenhaus und **nicht** auf die erste ergotherapeutische Behandlung.

Wenn der Patient länger als einen Monat im Krankenhaus behandelt wird oder ein Monatsende innerhalb der Behandlungszeit liegt, so müssen bezogen auf die Papier- und maschinenlesbare Version zur Erfassung der Behandlungsleistungen mehrere Erfassungsbögen pro Patient verwendet werden (pro Monat einen). Handelt es sich nun um den zweiten oder folgenden Erfassungsbogen, so ist nicht das Aufnahmedatum anzugeben, sondern im Kästchen ein Kreuz zu machen und anzugeben, der wievielte Erfassungsbogen des Patienten es ist.

Im Rahmen einer PC-gestützten Erfassung (digitale Patientenakte) wird das Aufnahmedatum bereits durch die Verwaltung eingegeben.

④ **Nebendiagnosen (ICD 10)**

In Kombination mit der Hauptdiagnose ermöglicht die Erfassung der Nebendiagnosen eine differenziertere Aussage darüber, welche Patientengruppen ergotherapeutische Leistungen erhalten haben. Sie muss im Diagnoseschlüssel ICD 10 erfolgen.

Im Rahmen einer PC-gestützten Erfassung (digitale Patientenakte) wird die Nebendiagnose bereits durch den Arzt eingegeben.

⑤ **Entlassungsdatum**

Das Entlassungsdatum muss erfasst werden, um die Länge des Krankenhausaufenthaltes ermitteln zu können. Es bezieht sich auf die Entlassung des Patienten aus dem Krankenhaus und **nicht** auf die letzte ergotherapeutische Behandlung.

Muss ein Folgeerfassungsbogen verwendet werden (siehe 3), so muss dies hier angekreuzt werden. Ein Entlassungsdatum kann in diesem Fall nicht angegeben werden. Die Angabe erfolgt auf dem letzten Erfassungsbogen.

Im Rahmen einer PC-gestützten Erfassung (digitale Patientenakte) wird das Entlassungsdatum durch eine andere Stelle eingegeben.

⑥ **Name der Therapeutin/des Therapeuten**

Diese Angabe ermöglicht die Zuordnung der erbrachten patientenbezogenen Leistung zur/zum jeweiligen Behandlerin/Behandler. Diese Zuordnung bedarf in der Regel der Zustimmung durch den Betriebs- oder Personalrat.

⑦ **Nummer (Nr.)**

Siehe hierzu Kapitel 10 Leistungsbeschreibung S. 151ff

⑧ **Minuten (Min.)**

Ein Minutentakt, von in der Regel 15 min, ist angegeben, um verschiedene Behandlungslängen unproblematisch erfassen zu können. Dies erscheint aufgrund der unterschiedlichen therapeutischen Konzepte in den Krankenhäusern notwendig. Hiervon unberührt bleibt die allgemeine Regelung der Regelbehandlungszeit der einzelnen Leistungen. Grundsätzlich ist es auch möglich, keine Minutentakte zu verwenden, sondern mit absoluten Zeiten (z.B. 010 = 30 min) zu arbeiten.

⑨ Leistungspunkte (Lp.)

Siehe hierzu S. 178 Leistungspunkte

Zur Verwendung der Papierversion der patientenbezogenen Leistungserfassung können Sie in der Geschäftsstelle des DVE eine Vorlage auf Diskette bestellen oder sie auf der Homepage www.dve.info (Pfad: Information, Leistungserfassungsbögen) des DVE herunterladen.

Patientenbezogene Leistungserfassung (maschinell lesbar)

Patient Nr.:	Aufnahmedatum: (in der Klinik) .... ☐ ist der .... Erfassungsbogen	Entlassungsdatum: (aus der Klinik) .... ☐ folgt nächster Erfassungsbogen
Hauptdiagnose (ICD 10): (Grund der Einweisung)	**Nebendiagnosen (ICD 10):**	**Name der Therapeutin:** ....

Nr.	Leistungsarten der Ergotherapie	Min.	erbrachte Leistungen pro Kalendertag	Gesamtmenge (64 32 16 8 4 2 1)	Lp.
001	Befunderhebung	15		☐ ☐ ☐ ☐ ☐ ☐ ☐	15
010	motorisch-funktionelle Einzelbehandlung	15		☐ ☐ ☐ ☐ ☐ ☐ ☐	15
011	motorisch-funktionelle Akut- / Intensiveinzelbehandlung	20		☐ ☐ ☐ ☐ ☐ ☐ ☐	20
012	motorisch-funktionelle Gruppenbehandlung (3-6 Patienten)	15		☐ ☐ ☐ ☐ ☐ ☐ ☐	3,3
013	motorisch-funktionelle Gruppenbehandlung (7-10 Patienten)	15		☐ ☐ ☐ ☐ ☐ ☐ ☐	1,8
020	sensomotorisch/perzeptive Einzelbehandlung	15	3 3 3 3 3 3 3 3	☐ ☐ ✗ ✗ ☐ ☐ ☐	15
021	sensomotorisch/perzeptive Akut- / Intensiveinzelbehandlung	20		☐ ☐ ☐ ☐ ☐ ☐ ☐	20
022	sensomotorisch/perzeptive Gruppenbehandlung (3-6 Patienten)	15		☐ ☐ ☐ ☐ ☐ ☐ ☐	3,3
030	psychisch-funktionelle Einzelbehandlung	15		☐ ☐ ☐ ☐ ☐ ☐ ☐	15
031	psychisch-funktionelle Akut- / Intensiveinzelbehandlung	20		☐ ☐ ☐ ☐ ☐ ☐ ☐	20
032	psychisch-funktionelle Gruppenbehandlung (3-6 Patienten)	15		☐ ☐ ☐ ☐ ☐ ☐ ☐	3,3
033	psychisch-funktionelle Gruppenbehandlung (7-10 Patienten)	15		☐ ☐ ☐ ☐ ☐ ☐ ☐	1,8
040	Hirnleistungstraining/neuropsychologisch orientierte Einzelbehandlung	15		☐ ☐ ☐ ☐ ☐ ☐ ☐	15
041	Hirnleistungstraining, Gruppenbehandlung (3-6 Patienten)	15		☐ ☐ ☐ ☐ ☐ ☐ ☐	3,3
050	ATL, Einzelbehandlung	15		☐ ☐ ☐ ☐ ☐ ☐ ☐	15
051	ATL, Akut- / Intensiveinzelbehandlung	20		☐ ☐ ☐ ☐ ☐ ☐ ☐	20
052	ATL, Gruppenbehandlung (3-6 Patienten)	15		☐ ☐ ☐ ☐ ☐ ☐ ☐	3,3
060	Hilfsmittelberatung, -versorgung, -anpassung und -training (auch Prothesen), Einzelbehandlung	15		☐ ☐ ☐ ☐ ☐ ☐ ☐	15
061	Herstellung, Anpassung und Korrektur temporärer Schienen	15		☐ ☐ ☐ ☐ ☐ ☐ ☐	15
070	Belastungstraining, Einzelbehandlung	15		☐ ☐ ☐ ☐ ☐ ☐ ☐	15
071	Belastungstraining, Gruppenbehandlung (3-6 Patienten)	15		☐ ☐ ☐ ☐ ☐ ☐ ☐	3,3
072	Belastungstraining, Gruppenbehandlung (7-10 Patienten)	15		☐ ☐ ☐ ☐ ☐ ☐ ☐	1,8
080	Beratung zur Integration	15		☐ ☐ ☐ ☐ ☐ ☐ ☐	15
081	Angehörigenberatung	15		☐ ☐ ☐ ☐ ☐ ☐ ☐	15
091	Therapieausfall, Einzeltherapie	5		☐ ☐ ☐ ☐ ☐ ☐ ☐	5
092	Therapieausfall, Gruppentherapie (3-6 Patienten)	5		☐ ☐ ☐ ☐ ☐ ☐ ☐	1,1
093	Therapieausfall, Gruppentherapie (7-10 Patienten)	5		☐ ☐ ☐ ☐ ☐ ☐ ☐	0,6
100	Dokumentation und therapiebezogene Vor- und Nachbereitung	5		☐ ☐ ☐ ☐ ☐ ☐ ☐	5
101	Auswertung von Befundinstrumenten/Tests/Assessments	10		☐ ☐ ☐ ☐ ☐ ☐ ☐	10
102	Bericht	15		☐ ☐ ☐ ☐ ☐ ☐ ☐	15
103	Fallbesprechung im Team	5		☐ ☐ ☐ ☐ ☐ ☐ ☐	5

Tageserfassung

Erfassung nach Entlassung bzw. Ende der Behandlung (16 + 8 = 24 Zeiteinheiten)

Beispiel:
- Der Patient hat am 3., 4., 5., 6., 11., 12., 13. & 14. des Monats jeweils eine sensomotorisch/perzeptive Einzelbehandlung (020) erhalten.
- Diese hatte, entsprechend der Regelbehandlungszeit dieser Leistung, immer eine Länge von 45 min.
- Am 15. wurde der Patient entlassen.

Mittelbar patientenbezogene Leistungen

Unter mittelbar patientenbezogenen Leistungen werden Leistungen verstanden, die notwendiger Bestandteil der Behandlung des Patienten sind, aber in ihrer Art und Form mehreren/allen Patienten zugute kommen. Es besteht nicht die Möglichkeit, diese Leistungen dem einzelnen Patienten direkt zuzuordnen. Beispiele hierfür sind Verwaltungsarbeiten, Supervisionen, allgemeine Teams, interne Fortbildungen, Materialbeschaffung, Leitungsaufgaben, Mitarbeit in Qualitätszirkeln.

Diese Erfassung ermöglicht es, alle durch die Therapeuten erbrachten mittelbar patientenbezogenen Leistungen zu erfassen. Es besteht dabei nicht zwingend die Notwendigkeit, die ermittelten Leistungsdaten der/des einzelnen Therapeutin/Therapeuten zu analysieren. Wurden alle mittelbar patientenbezogenen Leistungen erfasst, so besteht die Möglichkeit, nur den Durchschnittswert aller Therapeuten zu ermitteln. Hierfür muss die Gesamtmenge aller mittelbar patientenbezogenen Leistungen durch die Gesamtmenge aller Therapeuten (Summe aller Vollzeit- und Teilzeitstellen, z.B.: 1,0 +1,0 + 0,8 + 0,5 = 3,3) geteilt werden.

Die Erfassung der mittelbar patientenbezogenen Leistungen muss separat erfolgen. Eine direkte Verknüpfung mit der patientenbezogenen Leistungserfassung ist nicht möglich.

Die Erfassung kann PC-gestützt oder in Papierform erfolgen. Eine Erfassung mit Hilfe eines maschinenlesbaren Bogens ist auch möglich. Es ist aber keine realisierte Version bekannt.

Mögliche Erfassungspositionen

- Die bereits beschriebenen Kriterien für eine Leistungserfassung müssen auch bei der Erfassung der mittelbar patientenbezogenen Leistungen berücksichtigt werden. Allerdings handelt es sich grundsätzlich um Einzelleistungen, sodass eine Unterteilung in Einzel- und Gruppenleistungen nicht notwendig ist.
- Die hier aufgeführten Leistungspositionen der mittelbar patientenbezogenen Leistungen verstehen sich als eine Vorschlagsliste. Eine Ergänzung mit weiteren Leistungen ist möglich und im Einzelfall auch notwendig.
- Eine Nummerierung der Leistungen ist notwendig. Die hier verwendete Nummerierung ist ein Vorschlag. Es ist darauf zu achten, dass es nicht zu einer Überschneidung mit den Positionen der patientenbezogenen Leistungen kommt.

Mittelbar patientenbezogene Leistungserfassung (Papierversion)

Name der Therapeutin: .... **Monat / Jahr** (z.B. 01 / 04): .... / ....

Nr.	mittelbar patienten-bezogene Leistungen	Min.	erbrachte Leistungen pro Kalendertag																													Gesamt-menge	Lp.
			1	2	3	4	5	6	7	8	9	10	11	12	13	14	15	16	17	18	19	20	21	22	23	24	25	26	27	28	29	30	31		
M1	Team (allgemein, nicht Fallteam)	15																																		15
M2	Visite	15			3									4							2					5								16	15
M3	administrative Aufgaben	10																																		10
M4	Materialbeschaffung	10																																		10
M5	Statistik und Dienstplan	10																																		10
M6	konzeptionelle Arbeit	15																																		15
M7	Mitarbeit in Qualitätszirkeln / Qualitätsmanagement	15																																		15
M8	Repräsentationen (Vorträge, Führungen, Delegationen)	15																																		15
M9	interne Fortbildungen	15		8																															8	15
M10	externe Fortbildungen	15																																		15
M11	Anleitung / Unterweisung v. Praktikanten und Mitarbeitern	15																																		15
M12	Mitarbeitergespräch	15							4																										4	15
M13	allgemeine Leitungsaufgaben	15																																		15
M14	innerbetriebliche Versammlungen/Veranstaltungen	15																																		15
M15	sonstige Leistungen	10																																		10
M16																																			
			1	2	3	4	5	6	7	8	9	10	11	12	13	14	15	16	17	18	19	20	21	22	23	24	25	26	27	28	29	30	31		

Beispiele:
- Wöchentliche Visite mit jeweils unterschiedlicher Länge.
- Teilnahme an einer internen Fortbildung von 2 h am 3. des Monats.
- Mitarbeitergespräch 60 min. am 7. des Monats.

Gesamtmenge am Monatsende

Kurzbeschreibung der einzelnen mittelbar patientenbezogenen Leistungen

M1 Team
Hier sind alle Teamzeiten zu erfassen, die nicht den Patienten direkt zugeordnet werden können.
Bei einer Fallbesprechung im ergotherapeutischen Team erfassen alle Therapeuten, die den Patienten nicht selbst behandeln, diese Leistung unter dieser Position.
(Vergleiche Position 103 Fallbesprechung im Team S. 175)

M2 Visite
Im Rahmen einer Visite erfolgt in der Regel eine kurze interdisziplinäre Besprechung am Bett des Patienten.
Aufgrund der Kürze der Besprechung pro Patient ist eine patientenbezogene Erfassung nicht praktikabel.

M3 Administrative Aufgaben
Hierunter sind alle Verwaltungstätigkeiten zu erfassen, die nicht einem einzelnen Patienten zugeordnet werden können; Beispiele sind Telefonate und Schriftverkehr.

M4 Materialbeschaffung
Hierunter sind alle Tätigkeiten zu erfassen, die der Materialbedarfsermittlung und -bestellung zuzuordnen sind.

M5 Statistik und Dienstplan

Hierunter sind alle Tätigkeiten zu erfassen, die der Führung von Statistiken und der Dienstplanerstellung zuzuordnen sind.

M6 Konzeptionelle Arbeit

Unter konzeptioneller Arbeit sind alle Tätigkeiten zu erfassen, die der Weiterentwicklung der ergotherapeutischen Abteilung dienen. Hierbei kann es sich um fachliche und/oder organisatorische Aspekte handeln.

M7 Mitarbeit in Qualitätszirkeln/Qualitätsmanagement

Hierunter sind alle Tätigkeiten zu erfassen, die im Kontext/Rahmen eines internen Qualitätsmanagements geleistet worden sind.

M8 Repräsentationen (Vorträge, Führungen, Delegationen)

Hierunter sind alle selbst gehaltenen Vorträge oder Ähnliches zu erfassen. Hierbei kann es sich um interne oder externe Vorträge handeln.

M9 Interne Fortbildungen

Hierunter sind alle Teilnahmen an internen Fortbildungen zu erfassen.

M10 Externe Fortbildungen

Hierunter sind alle Teilnahmen an externen Fortbildungen zu erfassen.

M11 Anleitung/Unterweisung von Praktikanten und Mitarbeitern

Hierunter sind alle Tätigkeiten zu erfassen, bei denen es sich um Anleitungen und/oder Unterweisungen von Praktikanten oder Mitarbeitern handelt.

M12 Mitarbeitergespräch

Unter Mitarbeitergesprächen sind alle Gespräche zwischen Vorgesetztem und Mitarbeiter zu erfassen, die im Kontext der Mitarbeiterführung bezüglich der Arbeitsleistung, der Arbeitsziele und der Planung der fachlichen Qualifizierung des Mitarbeiters geführt werden.

M13 Allgemeine Leitungsaufgaben

Hierunter sind alle Tätigkeiten der Leitung der Abteilung zu erfassen, die im Rahmen dieser Funktion angefallen sind und nicht anderweitig erfasst wurden (z.B: M11, M12).

M14 Innerbetriebliche Versammlungen/Veranstaltungen

Hierunter werden alle nicht fachlichen innerbetrieblichen Versammlungen/Veranstaltungen verstanden. Beispiele sind Mitarbeiterversammlung, allgemeine Informationsveranstaltungen des Arbeitgebers zu aktuellen innerbetrieblichen Themen.

M15 Sonstige Leistungen

Hierunter können alle Leistungen erfasst werden, die keiner anderen Leistungsposition zugeordnet werden können.

Weitere Erklärungen zu einzelnen Rubriken des Erfassungsbogens siehe Anmerkungen zur patientenbezogenen Leistungserfassung Papierversion.

Zur Verwendung der Papierversion **der mittelbar patientenbezogenen Leistungserfassung** können Sie in der Geschäftsstelle des DVE eine Vorlage auf Diskette bestellen oder sie auf der Homepage www.dve.info (Pfad: Information, Leistungserfassungsbögen) des DVE herunterladen.

III   Übergreifender Teil

12 Befunderhebung mit Quellenverzeichnis

Einleitung

Ziel einer ergotherapeutischen Befunderhebung ist es, gemeinsam mit dem Patienten/Klienten seine Möglichkeiten zur Aktivität und Partizipation festzustellen. Damit wird die Basis zur ergotherapeutischen Behandlungsplanung gelegt, die ergotherapeutischen Prozesse können auf diese Art dokumentiert werden und eine Verlaufskontrolle im Sinne einer Evaluation wird ermöglicht.

Ergotherapeutische Verfahren, die der Diagnostik von Handlungsdefiziten von Patienten dienen, sind auch von Therapeutinnen und Therapeuten selbst und häufig in den Grundlagen über Literaturstudien evidenzbasiert entwickelt. Sie sind aus therapeutischen Beobachtungen erfahrungsgeleitet entstanden. Einige sind mittlerweile teil- oder ganz standardisiert, selten auch schon nach Testgütekriterien evaluiert.

Die Beobachtungen basieren auf den generellen Kriterien menschlicher Handlung sowie den verschiedenen Handlungssystemen und ihren Subsystemen. Dazu gehören die psychosozialen Komponenten einer Handlung, das System der Bewegung und des Verhaltens sowie der sensomotorischen und kognitiven Kontrolle und der Anpassung aller Systeme. Diese Komponenten des Handelns werden üblicherweise

- auf der Ebene der Körperfunktionen und Körperstrukturen bzw. der Schädigung,
- nach der Möglichkeit zur Aktivität bzw. den Aktivitätsstörungen,
- nach der Möglichkeit zur Partizipation bzw. der Beeinträchtigung der Partizipation
- und/oder nach hemmenden oder fördernden Umweltfaktoren und personenbezogenen Faktoren (analog zur ICF[1])

beschrieben.

Um der Komplexität der Folgen einer Handlungsstörung für den Patienten gerecht zu werden, bedarf es einer ausführlichen Diagnostik, die auch seine biografischen und sozio-ökologischen Hintergründe sowie seine Interessen und Neigungen miterfasst.

Bevor ein diagnostisches Instrument ausgewählt wird, muss geklärt sein, was mit dem daraus resultierenden Befund ausgesagt werden soll und für wen dieser Befund gedacht ist.
Daher benutzen Ergotherapeutinnen und Ergotherapeuten auch Befundverfahren anderer Berufsgruppen, die Teilbereiche eines Handlungssystems oder Basisstörungen bzw. -fähigkeiten erfassen, um den unterschiedlichen Adressaten gerecht zu werden.

Aus den aufgeführten Befundsystemen werden bei Bedarf die entsprechenden ausgewählt und nur im Einzelfall werden mehrere angewendet.
In der Regel werden die handlungsorientierten Assessments bevorzugt. Wenn erforderlich, werden zusätzlich quantifizierende Befundsysteme herangezogen.

---

[1] ICF: International Classification of Functioning, Disability and Health (deutsch: Internationale Klassifikationen der Funktionsfähigkeit, Behinderung und Gesundheit) der Weltgesundheitsorganisation (WHO) www.dimdi.de

Dies sind neben den berufsspezifischen Assessments auch:

- Systeme, die ausschließlich Veränderungen in Teilfunktionen nachweisen,
- diagnostische Systeme, die aufgrund apparatetechnischer Untersuchungen zur Erstellung eines Teilbefundes dienen,
- Evaluationssysteme, die motorische Leistungen aufgrund funktioneller Aktivitäten beschreiben,
- Assessments, die Aktivitäts-/Leistungsstörungen quantifizieren.

Mit den erfassten Befunden dieser Teilbereiche entwickelt die Therapeutin/der Therapeut Leitlinien zur Erstellung von Problemlisten (Befunden) und Behandlungsabläufen/Behandlungsplänen. Damit priorisieren Ergotherapeutinnen und Ergotherapeuten gemeinsam mit dem Patienten/Klienten seine Problemfelder und bringen diese in eine hierarchische Ordnung. Dieses dient der Effizienz der Behandlung, da sich auf die vordringlichsten Probleme konzentriert werden kann. Die erfassten Teilbereiche werden mit dem Patienten/Klienten immer im Kontext seiner Handlungsfähigkeit interpretiert und bewertet.

Die nachfolgende Aufstellung ist nicht abschließend und ständiger Aktualisierung unterworfen. Sie muss regelmäßig an neue Befundverfahren angepasst werden. Infolge der Innovation im medizinischen Bereich und auch der dadurch notwendigen Weiterentwicklung des Berufsstandes der Ergotherapeuten kann es sich bei der Aufzählung nur um einen derzeitigen Stand handeln.

Die jetzt vorliegende Überarbeitung ist von fachorientierten Projektgruppen erarbeitet worden. Dabei wurden mit Hilfe des Delphi-Verfahrens Expertenmeinungen eingeholt sowie durch Literaturstudien die Evidenz der Befundsysteme überprüft.

Die Anwendung der Befundsysteme erfordert zum Teil Anwenderkurse oder zumindest eine gründliche Einarbeitung über ein Anleitungshandbuch. Es bleibt der Verantwortung einer jeden Ergotherapeutin/eines jeden Ergotherapeuten überlassen, das Verfahren objektiv durchzuführen und auszuwerten.

Die Befundinstrumente für arbeitstherapeutische Bereiche sind in den jeweiligen Fachbereichen aufgeführt.

Befundinstrumente in der ergotherapeutischen Pädiatrie:

Titel und Art des Verfahrens	Autor Erscheinungsjahr Land	Untersuchte Fähigkeiten	Altersgruppe	Zeitaufwand Durchführung/Auswertung	Bezugsadresse und Kosten
Beobachtungsbogen zur Überprüfung der Handdominanz Beobachtungsbogen mit teilstandardisierten Tätigkeitsitems	J.B.Sattler erste Version von 1990, aktualisierte, überarbeitete Version 2003, D	Überprüfung der Handdominanz	Kinder und Erwachsene	Ca. 2 x 45 min. Auswertung der Videoanalyse ca. 45 min.	Erste deutsche Beratungs- und Informationsstelle für Linkshänder und umgeschulte Linkshänder
BISC (Bielefelder Screening zur Früherkennung von Lese-Rechtschreibschwäche)	H. Jansen, G. Mannhaupt, H. Marx, H. Skowronek 2. überarbeitete Auflage 2002, D	Überprüfung der phonologischen Bewusstheit, der visuellen Wahrnehmung, auditiven Wahrnehmung und der Interferenzneigung	Testzeitpunkt 10 oder 4 Monate vor Einschulung	Durchführung ca. 30 min. Auswertung ca. 10 min.	Testzentrale Manual: 29,80 € Material: 72 € Kosten/Heft: 0,55 €
DTVP-2 (Developmental Test of Visual Perception 2)	D.D.Hamnill, N.A.Pearson, J.K. Voerss 1993, USA	Visuomotorik, Nachzeichnen, Figur-Grund-Wahrnehmung, räumliche Beziehungen, Gestaltschließen, visuomotorische Geschwindigkeit, Formkonstanz	4-10 Jahre	30-45 min. Auswertung 15 min.	Testzentrale 336 € PRO-ED 179 S US-amerikanische Version
ET 6-6 (Entwicklungstest von 6 Monate bis 6 Jahre)	F. Petermann, I. Stein erste Veröffentlichung 2000, D	Körper- und Handmotorik, Kognition, Gedächtnis, Handlungsstrategien, Kategorisieren, Körperbewusstsein, Sprachentwicklung, Sozialentwicklung, emotionale Entwicklung	6 Monate bis 6 Jahre	20-60 min.	Swets Test Services, Frankfurt Testzentrale 980 €
FTM (Frostig-Test der motorischen Entwicklung)	M. Frostig 1972, USA 1985 deutsche Ausgabe	Auge-Hand-Koordination, Beweglichkeit, Gelenkigkeit, Kraft, Gleichgewicht	5;9-9;8 Jahre	25 min.	Testzentrale 329 €
Gezielte Beobachtungen auch: **Klinische Beobachtungen** Beobachtungsverfahren in manchen Fassungen mit teilstandardisierten Durchführungsbestimmungen	ursprüngliche Fassung von Antje Price USA	Verarbeitung der vestibulären, tiefensensiblen, taktilen und visuellen Wahrnehmung; Muskeltonus, motorisch anpassende Reaktionen, posturale Kontrolle, bilaterale Integration; Praxie; Aufgabenverständnis	Ab ca. 4 Jahren	30-45 min. Auswertung 10 min. bei Videoanalyse 45 min.	Zu erhalten in den SI-Grundkursen beim jeweiligen Referenten Fassung von R. Schaefgen bei: Pro Praxis 11,25 €
GSS (Göppinger sprachfreierSchuleignungstest)	A. Kleiner, 1953 Neubearbeitung von J. Poerschke 1998, D	Formerfassung, Feinmotorik, Erfassen von Mengen, Größen, Konzentration, Merkfähigkeit	Schulanfänger, Erstklässler	Durchführung 35-40 min. Auswertung 5-10 min.	Testzentrale Manual: 36 € Kosten/Heft: 2,71€
MAP (Miller Assessment for Preschoolers) Entwicklungstest	L. J. Miller überarbeitete Ausgabe 1988, USA	Motorische, sensorische, kognitive Fähigkeiten	2;9-5;8 Jahre	30-50 min. Auswertung 5-10 min.	Testzentrale 920 € US-amerikanische Version

Befundinstrumente in der ergotherapeutischen Pädiatrie:

Titel und Art des Verfahrens	Autor Erscheinungsjahr Land	Untersuchte Fähigkeiten	Altersgruppe	Zeitaufwand Durchführung/Auswertung	Bezugsadresse und Kosten
MOT 4-6 (Motorik-Test für vier- bis sechsjährige Kinder)	R. Zimmer, M. Volkamer 1973, Überarbeitung 1984, D	Messung motorischer Leistungen: gesamtkörperliche Koordinationsfähigkeit, Gleichgewicht, Feinmotorik	4;0-6;11 Jahre	45-60 min. Auswertung 10 min.	Testzentrale Test Komplett: 348 €
Mottier Test Screening Verfahren	M. Linder, H. Grissemann 2. Auflage 2000, Schweiz	Auditive Merkfähigkeit, Lautdifferenzierung, Sequenzierung	6-12 Jahre	Durchführung ca. 10-15 min. Auswertung ca. 5 min.	Züricher Lesetest Testzentrale Göttingen in Audioform enthalten in Test-CD, AUDIVA
MVPT-R (Motor Free Visual Perception Test)	R.P. Colarusso, D.D. Hammill 1973, California	Visuelle Diskrimination, Figur-Grund-Wahrnehmung, Gestaltschließen, visuelle Merkfähigkeit, Raumlage	4-11 Jahre	10-15 min. Auswertung ca. 5 min.	Academic Therapy Publications, 20 Boulevard, Novato, California, US-amerikanische Version
PET (Psycholinguistischer Entwicklungstest)	M.J.W. Angermaier 1977, dt. Bearbeitung des Illinois Test of Psycholinguistic Abilities (Kirk, McCarthy 1968), USA	Entschlüsselung optischer und akustischer Stimuli, Assoziation von Gehörtem und von Bildern, Wahrnehmungsgeschwindigkeit, akustisches und optisches Gedächtnis, Wortverständnis, Wörter ergänzen, Laute verbinden, Zahlenfolgegedächtnis	3-10 Jahre		Testzentrale 230 €
SIPT (Sensory Integration and Praxis Tests)	J. Ayres 1991 (3. Fassung), USA	Taktile und vestibulär-propriozeptive Verarbeitung, Form- und Raumwahrnehmung und visuomotorische Koordination, Praxie, Bilaterale Integration und Sequenzierung	4;0-8;11 Jahre	2 Stunden Auswertung + Interpretation mind. 1 Std. Auswertung nur über PC möglich	z.B. Testzentrale 1.725 € pro Auswertung 37,50 € US-amerikanische Version
SON-R 2 ½-7 (Snijders-Oomen nonverbale Intelligenztestreihe (R: revidiert))	P. Tellegen, M. Winkel, B. Wijnberg-Williams, J. Laros 2. überarbeitete Auflage 1998, Niederlande	Kognition 3 Handlungsaufgaben: Mosaike legen, Puzzle legen, Zeichenmus'er nachzeichnen 3 Denkaufgaben: Kategorien bilden, Analogien bilden, Situationen erfassen	2 ½-7 Jahre	50 min. Auswertung 10 min	Testzentrale Koffer 900 € Handbuch 65 € Auswertungsprogramm 55 €
TSFI (Test of Sensory Functions of Infants)	G. DeGangi, S. Greenspan 1989, USA	Reaktion auf tiefen taktilen Druck, anpassende motorische Funktionen, visuell-taktile Integration, occular-motorische Kontrolle, Reaktion auf vestibuläre Stimulation	4-18 Monate	20 min. Auswertung 5 min.	Pro Praxis 296,55 € wps (western psychological services) US-amerikanische Version

Befundinstrumente in der ergotherapeutischen Pädiatrie:

Titel und Art des Verfahrens	Autor Erscheinungsjahr Land	Untersuchte Fähigkeiten	Altersgruppe	Zeitaufwand Durchführung/Auswertung	Bezugsadresse und Kosten
TSI (DeGangi-Berk Test of Sensory Integration)	G. DeGangi 1983, 4. Auflage 1994, USA	Posturale Kontrolle Bilaterale Motor-Integration Reflexintegration	3-5 Jahre	45-60 min.	wps (western psychological services) Pro Praxis 296,55 € US-amerikanische Version
ZAREKI (Zahlenverarbeitung und Rechnen bei Kindern)	M. von Aster 2001, D	Überprüfung der mentalen Repräsentation von Zahlen und Mengen	7;6-11;0 Jahre (2.-4. Grundschulklasse)	Ca. 30 min. Auswertung ca. 10 min.	Swets Frankfurt ca. 45 €

Ausführliche Angaben zur Untersuchung dieser Befundinstrumente sowie zu den jeweiligen psychometrischen Eigenschaften finden sich in: Projektgruppe ergotherapeutische Befundinstrumente in der Pädiatrie:

Befundinstrumente in der pädiatrischen Ergotherapie. Neue Reihe Ergotherapie. Reihe 2: Fachbereich Pädiatrie Band 10, Schulz-Kirchner: 2004

Diese Bearbeitung der Befundinstrumente „Pädiatrie" wurde im Rahmen eines Projektes des DVE durchgeführt.

Gabriele Weiland, Projektleitung
Kathi Birkwald
Elisabeth Lay
Andrea Muders
Ellen Romein
Charlotte Rutz-Sperling
Christiane Ueköfter
Dorothee Vollmers

Bezugsadressen:

Testzentrale
Hogrefe & Huber
Robert-Bosch-Breite 25
D-37079 Göttingen
Tel. 0551/50688-30 Fax: 0551/50688-24
www.testzentrale.de

Wps
12031 Wilshire Blvd.
Los Angeles, CA 90025-125, U.S.A.
Phone: 310-478-2061
Toll Free in U.S. and Canada
800-648-8857 FAX 310-478-7838
www.wpspublish.com

Pro Praxis
Malsleben Nr. 5
D-29468 Bergen
Tel.: 05842/9883-0
Fax: 05842/1288
E-Mail: Propraxis@wendland-net.de
www.propraxis24.de

PRO-ED, Inc.
8700 Shoal Creek Boulevard
Austin, Texas 78757-6897
Telephone: 800.897.3202
Fax: 800.397.7633
http://www.proedinc.com

Internationale Frostig-Gesellschaft
Berner Straße 10
D-97084 Würzburg
Tel./Fax: 0931/661355
www.frostig-gesellschaft.de

Erste deutsche Beratungs- und Informationsstelle für Linkshänder und umgeschulte Linkshänder
Sendlinger Str. 17
D-80331 München
Tel./Fax: 089/268614
www.lefthander-consulting.org

Befundinstrumente in der ergotherapeutischen Neurologie:

Titel und Art des Verfahrens	Autor / Erscheinungsjahr Land	Untersuchte Bereiche	Klientengruppe	Anwendungsbereich (Phase)	Zeitaufwand Durchführung/ Auswertung	Psychometrische Eigenschaften	Kontakt/Bezugsadresse, Material, Literatur	Bemerkungen
Action Research Arm Test (ARAT)	Lyle, 1981 GB	Armmotorik, 4 Subtests mit 19 unilateralen Aufgaben aus den Bereichen: Greifen, Griff, Präzisionsgriff, grobe Bewegung, Bewertung über eine 4-Punkte-Skala (0-3)	Erwachsene Klienten mit Einschränkung der Arm- oder Handfunktion aufgrund diverser Diagnosen	Rehaphase C-E Anwendung zur Evaluation von Veränderungen der Arm- und Handfunktion	8-10 min.	Standardisiert, gute Validität, gute Test-Retest Reliabilität, veränderungssensitiv	Material nötig (Selbstbau möglich) Literatur dazu: Minkwitz & Platz: 2001, Habermann & Kolster: 2002, Kap. 3.4.2	
Allensbacher Feinmotorik-Test (AFM)	Neidhart, 1992 modifiziert 1993, 2. überarbeitete Auflage 2002 D	Testbatterie mit 31 standardisierten feinmotorischen Aufgabenstellungen	16-65-Jährige nach erworbener Hirnschädigung. Grundfunktionen in Arm und Hand sollten vorhanden sein	Rehaphase C-E Anwendung zur Evaluation von Veränderungen der Hand und Armfunktion	Durchführung 50-70 min. zzgl. Auswertung	Nicht untersucht	Manual mit Anleitung, Auswertungsbögen, Materialanleitung, Testschulungsvideo, Bezug: Bruno Neidhart	
AOT-Fragebogen	Götze & Höfer, 1999 D	Fragebogen zur Erfassung von: subjektiver Wichtigkeit, Selbsteinschätzung der eigenen Fähigkeiten u. Schwierigkeiten bei Tätigkeiten des außerhäuslichen Alltags	Erwachsene Klienten nach erworbener Hirnschädigung	Rehaphase C-E Anwendung zur Therapieplanung, Zielsetzung, Evaluation	Durchführung ca. 30-45 min.	Nicht untersucht	Veröffentlicht in Götze & Höfer: 1999	
Ashworth-Skala	Ashworth, 1964, modifiziert von Bohannon & Smith, 1987 GB	Beurteilung der Tonusverhältnisse bei passiver Bewegung, Bewertung des Grades der Tonuserhöhung	Bei Schädigung des oberen motorischen Neurons (nicht bei extrapyramidalen Bewegungsstörungen, z.B. M. Parkinson)	Alle Rehaphasen Anwendung zur Evaluation	Durchführung 5-10 min.	Moderate bis gute Reliabilität	Kein Material nötig; Bohannon RW & Smith MB. 1987: 67: 206-207; Kurzinfo in Masur: 2000, S. 73	Anwendung interdisziplinär, problematisch: Unterschiedliche Versionen mit jeweils anderen Bewertungsskalen

Befundinstrumente in der ergotherapeutischen Neurologie:

Titel und Art des Verfahrens	Autor / Erscheinungsjahr Land	Untersuchte Bereiche	Klientengruppe	Anwendungsbereich (Phase)	Zeitaufwand Durchführung/ Auswertung	Psychometrische Eigenschaften	Kontakt/Bezugsadresse, Material, Literatur	Bemerkungen
Assessment of Motor and Process Skills (AMPS)	Fisher & Kielhofner, 1994 Fisher, 1999 USA	Instrument zur strukturierten Beobachtung von Alltagshandlungen; beurteilt werden die motor. und prozessorientierten Eigenschaften, die zur Durchführung einer Aufgabe nötig sind	Klienten ab 5 Jahren; fachbereichsübergreifend	Rehaphase C-E Anwendung zur Therapieplanung, Zielsetzung und Evaluation	Durchführung 30-60 min. zzgl. Auswertung (Auswertungssoftware)	Standardisiert, reliabel, valide	Fünftägiger Schulungskurs, z.B. in GB, NL, SW, in der jeweiligen Landessprache; Info: www.ampsintl.com oder: www. colostate.edu/ Programs/AMPS	Keine deutschsprachige Version; spezielle Fortbildung und Training notwendig! Erst danach Computerprogramm für Auswertung erhältlich!
Bobath-Befundaufnahme	Paeth-Rohlfs, 1999 D	Beurteilung von sensomotorischen Funktionen, Haltungstonus, Sensibilität	Erwachsene Klienten mit sensomotorischen Einschränkungen (Hemiparese), infolge einer neurologischen Erkrankung	Alle Rehaphasen Leitfaden zur Bildung von Arbeitshypothese und Behandlungsplan	Befund und Behandlung gehen ineinander über	Nicht untersucht	Veröffentlicht in: Paeth-Rohlfs: 1999; Vor Anwendung: dreiwöchiger Bobath-Grundkurs	
Canadian Occupational Performance Measure (COPM)	Law et al. 1998; 3. Aufl. der dt. Übersetzung 2003 Kanada	Tätigkeiten, die die Klienten in ihrem Alltag durchführen müssen oder möchten; subjektive Beurteilung der „Betätigungs-Performanz" (wie gut und zufrieden stellend gelingt die Durchführung)	Alle Fachbereiche; alle Altersgruppen (ist das Interview mit dem Patienten selbst nicht durchführbar, können Bezugspersonen befragt werden)	Alle Rehaphasen	30-60 min. (je nach kognitiven Fähigkeiten der Klienten)	Für die engl. Originalversion mehrere Untersuchungen zur Validität, Reliabilität und Veränderungssensitivität; für die dt. Version bisher nur Untersuchungen zur Veränderungssensitivität	Manual und Bögen sowie Informationen zu Kursen (ein- bis dreitägig) beim COPM-Team D; E-Mail: Barbara.Dehnhardt @t-online.de	Instrument im Rahmen eines sog. klientenzentrierten ergotherapeutischen Ansatzes (Canadian Model of Occupational Performance)
Early Functional Abilities (EFA)	Heck et al., 1996 CH/D	Beurteilung von frühfunktionellen Fähigkeiten: Vegetativum, fazio-oraler Bereich, Sensomotorik, sensorischkognitive Fähigkeiten	Klienten mit schwerer zerebraler Schädigung	Rehaphase A-C Anwendung zur Evaluation von Behandlungsverläufen in der Frührehabilitation	5-10 min.	Veränderungssensitiv; Validierung im Vergleich zu FIM und KRS; Interrater-Reliabilität	Manual, Skalierungsbögen und Informationen bei Kontaktadresse arztrkz @humaine.ch	Anwendung interdisziplinär

Befundinstrumente in der ergotherapeutischen Neurologie:

Titel und Art des Verfahrens	Autor / Erscheinungsjahr Land	Untersuchte Bereiche	Klientengruppe	Anwendungsbereich (Phase)	Zeitaufwand Durchführung/ Auswertung	Psychometrische Eigenschaften	Kontakt/Bezugsadresse, Material, Literatur	Bemerkungen
Ergotherapeutisches Assessment (EA)	Voigt-Radloff et al., 2002 D	Beurteilung von Alltagsfähigkeiten (z.B. Selbstversorgung, Lebensführung) und alltagsrelevanten Folgen von sensomotorischen, neuropsychologischen, psychosozialen Defiziten	Erwachsene Klienten. Versch. Fachbereiche: Psychiatrie, Neurologie, Orthopädie, Geriatrie	Alle Rehaphasen Anwendung zur Verlaufsdokumentation und Evaluation von Rehamaßnahmen	45-60 min.	Zufrieden stellende Validität, sehr gute Reliabilität, gute Veränderungssensivität, gute Praktikabilität; Validierungsstudie Voigt-Radloff et al.: 2000/2001	Manual und Information zu eintägigen Schulungskursen bei Kontaktadresse www.ergaas.de	
Erweiterter Barthel-Index (EBI)	Prosiegel et al., 1996 D	Beurteilung des Hilfebedarfs bei basalen ADL und kognitiven Leistungen	Erwachsene Klienten mit erworbener Hirnschädigung	Rehaphase A-F Zur Evaluation von Rehamaßnahmen, Feststellung des Pflegebedarfs	10-15 min.	Valide, reliabel	Manual und Befundbogen veröffentlicht in Neurologie & Rehabilitation 1 (1996) S. 7-13	Anwendung interdisziplinär
Fragebogen zur Erfassung räumlicher Alltagsprobleme	Kerkhoff & Münßinger, 2002 D	Fremdrating für 5 Alltagsbereiche: Selbsthilfe, Orientierung, häusliche Versorgung, Entfernungen abschätzen, Einsicht	Klienten nach erworbener Hirnschädigung	Rehaphase C-E Hypothesenüberprüfung bei räumlich-konstruktiven Problemen, Verlaufsdokumentation	keine Angaben	Nicht untersucht	Veröffentlicht in Habermann & Kolster: 2002, S. 429	
Functional Independence Measure / Funktionale Selbständigkeitsmessung (FIM)	IVAR 1997 D/CH/A Aktualisierung deutsche Version	Alltagsfähigkeiten: Selbstversorgung, Kontinenz, Transfer, Fortbewegung, Kommunikation, kognitive Fähigkeiten	Klienten nach Vollendung der Hirnreife	Rehaphase A-F Evaluation von Rehamaßnahmen, Feststellung des Pflegebedarfs	Durchführung und Auswertung 20-30 min.	Valide, reliabel	Manual, Befundbogen, eintägige Schulung vor Anwendung empfohlen; www.fim-pflegeplanung.de/ kitteltaschenbuch. pdf	Anwendung interdisziplinär

Befundinstrumente in der ergotherapeutischen Neurologie:

Titel und Art des Verfahrens	Autor / Erscheinungsjahr Land	Untersuchte Bereiche	Klientengruppe	Anwendungsbereich (Phase)	Zeitaufwand Durchführung/ Auswertung	Psychometrische Eigenschaften	Kontakt/Bezugsadresse, Material, Literatur	Bemerkungen
Integration von Menschen mit Behinderung in die Arbeitswelt (IMBA)	Wieland et al., 1996 D	Arbeitsplatzanforderungen mit 3 Komponenten: Anforderungs- und Fähigkeitsprofil, Profilvergleich, tätigkeitsrelevante Merkmale (155 Items)	Behinderte im arbeitsfähigen Alter	Rehaphase E Anwendung zur Evaluation, als Entscheidungshilfe zur Integration Behinderter ins Berufsleben	120 min. für Anforderungsprofil, 120 min. für Fähigkeitsprofil, Auswertung PC gestützt oder manuell	Standardisierter Merkmalkatalog	Schulung nötig zum Erhalt von Anwenderlizenz und Software. Info:www.imba.de	Interdisziplinäres Verfahren
Merkmalprofile zur Eingliederung Leistungsgewandelter und Behinderter in Arbeit (MELBA)	Föhres et al., 1997 D	Dokumentation von Tätigkeitsanforderungen und Arbeitsfähigkeiten, 29 tätigkeitsrelevante psychische Merkmale: Anforderungs- und Fähigkeitsprofil, Profilvergleich	Behinderte im arbeitsfähigen Alter	Rehaphase E Anwendung zur Evaluation, als Entscheidungshilfe zur Integration Behinderter ins Berufsleben	60-180 min. Auswertung PC gestützt oder manuell	Standardisierter Merkmalkatalog	Schulung nötig zum Erhalt von Anwenderlizenz und Software. Info: www.melba.de	Interdisziplinäres Verfahren
Motor Activity Log (MAL und MAL-S)	Taub et al. 1993; erweiterte dt. Version: Bauder et al., 2001 GB	Strukturiertes Interview, Selbst- und Fremdeinschätzung von Bewegungsqualität, Bewegungshäufigkeit und Verwendung des betr. Armes im Alltag	Klienten nach erworbener Hirnschädigung	Rehaphase C-E Anwendung zur Evaluation von Rehamaßnahmen	10-20 min. (je nach kognitiven Fähigkeiten der Klienten)	Reliabel, konsistent, hohe Korrelation zw. Selbst- und Fremdeinschätzung	Bauder, Taub & Milltner: 2003	Etwas störend ist das großflächige Layout
MRC-Kraftgrade (Messung der Muskelkraft) benannt nach dem Medical Research Council	Medical Research Council, 1976 GB	Prüfung der Schwere von Lähmungen, Prüfung der Muskelkraft auf einer Skala von 0-5	Bei Lähmungen	Alle Phasen	5-10 min. abhängig von der Anzahl der untersuchten Muskelgruppen	Standardisierte Skala	Medical Research Council. 1976; Kurzinfo in Masur: 2000, S. 68 f.	Anwendung interdisziplinär
Neuropsychologisches Befundsystem für Ergotherapeuten	Michal, 1996 D	Untersuchung neuropsychol. Störungen in 12 Bereichen anhand von Arbeitsblättern, diagn. Aufgaben und Beobachtung/Interpretation alltäglicher Verrichtungen	Erwachsene Patienten mit erworbenen Hirnläsionen	Rehaphase C-E Patient muss Papier-Bleistift-Aufgaben bearbeiten können	Unterteilt in 12 Bereiche, die einzeln durchgeführt werden können mit unterschiedlichem Zeitaufwand	Nicht untersucht	Veröffentlicht in C. Michal: 1996	Das Befundsystem kann zur orientierenden Diagnostik genutzt werden

Befundinstrumente in der ergotherapeutischen Neurologie:

Titel und Art des Verfahrens	Autor / Erscheinungsjahr Land	Untersuchte Bereiche	Klientengruppe	Anwendungsbereich (Phase)	Zeitaufwand Durchführung/ Auswertung	Psychometrische Eigenschaften	Kontakt/Bezugsadresse, Material, Literatur	Bemerkungen
Range of Motion (ROM) Neutral-Null Methode	Debrunner, 1972 CH	Messung des aktiven und passiven Bewegungsausmaßes aller motorischen Strukturen	Jede Altersgruppe mit Verletzung und Erkrankung von motorischen Strukturen	Alle Phasen	30-45 min. je nach Anzahl der untersuchten Gelenke		Winkelmesser (Goniometer) nötig. Veröffentlicht: Ryf, C. & Weymann: 1999	Anwendung interdisziplinär
Rivermead Motor Assessment (RMA)	Lincoln & Leadbitter, 1979 Rivermead Rehabilitation Centre Oxford; GB	Skala zur Beurteilung der motor. Fähigkeiten: allg. Grobmotorik, Bein-, Rumpffunktion, Armfunktion	Klienten nach erworbener Hirnschädigung	Rehaphase C-E Anwendung zur Verlaufs- und Ergebnisevaluation	40-60 min.	Valide, reliabel	Material nötig, Literatur dazu: Minkwitz: 2000	
Untersuchung zerebraler Handfunktionsstörungen	Hermsdörfer et al., 1994 D	Untersucht werden u.a.: Primorbide Handpräferenz, subjektive Beschwerden, Bewegungsausmaß, basale Leistungen der Arm- und Handmotorik, Sensibilität der Hand, uni- und bimanuelle Leistungen, Apraxie	Erwachsene Patienten mit erworbener Hirnschädigung und Handfunktionsstörungen	Rehaphase C-E	45-90 min.	Standardisierte Testdurchführung	Bezugsadresse: borgmann publishing, Dortmund ISBN 3-86145-068-2	

Ausführliche Quellenangaben:

Bauder, Taub & Miltner: Behandlung mot. Störungen nach Schlaganfall. Die Taubsche Bewegungsinduktionstherapie. Göttingen: Hogrefe 2003

Bohannon RW & Smith MB. Interrater reliability of a modified Ashworth scale of muscle spasticity. Physical Therapy 1987; 67: 206-207

Bruno Neidhart, Brandesstr.14, 78464 Konstanz

Götze & Höfer: Alltagsorientierte Therapie bei Patienten mit erworbener Hirnschädigung. Thieme 1999

Habermann C., Kolster K.: Ergotherapie im Arbeitsfeld Neurologie. Thieme 2002, Kap. 3.4.2

Hermsdörfer et al.: Untersuchung zerebraler

Handfunktionsstörungen. vml borgmann publishing, 1994: ISBN 3-86145-068-2

Masur H.: Skalen und Scores in der Neurologie. Thieme 2000, S. 73

Medical Research Council. Aids to the examination of the peripheral nervous System. Memorandum No. 45. London: Her Majesty´s Stationary Office 1976

Michal C.: Neuropsychologisches Befundsystem für Ergotherapeuten. Springer 1996

Minkwitz & Platz: Armmotorik nach Schlaganfall. Schulz-Kirchner Verlag 2001

Minkwitz K.: Ergotherapeutische Dokumentation in der Neurologie. Schulz-Kirchner 2000

Paeth Rohlfs B.: Erfahrungen mit dem Bobath-Konzept. Thieme 1999

Ryf C. Weymann A.: ROM –AO ASIF Neutral-0-Method. New York: Thieme 1999

Voigt-Radloff et al.: Das EA: Feldstudie zu Akzeptanz, Praktikabilität und Prozessqualität. Rehab 2000; 39: 255-261

Diese Bearbeitung der Befundinstrumente „Neurologie" wurde im Rahmen eines Projektes des DVE durchgeführt.

Birgit Langer   Sabine George   Andrea Simon

Befundinstrumente in der ergotherapeutischen Orthopädie:

Titel und Art des Verfahrens	Autor / Erscheinungsjahr Land	Untersuchte Bereiche	Klientengruppe	Anwendungsbereich (Phase)	Zeitaufwand Durchführung/ Auswertung	Psychometrische Eigenschaften	Kontakt/Bezugsadresse, Material, Literatur	Bemerkungen
Allensbacher Feinmotorik Test (AFM)	Neidhart, 1992 modifiziert 1993 2., überarbeitete Auflage 2002 D	Testbatterie mit 31 standardisierten feinmotorischen Aufgabenstellungen	16-65-Jährige nach erworbener Hirnschädigung. Grundfunktionen in Arm und Hand sollten vorhanden sein	Anwendung zur Evaluation von Veränderungen der Hand und Armfunktion	Durchführung 50-70 min. zzgl. Auswertung	Nicht untersucht	Manual mit Anleitung, Auswertungsbögen, Materialanleitung, Testschulungsvideo; Bezug: Bruno Neidhart	
Arbeitsbelastungsbogen (Arb-B)	R.K. Meier et al.	Erhebung des beruflichen Anforderungserlebens von Rehabilitanden	Berufstätige	Patienten mit chronischen unspezifischen Rückenschmerzen	15 min.	Fragebogen standardisiert	Dr. med. Rolf K. Meier kostenlos	
Assessment of Motor and Process Skills (AMPS)	Fisher & Kielhofner, 1994 A. Fisher, 1999 USA	Strukturierte Beobachtung und Erfassung der motorischen und prozesshaften Fähigkeiten bei Durchführung von relevanten ADL-Tätigkeiten	Ab 5 Jahre – Erwachsene, fachbereichsübergreifend	Alle Erkrankungen, die Auswirkungen auf die motorischen und prozesshaften Fähigkeiten haben, Beobachtung während der Ausführung einer vorher vereinbarten, für den Patienten relevanten standardisierten Alltagssituation	30-60 min. zzgl. Auswertung (Auswertungssoftware)	Valide, reliabel, veränderungssensitiv, international erforscht	Infos zum Training: AMPS Project Occupational Therapy Building, Colorado State University, Fort Collins, CO 80523, USA oder: www.colostate.edu/ Programs/ AMPS oder: www.ampsintl.com	Spezielle Forbildung und Training notwendig, fünftägiger Schulungskurs, z.B. in GB, NL, SW, in der jeweiligen Landessprache; erst danach Computerprogramm für Auswertung erhältlich! Weitere Infos in: Kielhofner 2002
Biometrics E-Link H400S Computerauswertung, 5 Durchgänge pro Messung		Hand und Fingerkraft		Bei allen Verletzungen und Erkrankungen der motorischen Strukturen im Bereich der Hand			Nex Gen Ergonomics Inc. "hand evaluation kit" Preis: ca. 474 US S	Spezielles Testgerät z.B. Pinchmeter (P100), Dynamometer (G100) PC notwendig!

Befundinstrumente in der ergotherapeutischen Orthopädie:

Titel und Art des Verfahrens	Autor / Erscheinungsjahr Land	Untersuchte Bereiche	Klientengruppe	Anwendungsbereich (Phase)	Zeitaufwand Durchführung / Auswertung	Psychometrische Eigenschaften	Kontakt/Bezugsadresse, Material, Literatur	Bemerkungen
Canadian Occupational Performance Measure (COPM)	Law et al., 1998 3. Aufl. der dt. Übersetzung 2003 Kanada	Erfassen der Performanzprobleme in verschiedenen Alltagsbereichen, Bewertung der subjektiven Probleme in der „Betätigungsperformanz" durch den Patienten (wie gut und wie zufrieden stellend gelingt die Durchführung)	Ab ca. 8. Lebensjahr, Jugendliche, Erwachsene	Für alle Klienten aller Fachbereiche	30-60 min. (je nach kognitiven Fähigkeiten der Klienten)	Standardisiert, validiert, (Kanada) veränderungssensitiv	Canadian Association of Occupational Therapists (1998a) Lizensierte deutsche Ausgabe 1999 (2. Aufl.), B. Dehnhardt et al.	Klientenzentriertes halbstrukturiertes Interview
Dynamische Zwei Punkte Diskrimination (moving 2PD)	Erste Beschreibung des Tests durch E. Weber, modifiziert durch A.L. Dellon, 1984 (Handchirurg, USA)	Sensibilität der Fingerkuppen, Erkennung dynamischer Berührung		Periphere Läsionen im Bereich der Hand, nach operativer Nervendekompression oder Nervenrekonstruktion	10-20 min.	Standardisiert	Disk-Criminator bei Rehaforum MEDICAL	Material: Äesthiometer z.B. „Boley Gauge" oder Disk-Criminator z.B. „De Mayo Device"
Ergotherapeutisches Assessment (EA)	Voigt-Radloff et al., 2002 D	Erfassung der Alltagsfähigkeiten auf Partizipationsebene	Erwachsene	Bei allen Erkrankungen, alle Fachbereiche zur Verlaufsdokumentation und Evaluation von Rehamaßnahmen	45-60 min.	Validiert 2000-2001, gute Reliabilität, Veränderungssensitivität und Praktikabilität	Preis Fortbildungskosten Infos über Ergo-Assessment: www.ergoas.de	Spezielle Fortbildung notwendig, richtet sich u.a. nach Einteilung der ICF
Funktionsfragebogen Hannover (FFbH) Engl. Orginal: HAQ (Health Questionnaire)	Med. Hochschule Hannover	Erfassung der Funktionskapazitäten		Version „P" für Patienten mit polyarthritischen Erkrankungen, Version „R" für Patienten mit Rückenleiden o. Störungen / Bewegungseinschränkungen mit Beteiligung mehrerer Strukturen des Bewegungsapparates, Version „P & R" = Kombination				3 Versionen

Befundinstrumente in der ergotherapeutischen Orthopädie:

Titel und Art des Verfahrens	Autor / Erscheinungsjahr Land	Untersuchte Bereiche	Klientengruppe	Anwendungsbereich (Phase)	Zeitaufwand Durchführung/ Auswertung	Psychometrische Eigenschaften	Kontakt/Bezugsadresse, Material, Literatur	Bemerkungen
Gelenkmessung, Neutral-Null-Methode nach Debrunner	H.U. Debrunner (1966; 1. Aufl./ 1994; 6. Aufl.)	Messung des Bewegungsausmaßes	Alle	Bei allen Verletzungen und Erkrankungen aller motorischen Strukturen	30-45 min.		8" Goniometer: Preis 12,50 US $ www.nexenergo. com oder Ludwig Bertram GmbH	Testgerät: Goniometer (Winkelmesser)
Jebsen Test of Hand Function	C. Jebsen Taylor et al., 1969	Ermittlung von Fähigkeitsstörungen der Hand bzgl. ihrer Komplexleistungen / Greiffunktionen	Kinder – Erwachsene		Ca. 30 min.		Ludwig Bertram GmbH	
Kraftmessung mit Pinch Gauge	A. Haart & W.R. Vetter, 1994 Veröffentlichung der Normwerte	Kraftmessung im Spitzgriff, 3-Punkt- Lateralgriff (Schlüsselgriff)	Erwachsene	Bei Verletzungen und Erkrankungen der motorischen Strukturen im Bereich der Hand	5 (-10) min.	Standardisiert, Normwerte für Erwachsene nach Alter und Geschlecht liegen schlecht vor	„pinchgauge" Preis ca. 219 US $ www.nexenergo. com oder Ludwig Bertram GmbH, Rehaforum MEDICAL	Testgerät: Pinch Gauge, regelmäßige Eichung erforderlich!
Längen- und Umfangmessung		Grobe Orientierung über das Schwellungsausmaß im Vergleich mit kontralateraler Seite	Alle	Bei Verletzungen und Erkrankungen aller motorischen Strukturen, Ödemen	Ca. 5-15 min.			Maßband zum Einhaken oder mit Feder, Fingermaßband
Messung der Maximalkraft im Faustgriff nach Jamar	Normwerte für Erwachsene Mathiowetz et al., 1985	Kraftmessung im Grobgriff	Erwachsene	Bei Verletzungen und Erkrankungen der motorischen Strukturen im Bereich der Hand	5 (-10) min.	Standardisiert, Normwerte für Erwachsene liegen vor	„baseline hydraulic dynamometer" Preis ca. 280 US $ www.nexenergo. com oder Ludwig Bertram GmbH, Rehaforum MEDICAL	Testgerät: Hydraulisches kalibriertes JAMAR-Hand-Dynamometer (oder computergesteuerte Kraftmessung z.B. „Dexter")

Befundinstrumente in der ergotherapeutischen Orthopädie:

Titel und Art des Verfahrens	Autor / Erscheinungsjahr Land	Klientengruppe	Untersuchte Bereiche	Anwendungsbereich (Phase)	Zeitaufwand Durchführung/ Auswertung	Psychometrische Eigenschaften	Kontakt/Bezugsadresse, Material, Literatur	Bemerkungen
Messungen zur Ödemkontrolle anhand eines Volumeters	Brand und Wood	Alle	Objektive und wiederholbare Erfassung des Schwellungsausmaßes	Bei Ödemen im Rahmen von Verletzungen und Erkrankungen aller motorischen Strukturen oder postoperativen Schwellungen der Hand	Ca. 5-15 min.		Ludwig Bertram GmbH, Rehaforum MEDICAL	Testgerät: Volumeter (Messbecher aus Plexiglas), nicht bei offenen Wunden!
Minnesota Rate of Manipulation Test	D. Bullinger, 1996 USA		5 Tests zu Messung der Finger-Arm-Hand-Geschicklichkeit		50 min.		www.stoeltingco.com Soelting, Psychological & Educational www.rehaoutlet.com Preis 259 US $	
Moberg Auflesetest (engl. Moberg Picking-Up-Test)	Beschrieben durch A.D. Callahan, 1995 A. Dellon, 1988		Feinmotorischer Test zur Feststellung von Finger-Koordinationsleistungen, Greiffunktionen, Ausdauer, Schnelligkeit und Belastbarkeit	Nach Erkrankungen und Verletzungen der Hand		Nicht standardisiert		
Modifizierter Moberg Picking-Up-Test	Entwickelt von E. Moberg, modifiziert von A.L. Dellon		Feinmotorischer Test zur Feststellung von Finger-Koordinationsleistungen, Greiffunktionen, Ausdauer, Schnelligkeit und Belastbarkeit und stereognostischen Leistungen	Erkrankungen der Hand, periphere Schädigungen im Bereich der Hand	20-30 min.	Standardisiert mit 12 Gegenständen aus dem Alltagsbereich, Normwerte vorhanden		Händigkeit wird nicht berücksichtigt, nutzbar als Verlaufsdokumentation
Nine Hole Peg Test	M. Keller et al., 1971 standardisiert durch Mathiowetz et al., 1985		Feinmotorischer Test zur Feststellung von Finger-Koordinationsleistungen, Greiffunktionen, Ausdauer, Schnelligkeit und Belastbarkeit	Nach Erkrankungen und Verletzungen der Hand		Standardisiert	Ludwig Bertram GmbH Bezeichnung: "Roylan Steckplatte mit 9 Löchern" A8515, Preis 73,60 € + MwSt. (Stand 2000)	Nachteil: kein Alltagsbezug und Qualität der Bewegung nicht gesondert beurteilt

Befundinstrumente in der ergotherapeutischen Orthopädie:

Titel und Art des Verfahrens	Autor / Erscheinungsjahr Land	Untersuchte Bereiche	Klientengruppe	Anwendungsbereich (Phase)	Zeitaufwand Durchführung/ Auswertung	Psychometrische Eigenschaften	Kontakt/Bezugsadresse, Material, Literatur	Bemerkungen
O'Connor Tweezer Dexterity Test	USA	Prüft „feinste" Feinmotorik und Auge-Hand-Koordination bei Gebrauch eines Werkzeuges (Pinzette) unter zeitkritischen Gesichtspunkten	Ab dem 14. Lebensjahr		Ca. 10 min.	Standardisiert, Normwerte vorhanden	www.rehaoutlet.com ca. 100 US $	Als Test für Berufe, die besondere Präzisionsarbeit, Hand-Augekoordination und Ausdauer verlangen (z.B. Zahnärzte, Uhrmacher)
Punktlokalisation (Topognosie)	Beschrieben in: B. Jung, E. Freund, 2000	Fähigkeiten zur Lokalisation von Berührungsreizen			20 min.			Bleistift mit stumpfer Spitze
Purdue Pegboard	J. Tiffin, Purdue Universität 1948 entwickelt, vielfach erforscht	Ermittlung der Geschicklichkeit: Misst wie schnell und akkurat mit beiden Händen gearbeitet wird; uni- und bilaterale Geschicklichkeit	Ab Schulalter Erwachsene		Ca. 30 min.	Normwerte für alle Altersklassen ab Schulalter vorhanden	Ludwig Bertram GmbH, Rehaforum MEDICAL Bezeichnung: „Purdue Steckplatte", A92921, Preis ca. 150 € oder Lafayette Instrument UK Bez.: „Purdue Pegboard"	Einzel und Gruppenanwendung möglich, Material: Pegboard, Stoppuhr, Befundbogen, Nachteil: kein Alltagsbezug und Qualität der Bewegung nicht gesondert beurteilt, keine Beschreibung der Veränderungssensitivität

Befundinstrumente in der ergotherapeutischen Orthopädie:

Titel und Art des Verfahrens	Autor / Erscheinungsjahr Land	Untersuchte Bereiche	Klientengruppe	Anwendungsbereich (Phase)	Zeitaufwand Durchführung/ Auswertung	Psychometrische Eigenschaften	Kontakt/Bezugsadresse, Material, Literatur	Bemerkungen
Rheumatologische Anamnese- und Befunddokumentation für medizinische Assistenzberufe (Qualitätsermittlungsbogen für die Physiotherapie der Erkrankungen des Bewegungsapparates)	Arbeitskreis „Qualitätssicherung" der Gesellschaft medizinischer Assistenzberufe für Rheumatologie e. V. (GmAR), Mittelfeldstr. 26, 80689 München (2001)	Ermittlung des momentanen Status (Gelenkbeweglichkeit und Mobilität, Schmerz, Alltags- u. berufliche Fähigkeiten, psychosoziale Situation, häusliches Umfeld und Versorgungssituation) des bisherigen Verlaufs und daraus resultierend die Zielparameter der weiteren Interventionen	Kinder Jugendliche Erwachsene	Mehrteilige Befunddokumentation für Patienten mit chronischer Polyarthritis o. ähnlichen rheumatischen Erkrankungen	1-3 Std., aber nicht am Stück		Verlag für Physiotherapie Dr. Belhardi	Unterschiedliche Versionen für Kinder, Jugendliche und Erwachsene
Semmes-Weinstein Monfilamente	Semmes und Weinstein (während des Vietnamkriegs entwickelt)	Sensibilität der Hand, leichte Berührung / tiefer Druck, gemessen wird die Berührungsschwelle		Periphere Läsionen im Bereich der Hand, nach operativer Nervendekompression oder Nervenrekonstruktion	Ca. 30-60 min.	Standardisiert	Ludwig Bertram GmbH, Rehaforum MEDICAL	Material: Monofilamente, Augenbinde, Handschema, Buntstifte; Test erfordert Konzentration
Short Form 36 (SF 36)	Deutschland: Bullinger, 1996 (Ursprünglich USA)	Lebensqualität in den Dimensionen Körperliche Funktionen, Rollenfunktionen, Schmerzen, Gesundheitswahrnehmung, Vitalität, soziale Funktionsfähigkeit, emotionale Rollenfunktionen und psychisches Wohlbefinden	Klienten ab 14 Jahren	Erfassung der gesundheitsbezogenen Lebensqualität zur Differenzierung des Behandlungsbedarfs	10 min. Gesamtfragebogen 2 min. Kurzform SF-12	Reliabel, valide, Normen für verschiedene Altersstufen und Patientengruppen getrennt nach Geschlecht	Testzentrale Mustermappe incl. Diskette 198 €	„Self Report Test", deutsche Normdaten vorhanden
Spitz-Stumpf Diskrimination	Beschrieben in: B. Jung, E. Freund, 2000	Wahrnehmung von potentiell schädigenden Reizen (spitz, scharf)		Periphere Läsionen im Bereich der Hand, nach operativer Nervendekompression oder Nervenrekonstruktion	10 min.	Nicht standardisiert!		Material: Sicherheitsnadel

Befundinstrumente in der ergotherapeutischen Orthopädie:

Titel und Art des Verfahrens	Autor / Erscheinungsjahr Land	Untersuchte Bereiche	Klientengruppe	Anwendungsbereich (Phase)	Zeitaufwand Durchführung/ Auswertung	Psychometrische Eigenschaften	Kontakt/Bezugsadresse, Material, Literatur	Bemerkungen
Statische Zwei-Punkte Diskrimination (static 2PD)	Callahan, 1995; Dellon, 1997	Sensibilität der Fingerkuppen, Erkennung statischer Berührung		Periphere Läsionen im Bereich der Hand, nach operativer Nervendekompression oder Nervenrekonstruktion	10-20 min.	Standardisiert	Rehaforum MEDICAL	Material: Disk-Criminator z.B. „De Mayo Device"
Temperaturdiskrimination	Beschrieben in: B. Jung, E. Freund, 2000	Wahrnehmung von potentiell schädigenden Reizen (Kälte und Wärme)		Periphere Läsionen im Bereich der Hand, nach operativer Nervendekompression oder Nervenrekonstruktion	5-10 min.	Nicht standardisiert		Material: 3 Reagenzgläser mit heißem, warmen und kaltem/gefrorenem Wasser. Oder „hot and cold discrimination kit" mit kalibriertem Thermometer

Ausführliche Quellenangaben:

AMPS Project: Occupational Therapy Building, Colorado State University, Fort Collins, CO 80523, USA

Canadian Association of Occupational Therapists (1998a), Canadian Occupational Performance Measure, CAOT Publications ACE, Lizensierte deutsche Ausgabe 1999 (2. Aufl.)

H.U. Debrunner (1966; 1. Aufl./1994; 6. Aufl.) Orthopädisches Diagnosticum

Dr. med. Rolf K. Meier Stichwort Arb-B, Orthopädische Abteilung, Bad Colberg Kliniken GmbH, Parkallee 1, D-98663 Bad Colberg

B. Jung, E. Freund. Evaluationsmethoden für die Hand: Manual und Befundbogen für periphere Schädigungen DAHTH e.V. 2000

G. Kielhofner 3. Ed. A Model of Human Occupation:

Theory and Application Baltimore: Lippincott Williams & Wilkins, 2002

Lafayette Instrument, UK, Tel: 0044 1509 817700; Fax: 0044 1509 817701 www.lafayetteInstrument.com

Ludwig Bertram GmbH, Lübeckerstr. 1, 30880 Laatzen

Mathiowetz et al.; in: Am J Occup Ther 1985; 5 Neidhart, Brandesstr.14, 78464 Konstanz

Nex Gen Ergonomics Inc. 6600 Trans Canada Highway, Suite 750 Pointe Claire (Montreal), Quebec, Canada H9R4S2

Rehaforum MEDICAL GmbH, Daimlerstr. 12a, 25337 Elmshorn; www.rehaforum.com

Testzentrale Hogrefe & Huber Verlagsgruppe, Robert-Bosch-Breite 25, 37079 Göttingen

Verlag für Physiotherapie Dr. Belhardi, Yorkstr. 48

34123 Kassel, Tel. 05 61 / 75 99 336

Voigt-Radloff et al. Das EA: Feldstudie zu Akzeptanz, Praktikabilität und Prozessqualität. Rehab 2000; 39: 255-26

Eine Untersuchung mit dem zeitlichen Umfang von 30 Stunden für die „Besonderen Aktivitäten" der Hogeschool Zuyd, im Rahmen des Studiengangs 3+1 im März 2003 führte zur Bearbeitung der Befundinstrumente in der Orthopädie. Diese wurde von Katrin v. Mirbach vorgenommen.

Ergänzung und Anpassung an die Systematik von C. Habermann

Befundinstrumente in der ergotherapeutischen Psychiatrie:

Autor Erscheinungsjahr Land	Untersuchte Bereiche	Klientengruppe	Anwendungsbereich (Phase)	Zeitaufwand Durchführung/ Auswertung	Psychometrische Eigenschaften	Kontakt/Bezugsadresse, Material, Literatur	Bemerkungen
Assessment of Communication & Interaction Skills (ACIS) K. Forsyth et al. 1998 USA	Kommunikations- und Interaktionsfähigkeiten des täglichen Lebens (im Zusammenhang mit Handlung); besondere Aspekte: Körper, Informationsaustausch und Beziehungen; identifiziert Stärken und Einschränkungen im Kommunikations- und Interaktionsverhalten	Klienten mit Kommunikationsschwierigkeiten	In allen Bereichen einsetzbar (Kielhofner 2002)	Beobachtung 15-45 min. Rating 5-20 min. (Kielhofner 2002)	Die Originalversion wurde auf Validität und Reliabilität getestet	Model of Human Occupation Clearinghouse, (WebSite); Kielhofner: 2002	Übersetzung: C. Mentrup, Version 4.0, 1995 Assessment der Kommunikations- & Interaktionsfähigkeiten
Beobachtungsbogen zur ergotherapeutischen Befunderhebung (Dalhoff et al.) 1999 D	Diagnostik, zur Fremdwahrnehmung während des Behandlungsprozesses, bietet fundiertes Material für den Abschlussbericht	Alle Patienten in der psychiatrischen Behandlung	Alle psychiatrischen Bereiche	Zielgerichtete Beobachtung während der Therapiephase, Nachbereitung etwa 10-15 min.	Noch nicht untersucht	I. Scheiber: 1995	
Canadian Occupational Performance Measure (COPM) Law et al. 1998 Kanada 3. Aufl. der dt. Übersetzung 2003	Tätigkeiten, die die Klienten in ihrem Alltag durchführen müssen oder möchten; subjektive Beurteilung der „Betätigungs-Performanz" (wie gut und zufrieden stellend gelingt die Durchführung)	Alle Fachbereiche; alle Altersgruppen (ist das Interview mit dem Patienten selbst nicht durchführbar, können Bezugspersonen befragt werden)	Alle Rehabereiche	30-60 min. (je nach kognitiven Fähigkeiten der Klienten)	Die Originalversion wurde zur Validität, Reliabilität und Veränderungssensitivität untersucht; die deutsche Version bisher nur zur Veränderungssensitivität	Manual und Bögen sowie Informationen zu Kursen (ein- bis dreitägig) beim COPM-Team D; E-Mail: Barbara.Dehnhardt@t-online.de	Instrument im Rahmen eines sog. klientenzentrierten ergotherapeutischen Ansatzes (Canadian Model of Occupational Performance)

Befundinstrumente in der ergotherapeutischen Psychiatrie:

Autor Erscheinungsjahr Land	Untersuchte Bereiche	Klientengruppe	Anwendungsbereich (Phase)	Zeitaufwand Durchführung/ Auswertung	Psychometrische Eigenschaften	Kontakt/Bezugsadresse, Material, Literatur	Bemerkungen
COGPACK marker software D	Ursprünglich für schizophrene Patienten und primär als Trainingsprogramm entwickelt, kann aber auch zur Befundung genutzt werden; kognitive Fähigkeiten, Konzentrations-, Leistungs- und Motivationsstörungen, Ergebnisprotokolle, Leistungsprofile auf Normwerte und Diagnosegruppen bezogen erstellbar	Schizophrene, schizoaffektive, zyklothyme Patienten; Zwangsneurose, Hirnorganische Restsyndrome für Klienten verwendbar, die etwas PC Erfahrung besitzen	Remissonsphase, Rehaphase, genaue Zielsetzung mit dem Klienten abstimmen!	Wenn als Befundinstrument verwendet: 50-90 min; PC-gestützte Durchführung und Auswertung (Ausw. auch manuell)	Über Standardeinstellungen, Normvergleichswerte, Serien können zur Befundung standardisiert und/oder kriterienabhängig geschaltet werden	E-Mail: marker@ markersoftware.de Internet: www.cogpack.de Info und Schulung: E-Mail: cornelia.schmidt @corelis.de	Besondere Bereiche: Aufmerksamkeit, Konzentration, Reaktion, Merkfähigkeit, kognitive Strategien sowie sprachliche, intellektuelle und berufsnahe Fähigkeiten
ErgoComPakt Frickenhaus/ Kümmerer 2002 D	Ein Datenverarbeitungsprogramm für die Dokumentation ergotherapeutischer Behandlung	Alle Patienten in der psychiatrischen Behandlung	Alle psychiatrischen Bereiche	2-5 min. pro Patient	Noch nicht untersucht	CD-ROM erhältl. beim Schulz-Kirchner Verlag	Ein computergestütztes Dokumentationssystem
Ergotherapeutische Assessment (EA) Voigt-Radloff et al. 2002 D	Beurteilung von Alltagsfähigkeiten (z.B. Selbstversorgung, Lebensführung) und alltagsrelevante Folgen von sensomotorischen, neuropsychologischen, psychosozialen Defiziten	Erwachsene Klienten; versch. Fachbereiche: Psychiatrie, Neurologie, Orthopädie, Geriatrie	Anwendung zur Verlaufsdokumentation und Evaluation von Rehamaßnahmen	45-60 min.	Validität, Reliabilität, Veränderungssensitivität, Praktikabilität; Validierungsstudie Voigt-Radloff et al.: 2000/2001	Manual und Information zu eintägigen Schulungskursen bei Kontaktadresse www.ergoas.de	Neuentwicklung: Domäne „Arbeitsrelevante Basisaktivitäten", vorraussichl. Herbst 2004 Feldversuch
Handlungstheoretisches Modell nach M. Cranach Blaser Csontos 2004 D	Testinstrumente zur Erfassung von Handlungsfähigkeit (Aktivitäten des täglichen Lebens, soziale Kompetenz)	Alle Patienten in der psychiatrischen Behandlung und speziell für schizophrene Patienten	Alle psychiatrischen Bereiche	10-20 min.	Durch verschiedene Studien evaluiert	Es werden Schulungen in Basel angeboten, Info: M. Blaser Csontos, Innere Margarethen Str. 15, CH 4051 Basel	Die Handlungsfähigkeit mit ihren Erklärungsmodellen steht im Mittelpunkt

Befundinstrumente in der ergotherapeutischen Psychiatrie:

Autor Erscheinungsjahr Land	Untersuchte Bereiche	Klientengruppe	Anwendungsbereich (Phase)	Zeitaufwand Durchführung/ Auswertung	Psychometrische Eigenschaften	Kontakt/Bezugsadresse, Material, Literatur	Bemerkungen
IMBA Wieland et al. 1996 D	Arbeitsplatzanforderungen mit 3 Komponenten: Anforderungs- u. Fähigkeitsprofil, Profilvergleich, tätigkeitsrelevante Merkmale (155 Items)	Behinderte im arbeitsfähigen Alter	Anwendung zur Evaluation, als Entscheidungshilfe zur Integration Behinderter ins Berufsleben	120 min. f. Anforderungsprofil; 120 min. f. Fähigkeitsprofil Auswertung PC gestützt oder manuell	Standardisierter Merkmalkatalog	Schulung nötig zum Erhalt von Anwenderlizenz und Software. Info: www.imba.de	Interdisziplinäres Verfahren
Lübecker Fähigkeitenprofil (LFP) T. Schirrmacher 2002 D	Befundinstrument der Selbstwahrnehmung – im Verhalten gegenüber Objekten und Personen – im Arbeitsverhalten – bei alltäglichen Aktivitäten	Für stationär psych. kranke Patienten entwickelt, bei depressiv Erkrankten getestet und evaluiert	Alle psychiatrischen Bereiche	Originalversion = 25 Merkmale Kurzversion = 14 Merkmale, die zur tägl. Routine entwickelt wurde	Standardisierte Ergotherapiedokumentation und -evaluation in der Psychiatrie	Literatur und Manual im Buch: T. Schirrmacher: 2002	In das LFP wurden die Merkmale von MELBA und ACIS integriert
Merkmalprofile zur Eingliederung Behinderter in Arbeit (MELBA) Föhres et al. 1997 D	Dokumentation von Tätigkeitsanforderungen und Arbeitsfähigkeiten, 29 tätigkeitsrelevante psychische Merkmale: Anforderungs- und Fähigkeitsprofil, Profilvergleich	Behinderte im arbeitsfähigen Alter	Anwendung zur Evaluation, als Entscheidungshilfe zur Integration Behinderter ins Berufsleben	60-180 min. Auswertung PC gestützt oder manuell	Standardisierter Merkmalkatalog	Schulung nötig zum Erhalt von Anwenderlizenz und Software. Info:www.melba.de	Interdisziplinäres Verfahren
Modified Interest Checklist; Interessencheckliste Kielhofner & Neville 1983, USA	Angaben der Klienten zu ihren Interessen in den letzten 10 Jahren, im letzten Jahr und zurzeit; Angaben zum Wunsch diesen Interessen wieder nachzugehen	Erwachsene	Zur Abklärung aktueller und zukünftiger Bedürfnisse hinsichtlich verschiedener Aktivitäten	30-60 min. (Angaben aus der Studie)	Differierende Angaben (Kielhofner: 2002)	Übersetzung in Jerosch-Herold et al.: 1999	Angaben wurden entnommen aus Kielhofner: 2002 und Jerosch-Herold: 1999
MOHO Screening Tool (MOHOST) Parkinson & Forsyth 2001, GB	Assessment, das einen Überblick verschafft über die dem MOHO zugrunde liegenden Konzepte hinsichtlich der Beschäftigungsfunktionen des Klienten: 20 Items ermöglichen ein Rating zu Volition, Habituation und Fähigkeiten (Skills)	Ohne Angaben	Zur Vorabklärung, um dann weitere Assessments zu den Untergruppen einzusetzen	Ohne Angaben	Pilotstudien abgeschlossen, Test zur Überprüfung psychometrischer Eigenschaften in Vorbereitung	Kielhofner: 2002	Alle Angaben wurden entnommen aus Kielhofner: 2002

Befundinstrumente in der ergotherapeutischen Psychiatrie:

Autor Erscheinungsjahr Land	Untersuchte Bereiche	Klientengruppe	Anwendungsbereich (Phase)	Zeitaufwand Durchführung/ Auswertung	Psychometrische Eigenschaften	Kontakt/Bezugsadresse, Material, Literatur	Bemerkungen
Occupational Performance History Interview II (OPHI-II) Version 2.0, Kielhofner et al. 2002 USA	Teilstrukturierte, narrative Interviewformen zur Anamnese der Beschäftigungsperformance besonders hinsichtlich der vergangenen und gegenwärtigen Lebensgeschichte, der Auswirkung von Behinderung und der Wünsche nach Veränderungen; es werden Identität, Kompetenzen und Verhalten hinsichtlich Beschäftigung geklärt	Für Jugendliche und Erwachsene	Zum Beginn der Therapie einsetzbar	Interviews 45-60 min., kann in Teilen durchgeführt werden; Auswertung mit Hilfe von Ratingskalen (ohne Zeitangabe)	Die Originalversion wurde in mehreren Studien auf Reliabilität, Validität und Sensitivität untersucht	Model of Human Occupation Clearinghouse, (WebSite); Kielhofner: 2002	Alle Angaben wurden entnommen aus Kielhofner: 2002
Occupational Questionnaire (OQ) N.R. Smith, G. Kielhofner, J. Watts 1986 USA	Selbsteinschätzungsinstrument: Der Klient benennt die seine täglichen Handlungen, die dann nach Kompetenz, Wichtigkeit und Gefallen bewertet werden; daraus ergeben sich Informationen über die Gewohnheiten des Klienten und Ausgewogenheit von Arbeit, Alltagsaufgaben, Freizeit, Schlaf	Für Erwachsene geeignet	Kann zu Beginn und während der Therapiephase eingesetzt werden		Die Originalversion wurde auf Validität und Reliabilität getestet	Model of Human Occupation Clearinghouse, (WebSite); Kielhofner: 2002	Erlaubt guten Einblick wie Klient seine Handlungen selber interpretiert und wie er mit seiner Ausführung zufrieden ist
Occupational Self Assessment (OSA), Version 2.1, 2002 K.B. Baron, C. Curton 1990 USA	Der Klient beantwortet schriftlich oder mündlich vorgegebene Fragen, um Kenntnisse über seine Performance, Gewohnheiten, Rollen, Volition, Interessen und Umwelt zu erhalten; das Ergebnis dient dazu, die Therapie gemeinsam mit dem Klienten zu planen	Für Jugendliche und Erwachsene geeignet	Befundaufnahme	30 min.	Es gibt Validitätsstudien in den USA	Model of Human Occupation Clearinghouse, (WebSite); Kielhofner: 2002; deutsche Version über „Aha"	Name von SAOF in OSA (Occupational Self Assessment) geändert, klientenzentriert, Übersetzung von S. Reinhartz: 2000
Rollencheckliste F. Oakley, R. Barris, G. Kielhofner 1985 USA	Durch das Assessment bekommt man Informationen über die Typen von Rollen, die der Patient ausfüllt und welche seinen Alltag bestimmen	Für jugendliche, erwachsene und geriatrische Klienten geeignet	Alle Rehaphasen	30 min.	Die Originalversion wurde auf Validität und Reliabilität getestet	B. Hemphill: 1988, Kopien bei: Oakley Francis, Bethesda Kielhofner: 2002	Klient kann Liste selbständig ausfüllen, Übersetzung in: Jerosch-Herold et al.: 1999

Befundinstrumente in der ergotherapeutischen Psychiatrie:

Autor Erscheinungsjahr Land	Untersuchte Bereiche	Klientengruppe	Anwendungsbereich (Phase)	Zeitaufwand Durchführung/ Auswertung	Psychometrische Eigenschaften	Kontakt/Bezugsadresse, Material, Literatur	Bemerkungen
Volitional Questionnaire C.G. De las Heras, Version 4.0 2003 USA	Durch Beobachtung wird die Volition von kommunikativ und kognitiv eingeschränkten Klienten befundet, während Sie die vom Assessment vorgegebenen Handlungen durchführen	Kognitiv und kommunikativ eingeschränkte Klienten, Psychisch Kranke	Befundaufnahme	5 Therapieeinheiten	Die englische Version wurde auf Validität und Reliabilität getestet	Model of Human Occupation Clearinghouse, (WebSite); Kielhofner: 2002; dt. Version über „Aha"	Übersetzung: B. Dehnhardt: 1997
Work Environment Impact Scale (WEIS) R. Moore-Corner, G. Kielhofner, Version 2.0 1998 USA	Ein semi-strukturiertes Interview, das die Arbeitsbedingungen, welche die Arbeitsfähigkeiten unterstützen bzw. beeinflussen, und den Einfluss auf die Performancefähigkeiten, Zufriedenheit und Gesundheit des Arbeiters evaluiert	Bezieht sich auf Klienten, die vor der Erkrankung beruflich aktiv waren, bzw. wieder in das Arbeitsleben integriert werden sollen	V.a. zur Befunderhebung	Ca. 60 min.	Die englische Version wurde auf Validität und Reliabilität getestet	Model of Human Occupation Clearinghouse, (WebSite); Kielhofner: 2002; dt. Version über „Aha"	Übersetzung der Version von 1995: Marotzki U.
Worker Role Interview (WRI) C. Velozo, G. Kielhofner, G. Fisher, Version 9.0 1998 USA	Das WRI ist ein semi-strukturiertes Interview, welches die psychosozialen und Umweltbedingungen identifiziert, die sich auf die Fähigkeiten des Klienten in der Rolle des erkrankten Arbeiters auswirken; das Ziel ist, festzustellen, welche Faktoren eine Eingliederung an den Arbeitsplatz wieder ermöglichen bzw. verhindern	Für Klienten, die vor der Erkrankung beruflich aktiv waren	Alle Rehaphasen	30-60 min.	Für die englische Originalversion mehrere Studien zur Validität, Reliabilität	Model of Human Occupation Clearinghouse, (WebSite); Kielhofner: 2002; dt. Version über „Aha"	Ermöglicht guten Einstieg in die Therapie; Übersetzung: B. Dehnhardt (ohne Jahresangabe)
Zielekarteikarte Dalhoff et al. 1999 D	Zielbestimmung durch den Patienten selbst (Selbstwahrnehmung)	Alle Patienten in der psychiatrischen Behandlung	Alle psychiatrischen Bereiche	Je nach Klientel 10-20 min.	Nicht untersucht	Info:angela.doering @rub.de	Ermögl. den Klienten Eigenwahrnehmung, pers. Reflexion; die Handlungsebene wird konkreter

Befundinstrumente in der ergotherapeutischen Kinder- und Jugendpsychiatrie:

Autor Erscheinungsjahr Land	Untersuchte Bereiche	Klientengruppe	Anwendungsbereich (Phase)	Zeitaufwand Durchführung/ Auswertung	Psychometrische Eigenschaften	Kontakt/Bezugsadresse, Material, Literatur	Bemerkungen
Child Occupational Self-Assessment (COSA) K.B. Baron, C. Curton 1999 USA	Selbstbeurteilungsbogen für Kinder und Jugendliche über ihre Performance, Gewohnheiten, Rollen, Volition, Interessen und Umwelt; das Ergebnis dient dazu, die Therapie gemeinsam mit dem Klienten zu planen	Für Kinder ab 9 Jahren	Befundaufnahme	30 min.	Es gibt Validitätsstudien	Model of Human Occupation Clearinghouse, (Web-Site); Kielhofner: 2002	Assessment entspricht OSA, verwendet wird jedoch eine kindgerechte Sprache
DTVP-2 (Developmental Test of Visual Perception 2) D.D. Hamill, N.A. Pearson, J.K. Voerss 1993 USA	Visuomotorik, Nachzeichnen, Figur-Grund-Wahrnehmung, räumliche Beziehungen, Gestaltschließen, visuomotorische Geschwindigkeit, Formkonstanz	Kinder von 4-10 Jahren	Kinder- und Jugendpsychiatrie	30-45 min. Auswertung 15 min.	Siehe Projektgruppe ergotherapeutische Befundinstrumente in der Pädiatrie 2004	Testzentrale PRO-ED US-amerikanische Version siehe Befundinstrumente Pädiatrie	
FTM (Frostig-Test der motorischen Entwicklung) M. Frostig 1972 USA 1985 deutsche Ausgabe	Auge-Hand-Koordination, Beweglichkeit, Gelenkigkeit, Kraft, Gleichgewicht	Kinder von 5;9-9;8 Jahren	Kinder- und Jugendpsychiatrie	25 min.	Siehe Projektgruppe ergotherapeutische Befundinstrumente in der Pädiatrie 2004	Testzentrale	Siehe Befundinstrumente Pädiatrie
Gezielte Beobachtungen auch: **Klinische Beobachtungen** ursprüngliche Fassung von Antje Price USA	Verarbeitung der vestibulären, tiefensensiblen, taktilen und visuellen Wahrnehmung; Muskeltonus, motorisch anpassende Reaktionen, posturale Kontrolle, bilaterale Integration; Praxie; Aufgabenverständnis	Kinder und Jugendliche ab ca. 4 Jahren	Kinder- und Jugendpsychiatrie	30-45 min Auswertung 10 min. bei Videoanalyse 45 min.	Beobachtungsverfahren in manchen Fassungen mit teilstandardisierten Durchführungsbestimmungen	Zu erhalten in den SI-Grundkursen beim jeweiligen Referenten Fassung von R. Schaefgen bei: Pro Praxis (siehe Befundinstrumente Pädiatrie)	Siehe Befundinstrumente Pädiatrie

Befundinstrumente in der ergotherapeutischen Kinder- und Jugendpsychiatrie:

Autor Erscheinungsjahr Land	Untersuchte Bereiche	Klientengruppe	Anwendungsbereich (Phase)	Zeitaufwand Durchführung / Auswertung	Psychometrische Eigenschaften	Kontakt / Bezugsadresse, Material, Literatur	Bemerkungen
MOT 4-6 (Motorik-Test für vier- bis sechsjährige Kinder) R. Zimmer und M. Volkamer 1973 Überarbeitung 1984 D	Messung motorischer Leistungen: gesamtkörperliche Koordinationsfähigkeit, Gleichgewicht, Feinmotorik	Kinder von 4;0-6;11 Jahren	Kinder- und Jugendpsychiatrie	45-60 min. Auswertung 10 min	Siehe Projektgruppe ergotherapeutische Befundinstrumente in der Pädiatrie 2004	Testzentrale	Für Kinder, die hinsichtlich motorischer Probleme auffällig sind
SIPT (Sensory Integration and Praxis Tests) J. Ayres 1991 (3. Fassung) USA	Taktile und vestibulär-propriozeptive Verarbeitung, Form- und Raumwahrnehmung und visuomotorische Koordination, Praxie, bilaterale Integration und Sequenzierung	Kinder von 4;0-8;11 Jahren	Kinder- und Jugendpsychiatrie	2 Stunden Auswertung + Interpretation mind. 1 Std. Auswertung nur über PC möglich	Siehe Projektgruppe ergotherapeutische Befundinstrumente in der Pädiatrie 2004	Z.B. Testzentrale US-amerikanische Version	Für Kinder, die hinsichtlich SI-Störungen auffällig sind

Es werden hier ergotherapiespezifische Befunderhebungsverfahren aufgeführt, wie sie überwiegend in klinischen Bereichen angewandt bzw. über die Studie hinaus empfohlen werden. In ergotherapeutischen Praxen werden auch Psychologische Tests durchgeführt, diese sind zu beziehen über die Testzentrale: Hogrefe & Huber, Robert-Bosch-Breite 25, 37079 Göttingen, Tel. 0551/50688-24, http://www.testzentrale.de. Literatur zu den Befundsystemen der Kinder- und Jugendpsychiatrie siehe auch im Abschnitt „Pädiatrische Verfahren" und unter Projektgruppe ergotherapeutische Befundinstrumente in der Pädiatrie 2004

Ausführliche Quellenangaben:

Blaser Csontos M.: Handlungsfähigkeit in der Ergotherapie. Berlin Heidelberg: Springer Verlag, 2004

COGPACK, marker software, Postfach 1444, 68522 Ladenburg, Tel.: 06203 - 92 22 56

Dalhoff A., Döring A., Hirsekorn B., Timmer A.: Das ergotherapeutische Handlungsfeld in der Psychiatrie. Ein Praxisleitfaden zur Entwicklung von Qualitätsstandards. Idstein: Schulz-Kirchner, 2000

De las Heras CG. et al.: Volitional Questionnaire. Version 4,0, 2003; In: Kielhofner 2002; Übersetzung: Dehnhardt B. Aha – Edition Vita Aktiva

Dehnhardt B., Harth A. und Meyer A. (1999): A Canadian Occupational Performance Measure. Lizensierte deutsche Ausgabe. Aha – Edition Vita Aktiva

Frickenhaus C., Kümmerer B.: ErgoComPakt. Ein Datenverarbeitungsprogramm für die Dokumentation ergotherapeutischer Behandlungen psychisch Kranker. Idstein: Schulz-Kirchner, 2002

Jerosch-Herold Chr., Marotzki U., Hack B.M., Weber P. (Hrsg.): Konzeptionelle Modelle für die ergotherapeutische Praxis. Heidelberg: Springer, 1999

Kielhofner G.: A Model of Human Occupation. Baltimore: Williams & Wilkins, 1995 (2. Ed. 1996)

Kielhofner G.: A Model of Human Occupation: Theory and Application Baltimore: Lippincott Williams & Wilkins, 2002, 3. Ed.

Law M., Baptiste S., Carswell A., McColl M.A., Polatajko H., Pollock N. (1994): Canadian Occupational Performance Measure, CAOT Publications ACE 1994

Hemphill B. (Ed.): Mental Health Assessment in Occupational Therapy. Thorofare, NJ: Slack, 1988

Jerosch-Herold et al.: Konzeptionelle Modelle für die ergotherapeutische Praxis. Heidelberg: Springer; 1999

Moore-Corner R., Kielhofner G.: Work Environment Impact Scale (WEIS) (U. Marotzki, Trans.). Im Eigenverlag der Übersetzerin, Edition Vita Activa,

Deutscher Verband der Ergotherapeuten (DVE), BTZ Köln, Vogelsanger Str. 193, 50825 Köln, Tel.: 0221-9544000 (Originalarbeit erschienen 1995)

Schirrmacher T.: Das Lübecker Fähigkeitenprofil (LFP) Neue Reihe Ergotherapie. Reihe 1, Fachbereich Psychiatrie, Bd. 7, 2002

Velozo G., Kielhofner G., Fisher D.: Worker Role Interview (WRI), Übersetzung B. Dehnhardt. Aha – Edition Vita Activa (o. Jahresang.)

Voigt-Radloff et al.: Das EA: Feldstudie zu Akzeptanz, Praktikabilität und Prozessqualität. Rehab 2000; 39: 255-261

Projektgruppe ergotherapeutische Befundinstrumente in der Pädiatrie. Neue Reihe Ergotherapie. Reihe 2: Fachbereich Pädiatrie Band 10, Schulz-Kirchner: 2004

Internetquellen: Sammlung englischsprachiger Informationen zu MOHO, Hinweise zu relevanter Literatur und den Befunderhebungsinstrumenten: Web-Site des MOHO-Clearinghouses (www.moho.uic.edu/assessments) und (deutschsprachige) Web-Site von Aha (www.aha-netz.de)

Ergänzende Literaturhinweise:

Béguin H., Dreier S., Nieuwesteeg M., Mosthaf U., Schüpbach H., Somazzi M., Versümer G. (1995): Das Bieler Modell – ein Modell zum Entwickeln und Evaluieren ergotherapeutischer Maßnahmen. Ergotherapie 9/95. S. 21-29

Kubny-Lüke, B.: Ergotherapie im Arbeitsfeld Psychiatrie. Stuttgart: Thieme, 2003

Plößl I., Hammer M., Schelling U.: ZERA. Zusammenhang zwischen Erkrankung, Rehabilitation und Arbeit, Psychosoziale Arbeitshilfen Nr. 16 Psychiatrie Verlag

Scheepers C., Steding-Albrecht U., Jehn P. (Hrsg.): Ergotherapie – Vom Behandeln zum Handeln. Stuttgart: Thieme, 2. Überarb. Auflage 2000

Scheiber I.: Ergotherapie in der Psychiatrie. Köln: Stam 1995

Weitere Bezugsquellen:

Aha - Edition Vita Activa
BTZ Berufliche Bildung Köln GmbH- KV-Bereich
Vogelsanger Straße 193
50825 Köln
Tel./Fax: +49 (0) 221 / 95 44 00 28
E-Mail: vita-activa@btz-koeln.de

Rollencheckliste
Oakley Francis, National Institutes of Health; Building 10; Room 6S235, 10 Center Drive MSC 1604 Bethesda; MD 20892-1604
E-Mail: foakly@nih.gov

Diese Bearbeitung der Befundinstrumente „Psychiatrie" wurde im Rahmen eines Projektes des DVE durchgeführt:

Sabine Fox
Angela Döring
Gudula Szuwart
Carola Habermann

Befundinstrumente in der ergotherapeutischen Geriatrie:

Diese Befundsysteme sind noch nicht nach ihrer tatsächlichen Anwendungshäufigkeit und hinsichtlich empfohlener Anwendung evaluiert.

Titel + Art des Verfahrens	Autor Erscheinungsjahr Land	Untersuchte Bereiche Klientengruppe	Zeitaufwand Durchführung/Auswertung	Psychometrische Eigenschaften	Kontakt/Bezugsadresse, Material, Literatur	Bemerkungen
Barthel-Index (Basis-ADL)	F.I. Mahoney, D.W. Bartel 1965, USA	Messung, der Alltagsverrichtungen, die sich auf körperliche Selbstversorgung beziehen, um den physikalischen Pflegebedarf zu ermitteln (Pflegeversicherungsgesetz: „körpernahe Verrichtungen")	10 min.	Valide Reliabel (nach Masur 1995)	In div. geriatrischen Veröffentlichungen abgedruckt	Instrument zur Messung des physikalischen Pflegebedarfs, international verbreitet
Clock Completion (CC): Uhren ergänzen	Aus dem Geriatrischen Basisassessment (siehe dort)	Screening-Verfahren für kognitive Defizite, Hirnleistungsstörungen (Neglect, Aphasie), Gesichtsfeldeinschränkungen	10 min.			Für Verlaufskontrollen geeignet, Ergänzung des MMSE
Ergotherapeutisches Assessment (EA)	Voigt-Radloff et al. 2002, D	Beurteilung von Alltagsfähigkeiten (z.B. Selbstversorgung, Lebensführung) und alltagsrelevanten Folgen von sensomotorischen, neuropsychologischen, psychosozialen Defiziten	45-60 min.	Zufrieden stellende Validität, sehr gute Reliabilität, gute Veränderungssensitivität, gute Praktikabilität; Validierungsstudie Voigt-Radloff et al. 2000/2001		Manual und Information zu eintägigen Schulungskursen bei Kontaktadresse www.ergoos.de
Functional Independence Measure / Funktionale Selbständigkeitsmessung (FIM)	IVAR 1997D/CH/A Aktualisierung deutsche Version	Alltagsfähigkeiten: Selbstversorgung, Kontinenz, Transfer, Fortbewegung, Kommunikation, kognitive Fähigkeiten	Durchführung und Auswertung 20-30 min.	Valide, reliabel	www.fim-pflegeplanung.de/kitteltaschenbuch.pdf	Manual, Befundbogen, eintägige Schulung vor Anwendung empfohlen
Geld zählen	T.N. Nikolaus 1992	Erfasst die instrumentellen ADL, manuelle Fähigkeiten, Nahvisus und kognitive Funktionen	5 min.			Eignet sich gut für Verlaufsuntersuchungen bei therapeutischer Behandlung
Geriatrische Depressions-Skala (GDS)	Sheikh & Yesavage 1986	Erfassen depressiver Symptome beim älteren Patienten	5 min.			Sechs Punkte oder mehr sprechen für das Vorliegen einer depressiven Symptomatik; weitergehende Diagnostik ist erforderlich

Befundinstrumente in der ergotherapeutischen Geriatrie:

Diese Befundsysteme sind noch nicht nach ihrer tatsächlichen Anwendungshäufigkeit und hinsichtlich empfohlener Anwendung evaluiert.

Titel + Art des Verfahrens	Autor Erscheinungsjahr Land	Untersuchte Bereiche Klientengruppe	Zeitaufwand Durchführung/Auswertung	Psychometrische Eigenschaften	Kontakt/Bezugsadresse, Material, Literatur	Bemerkungen
Geriatrisches Basisassessment (I)	Arbeitsgruppe Geriatrisches Assessment (AGAST) Hrsg. 1995	I: Geriatrisches Sreening nach M.S. Lachs et al. 1990 als erste Stufe des Assessment physische, kognitive, emotionale, ökonomische, soziale Funktionen, häusliche Umgebung, Lebensqualität	5-10 min. Fragen und kleine Aufgaben zu 15 Items		In div. geriatrischen Veröffentlichungen abgedruckt	Indikator für funktionelle Störungen und für geriatrische Risiken, primär entwickelt für ambulant und in der hausärztlichen Praxis betreute alte Patienten, auch für neu in die Klinik aufgenommene Patienten, nicht zur Kennzeichnung des Behandlungsverlaufs geeignet
Geriatrisches Basisassessment (II), als zweite Stufe des Assessments		(II) Bündelung der oben genannten Testverfahren für wichtige Informationen über verbliebene Fähigkeiten in unterschiedlichen Bereichen und daraus ableitbare Behandlungspotenziale für den einzelnen Patienten	75 min.		In div. geriatrischen Veröffentlichungen abgedruckt	Auch als Neuperlacher Pocket Guide für Ärzte
Handgrip-Test mit Dynamometer		Handkraft	5 min.	Erlaubt Vorhersagen für Risiken wie Frakturen, Stürzen, Mortalität. Korreliert mit Ernährungszustand	Rehaforum MEDICAL www.rehaforum.com	Bei Unterschreiten der Normwerte des Handkraftmessers besteht signifikant erhöhtes Risiko für eingeschränkte Selbsthilfefähigkeit, Sturz, Fraktur und Sterblichkeit
Heidelberger Sozialfragebogen	T.N. Nikolaus et al. 1994, D	Erfassung der sozialen und Wohnsituation älterer PatientInnen	10 min.	Nachweis von guten Testgütekriterien	Zeitschrift f. Gerontologie 1994: 27	Bei weniger als 17 Punkten besteht Bedarf, die soziale Gesamtsituation zu klären
IADL-Status (instrumentelle Aktivitäten)	Nach Lawton und Brody 1969, überarbeitet von L.Z. Rubenstein et al. 1991	Messung der komplexeren Verrichtungen der ADL: z.B.: Telefonieren, Einkaufen, Haushaltsführung, Umgang mit Medikamenten oder Geld			In div. geriatrischen Veröffentlichungen abgedruckt	
Mini-Mental-Status (MMSE)	Folstein et al. 1975, USA	Grobeinschätzung der kognitiven Leistungsfähigkeit auch für höhere Altersgruppen	10-15 min.	Gute Gütekriterien (nach Masur 1995)	In div. geriatrischen Veröffentlichungen abgedruckt	Bei 24 u. weniger Punkten wird eine weitere Abklärung auf das Vorliegen eines dementiellen Syndroms empfohlen; liegt eine Aphasie vor, ist der Test nicht aussagefähig, Lerneffekt bei mehrmaliger Durchführung

Befundinstrumente in der ergotherapeutischen Geriatrie:

Diese Befundsysteme sind noch nicht nach ihrer tatsächlichen Anwendungshäufigkeit und hinsichtlich empfohlener Anwendung evaluiert.

Titel + Art des Verfahrens	Autor Erscheinungsjahr Land	Untersuchte Bereiche Klientengruppe	Zeitaufwand Durchführung/ Auswertung	Psychometrische Eigenschaften	Kontakt/Bezugsadresse, Material, Literatur	Bemerkungen
Motilitätstest nach Tinetti (schließt sich dem Timed „Up & Go" an)	M. Tinetti 1986	Analyse von Mobilitätsfunktionen wie Balance, Stand, Gangbild	5-10 min.		Verfahren für Verlaufskontrollen	Erhöhtes Sturzrisiko wird erkannt
Neuropsychologisches Befundsystem für Ergotherapeuten	C. Michal 1996	Befunderhebung zur Erfassung neuropsychologischer Defizite in 12 Bereichen anhand von Arbeitsblättern, diagn. Aufgaben und Beobachtung/ Interpretation alltäglicher Verrichtungen; einsetzbar bei manifesten neurologischen Erkrankungen, Schädel-Hirn-Traumen und bei altersphysiologischen Veränderungen	Keine konkreten Zeitangaben angegeben	Nicht untersucht	Veröffentlicht in C. Michal: Neuropsychologisches Befundsystem für Ergotherapeuten. Springer 1996	Testsammlung flexibel einsetzbar; geeignet für eine orientierende Diagnostik; Patient muss Papier-Bleistift-Aufgaben bearbeiten können
Resident Assessment Instrument (RAI) Minimum Data Set	Kuratorium Deutsche Altershilfe (Hrsg.)	Funktionelle Ressourcen und Defizite werden multidimensional und graduierend beschrieben, „Abklärungshilfen" leiten von identifizierten Problemen zu weiteren Maßnahmen			Kuratorium Deutsche Altershilfe (Hrsg.) An der Pauluskirche 350677 Köln	Pflege- und Therapiedokumentation zur Klientenbeurteilung und Dokumentation
Timed „Up & Go"	Nach D. Podsiadlo & S. Richardson S. 1991	Überprüfung der minimalen Beweglichkeit	5 min.	Reliabel, valide Sensibilität gering (nach Runge & Rehfeld 2001)	Verfahren für Verlaufskontrollen	

Diese Bearbeitung der Befundinstrumente „Geriatrie" hinsichtlich Anpassung an die Systematik wurde von Carola Habermann durchgeführt.

13 Häufig angewandte Behandlungskonzepte in der Ergotherapie

Aus den unterschiedlichsten Methoden und Verfahren, die in der Ergotherapie zur Anwendung kommen, sind hier lediglich die spezifischen Konzepte genannt, die in den Leistungsbeschreibungen der Kapitel 5, 6 und 10 beispielhaft genannt sind. Die Auflistung erfolgt in alphabetischer Reihenfolge und erhebt nicht den Anspruch auf eine intensive Beschreibung der Konzepte, sondern soll lediglich einen groben Einblick vermitteln.

Das Affolter-/St. Galler Konzept

Das auf dem Affolter-Modell beruhende Behandlungskonzept findet in der Arbeit mit wahrnehmungsgestörten Kindern, Jugendlichen und Erwachsenen eine zunehmend breitere Anwendung. Im Verlauf von ca. 40 Jahren Forschung, Erprobung und Anwendung entwickelten Frau Dr. Félicie Affolter und zahlreiche Mitarbeiter ein auch für Ergotherapeuten bedeutendes Therapiekonzept.

Menschen mit Wahrnehmungsstörungen und deren Folgen begegnen uns sowohl in pädiatrischen, neurologischen, geriatrischen als auch psychiatrischen Therapiebereichen. Die so Betroffenen können mit der Affolter-Methode, unabhängig von Art und Schweregrad der angeborenen oder erworbenen Beeinträchtigung, behandelt werden.

Die geführte Interaktionstherapie unterstützt den wahrnehmungsgestörten Menschen besonders in der Informationssuche über das taktil-kienästhetische System, dem eine hervorragende, ausschlaggebende Bedeutung für die Entwicklung von Fähigkeiten und Fertigkeiten des Menschen zugeschrieben wird.

Im Rahmen alltäglicher Aktivitäten und den daraus entstehenden Problemsituationen werden Teile der zur Problemexploration und Problemlösung notwendigen Bewegungen „geführt" vollzogen.

Gemeinsam mit dem therapeutischen Begleiter erspürt der Betroffene grundlegende Informationen, die unerlässlich sind, um seine Wahrnehmung über sich und die Umwelt sinnvoll zu ordnen und nutzen zu können.

Das Affolter-Modell verfolgt einen ganzheitlichen Ansatz, versteht sich als interdisziplinäres Konzept und sieht die Einbeziehung der Bezugspersonen des Patienten als dringend geboten an.

Basale Stimulation nach Fröhlich

Die Basale Stimulation, ein von dem Sonderpädagogen Prof. Dr. A. Fröhlich entwickeltes Konzept, möchte vor allem Menschen mit sehr niedrigem Entwicklungsalter Angebote machen, mit Zielen, die die schwerstbehinderten Patienten auch erreichen können und die förderlich auf die Entwicklung der Gesamtpersönlichkeit wirken. Anknüpfend an Erkenntnisse hinsichtlich vorgeburtlicher Erfahrungen und Fähigkeiten von Menschen und der Säuglingsforschung werden bei den schwerstbehinderten Menschen jeden Lebensalters in direkter Zugewandtheit körpernahe Therapiemaßnahmen eingesetzt, die vor allem das Körpererleben beeinflussen wollen. Verschiedene Wahrnehmungs-, Bewegungs- und Kommunikationsangebote sollen dazu beitragen, den behinderten Menschen ganzheitlich anzusprechen und ihm zu helfen, eigene kleine Entwicklungsschritte zu vollziehen.

Bobath-Konzept

Das Bobath-Konzept entstand in den vierziger Jahren in London durch Dr. h.c. Berta Bobath (Physiotherapeutin) und Dr. med. Karel Bobath (Neurologe und Psychiater). Als ein neurophysiologisches Verfahren bildet es eine wesentliche Grundlage der ergotherapeutischen Behandlung bei Patienten mit zerebral bedingten Bewegungs- und Handlungsfunktionseinschränkungen. Das Konzept entwickelte sich empirisch und umfasst die Behandlung von Kindern und Erwachsenen in jeweils eigenständigen Bereichen.

Die Entstehung und Wirkungsweise des Bobath-Konzeptes beruht auf zwei Prinzipien, nämlich der neurophysiologischen Grundlage, die naturwissenschaftlich begründet ist, sowie der ganzheitlichen Sichtweise, die der Geisteswissenschaft zugeordnet werden kann.

Bobath-Konzept bei Kindern

Die neurophysiologische Arbeitshypothese von Bobath besteht in der Annahme, dass die Beeinträchtigung von Kindern mit zerebraler Bewegungsstörung vor allem durch die gestörte Haltungskontrolle gegenüber der Schwerkraft verursacht ist. Die ganzheitliche Sichtweise betont das Kind in seiner Gesamtpersönlichkeit und nicht als Objekt mit isolierten Funktionsausfällen und Defiziten. Dabei wird der Motorik eine zentrale Bedeutung in der Gesamtentwicklung des Kindes beigemessen. Bewegung erfordert keine isoliert reagierenden Muskeln oder Muskelgruppen, sondern eine Koordinationsleistung des Gehirns. Motorisches Lernen kann nur im täglichen Handeln des Kindes erfolgreich sein.

Die kindliche Entwicklung wird durch eine ständige Anpassung von Sensomotorik, Neugier- und Kognitionsverhalten an die unterschiedlichsten Situationen gefördert. Neugierde, variierende Wiederholungen und Ausprobieren sind dabei die Voraussetzungen für flexible Handlungsstrategien. Der Alltag wird erobert, entdeckt und bewältigt, das Kind lernt Ursache und Wirkung zu erkennen sowie Zusammenhänge herzustellen.

Bobath-Konzept bei Erwachsenen

Die Behandlung Erwachsener umfasst die Anbahnung und das Wiedererlernen von Bewegungen und Funktionen mit dem Ziel, wieder eine größtmögliche Selbständigkeit bei der Erfüllung der täglichen Anforderungen und der Integration in die gewohnte Umgebung bzw. den Beruf zu erreichen. Ergotherapeuten transferieren dieses Behandlungskonzept in den Alltag des Patienten. Sie nutzen gezielte Aktivitäten, um Ziele wie z.B. die Bewegungskontrolle beim Anziehen anzubahnen.

Dem Akutstadium kommt eine große Bedeutung zu. Es sollte so früh wie möglich mit der ergotherapeutischen Behandlung begonnen werden. Alle Beteiligten müssen ganzheitlich und alltagsnah zusammenarbeiten.

Castillo Morales Therapiekonzept

Das von Dr. Castillo Morales entwickelte Therapiekonzept ist ein ganzheitliches, neurophysiologisch orientiertes Konzept zur Behandlung von sensomotorischen und orofacialen Störungen bei Kindern und Erwachsenen. Es wird besonders bei Patienten mit einer muskulären – angeborenen oder erworbenen – Hypotonie oder nach einem Schädel-Hirn-Trauma oder einer Zerebralparese angewendet.

Das Konzept beruht auf den Lebensgewohnheiten der Eingeborenen Lateinamerikas, wie sie das Leben beobachten, handeln, kommunizieren und ihr Leben reflektieren. Für den Therapeuten ergibt sich daraus der folgende Therapieablauf: Das Beobachten, das Therapieren bzw. Handeln und das Reflektieren.

Zur Durchführung des Konzeptes spielen neben den verschiedenen Techniken auch Aspekte wie Bewegung, Funktion, Kommunikation, sensorische Entwicklung und sensomotorische Aktivität eine wichtige Rolle.

Die Motivation des Patienten ist von grundlegender Bedeutung. Daher muss die Umgebung motivierend auf den Menschen wirken, um einen sich gegenseitig befruchtenden Prozess in Gang zu setzen.

F.O.T.T.™ die Therapie des Facio-Oralen Traktes

Die Therapie des Facio-Oralen Traktes (nachfolgend F.O.T.T.™ abgekürzt) entstand Anfang der 70er-Jahre. Kay Coombes, Speech- and Language Therapist und Bobath-Tutor aus England, konzipierte basierend auf der Zusammenarbeit mit Karel und Berta Bobath diesen neurophysiologischen Ansatz zur Befundung und Behandlung von Patienten, die nach einer Hirnschädigung ausgeprägte Beeinträchtigungen bezüglich ihrer Gesamtmotorik (Haltung und Bewegung) und Körperwahrnehmung zeigen; vielfach weisen der Schluckvorgang, die verbale und nonverbale Kommunikation sowie die Atmung typische Symptome auf, die dem veränderten Gesamttonus, der abnormen Reflexaktivität sowie der gestörten Sensibilität zuzuschreiben sind.

Das Konzept versteht sich als ganzheitlicher und alltagsbegleitender Ansatz für den Patienten. Die Kontinuität der Therapie im Alltag wird durch interdisziplinäre Zusammenarbeit aller mit dem Patienten arbeitenden Berufsgruppen hergestellt (Ergotherapeuten, Sprachtherapeuten, Pflegende, Mediziner und Physiotherapeuten). Die Angehörigen des Patienten werden ebenfalls in den Rehabilitationsprozess integriert und angeleitet.

F.O.T.T.™ verfolgt das Ziel, dem Patienten trotz seiner multiplen Störungen zu möglichst normaler Bewegungserfahrung zu verhelfen und sensomotorisches Lernen zu ermöglichen. Inhaltliche Schwerpunkte der Therapie liegen im Bereich der Nahrungsaufnahme, der Mundhygiene sowie der Atmung, Stimme und Mimik (verbale und nonverbale Kommunikation).

Frostig-Konzept

Das Frostig-Konzept als neuropsychologisches Behandlungsverfahren wurde von Marianne Frostig entwickelt und dient der Behandlung von Kindern mit Wahrnehmungsverarbeitungsstörungen. Diese sind häufig die Ursache für Lernprobleme im Schulalter.

Mit dem weltweit bekannten und erprobten Frostig-Programm zur frühzeitigen und systematischen Förderung der visuellen Wahrnehmungsfunktionen wird die allgemeine Wahrnehmung verbessert und die Gefahr schulischen Versagens vermindert.

Grundlage dieses Programms stellt der Frostig-Test der visuellen Wahrnehmung (FEW) dar. Er erfasst mit verschiedenen Untertests Grundfunktionen der visuellen Wahrnehmung wie Auge-Hand-Koordination, Figur-Grund-Unterscheidung, Form-Konstanz und die Identifikation und Reproduktion von Gestalten.

Des Weiteren entwickelte Marianne Frostig den Frostig-Test der motorischen Entwicklung (FTM), der eine diagnostische Testbatterie zur Beurteilung der sensomotorischen Entwicklung von Kindern für die Bewegungsmerkmale Koordination, Beweglichkeit, Gelenkigkeit, Kraft und Gleichgewicht enthält. Zudem kann ein entsprechendes Trainingsprogramm zusammengestellt werden.

Das Frostig Konzept verbindet somit mit seinem ganzheitlichen Ansatz die kindliche Entwicklungsförderung und die Behandlung von Lern- und Wahrnehmungsverarbeitungsstörungen.

Perfetti-Konzept

Das kognitiv therapeutische Konzept nach Professor Perfetti ist ein neurophysiologisches Verfahren und wurde für Patienten mit Zustand nach Apoplex entwickelt. Der italienische Professor Carlo Perfetti, Facharzt für Neurologie und Leiter eines Rehabilitationszentrums in Italien, war mit den Ergebnissen der bisherigen Behandlungsmethoden nicht zufrieden. Seiner Ansicht nach wurde in der Therapie zu wenig Wert auf die aktive Aufmerksamkeit des Patienten und das Ziel der Bewegung gelegt. Anfang der siebziger Jahre begann er mit der Entwicklung seines Konzepts, das sich nach wie vor in der Weiterentwicklung befindet.

Wissenschaftliche Erkenntnisse und moderne bildgebende Verfahren sind die Grundlage für sein Konzept, welches sich an der physiologischen Funktionsweise des Gehirns und den diversen Möglichkeiten der Reorganisation orientiert.

Sensorische Integrationstherapie z.B. Jean Ayres

Dr. Jean Ayres (1920-1988), eine amerikanische Ergotherapeutin und Psychologin, war die Begründerin des Konzeptes der Sensorischen Integrationstherapie. Sie hat in einem Forschungsprojekt die Ursachen von Lernstörungen bei Kindern untersucht. Die Ergebnisse dieser Forschung zeigten eine Häufung von Verarbeitungsstörungen der Sinneswahrnehmung bei einem großen Teil von Schulkindern mit den verschiedensten Lernproblemen.

Sensorische Integration gehört zur normalen Entwicklung. Die Verbindung und Verarbeitung von Berührung, Bewegung, Körperhaltung, Riechen, Schmecken, Tasten, Hören und Sehen ist die elementare Grundlage von Handeln, Sprechen und Lernen.

Alle über die Sinnessysteme aufgenommenen Informationen werden „integriert". Das bedeutet, sie werden im Nervensystem und Gehirn weitergeleitet, verarbeitet und gedeutet, sodass sie in sinnvolle, der jeweiligen Situation angemessene Handlungen umgesetzt werden können.

Jean Ayres entwickelte einen speziellen Test zur Evaluation sensorisch integrativer Dysfunktionen. Das Erbe Jean Ayres wird stets nach neusten wissenschaftlichen Erkenntnissen auch mit verfeinerten Testverfahren und Behandlungstechniken weiterentwickelt.

Tiefenpsychologisch fundierte Gestaltungstherapie

Unter tiefenpsychologisch orientierter Gestaltungstherapie versteht man eine Therapie mit bildnerischen Mitteln. Sie wird, soweit die Therapeuten dazu berechtigt sind, in ambulanten Praxen in die Therapie einbezogen.

Die Techniken und Methoden der Gestaltungstherapie eignen sich, entsprechend variiert, für Kinder und Erwachsene. Einen besonderen Schwerpunkt hat die Gestaltungstherapie im Bereich struktureller Ich-Störungen wie bei narzisstischen Persönlichkeitsentwicklungen, psychosomatischen Leiden und Borderline-Erkrankungen, in der die präverbale Beziehung und das averbale Ausdruckserleben vorrangige Bedeutung haben.

Die Gestaltungstherapie basiert auf den theoretischen Modellen der Psychoanalyse, insbesondere der Ich-Psychologie und der Objektbeziehungstheorie sowie den Erkenntnissen der Analytischen Psychologie (C. G. Jung) und der Kreativitätstheorie.

Die bildhafte Gestaltung wird grundsätzlich in Beziehung zur Therapie betrachtet. Ihr Entstehungsprozess, ihre Form und Struktur wird als Ausdrucksträger der psychischen Innenwelt des Patienten verstanden. Sie wird durch das Medium der bildhaften Gestaltung sichtbar und einer therapeutischen Bearbeitung zugänglich gemacht. Durch den gestalterischen Prozess wird ein Vorgang der seelischen Strukturierung und Selbstorganisation ermöglicht.

14 Quellenverzeichnis

Ayres. Bausteine der kindlichen Entwicklung. Springer Verlag. Berlin. 1992

Bundesanstalt für Arbeit, Hrsg. Blätter zur Berufskunde. Ergotherapeut/Ergotherapeutin. Bielefeld. Bertelsmann. 1. Auflage 2000

Castillo Morales. Die orofaziale Regulationstherapie. Pflaum Verlag. München. 1991

Deutscher Verband der Ergotherapeuten, Hrsg. div. Schriften. Karlsbad

Deutscher Verband der Ergotherapeuten, Hrsg. Indikationskatalog für die ambulante Ergotherapie. Schulz-Kirchner Verlag. Idstein. 2001

Fisher. Sensorische Integrationstherapie. Springer Verlag. Berlin. 1998

Fröhlich. Basale Stimulation – das Konzept. Verlag Selbstbestimmtes Leben. Düsseldorf. 1994

Gemeinsamer Bundesausschuss. Heilmittel-Richtlinien. Siegburg. 2004

Lockowandt. Frostig, Integrative Therapie. Borgmann publishing. Dortmund. 1984

Raps. Gesetz über den Beruf der Ergotherapeutin und des Ergotherapeuten mit Ausbildungs- und Prüfungsverordnung. Reha-Verlag. Remagen. 2000

Scheepers, Steding-Albrecht, Jehn. Ergotherapie. Vom Behandeln zum Handeln. Thieme. Stuttgart. 1999

Sozialgesetzbuch V. KKF. Altötting. 2004

Sozialgesetzbücher III; VII; IX; verschiedene Quellen

Spitzenverbände der Krankenkassen, Bundesarbeitsgemeinschaft der Heilmittelverbände. Rahmenempfehlungen. Bergisch-Gladbach/Köln. 2001

Die Quellenangaben von Kapitel 12, Befunderhebung, sind dort unter dem jeweiligen Fachbereich aufgeführt.

15 Abkürzungsverzeichnis

Das Verzeichnis umfasst gängige Abkürzungen, die zwar nicht alle in dem hier vorliegenden Buch vorkommen, aber als Orientierung in der Praxis dienen können.

ABAG	Arzneimittelbudget-Ablösungsgesetz (1.2002)
ADL/ATL	Aktivitäten des täglichen Lebens
AEV	Arbeiter-Ersatzkassen-Verband
AFG	Arbeitsförderungsgesetz Gesetz, welches neben der Regelung der Arbeitsvermittlung und der Arbeitslosenversicherung u.a. die Förderung der beruflichen Bildung als Fortbildung und Umschulung zur Aufgabe hat.
AHB	Anschlussheilbehandlung
AIR	Ambulante interdisziplinäre Rehabilitationseinrichtung
AOK	Allgemeine Ortskrankenkassen
AprO	Ausbildungs- und Prüfungsordnung von 1976
AprV	Ausbildungs- und Prüfungsverordnung von 1999
AT/ATh	Arbeitstherapie
ATG	Ambulante Therapeutische Gemeinschaftseinrichtung siehe auch AIR
BÄK	Bundesärztekammer
BAR	Bundesarbeitsgemeinschaft für Rehabilitation
BeArbThG	Beschäftigungs- und Arbeitstherapeutengesetz
BfA	Bundesversicherungsanstalt für Angestellte
BG	Berufsgenossenschaft
BHV	Bundesarbeitsgemeinschaft der Heilmittelverbände Angeschlossene Berufsverbände: – Bundesverband selbständiger PhysiotherapeutInnen – IFK e.V. – Deutscher Bundesverband für Logopädie e.V. (dbl) – Deutscher Verband der Ergotherapeuten e.V. (DVE) – Deutscher Verband für Physiotherapie/ Zentralverband der Krankengymnasten/ Physiotherapeuten e.V. (ZVK) – VDB – Physiotherapieverband e.V. – Verband Physikalische Therapie e.V. (VPT)
BKK	Betriebskrankenkasse (Primärkasse früher RVO-Kasse)
BMBF	Bundesministerium für Bildung und Forschung
BMF	Bundesministerium für Finanzen

BMFSJF	Bundesministerium für Familie, Senioren, Jugend und Frauen
BMGS	Bundesministerium für Gesundheit und Soziale Sicherung
BMVEL	Bundesministerium für Verbraucherschutz, Ernährung und Landwirtschaft
BMWA	Bundesministerium für Wirtschaft und Arbeit
BT/BTh	Beschäftigungstherapie
BUB	Richtlinien über die Bewertung ärztlicher Untersuchungs- und Behandlungsmethoden
BVK/FA	Bundesverhandlungskommission / Fachausschuss Ergotherapie der BHV, verhandelt mit den Krankenkassen über die Vergütung und die Rahmenverträge für ergotherapeutische Leistungen durch niedergelassene Ergotherapeuten und beschäftigt sich mit allen damit zusammenhängenden Themen der Gesundheitspolitik
COTEC	Committee of Occupational Therapists for the European Communities Europäischer Verband der Ergotherapeuten
DKG	Deutsche Krankenhausgesellschaft Interessenverband der Krankenhausträger
DRG	Diagnosis Related Group neues Vergütungssystem für den stationären Bereich
DVE	Deutscher Verband der Ergotherapeuten (Beschäftigungs- und Arbeitstherapeuten)
ErgThG	Ergotherapeutengesetz
ET/ETh	Ergotherapie
F.O.T.T.	Therapie des Facio-Oralen Traktes
G-BA	Gemeinsamer Bundesausschuss
GKV	Gesetzliche Krankenversicherung
GMG	Gesetz zur Modernisierung der Gesetzlichen Krankenversicherung – Gesundheitsmodernisierungsgesetz
GMK	Gesundheitsministerkonferenz
GRG	Gesundheitsreformgesetz (1.1989)
GSG	Gesundheitsstrukturgesetz (1.1993)
HMR	Heilmittel-Richtlinien
HVBG	Hauptverband der gewerblichen Berufsgenossenschaften
ICD-10	International Statistical Classification of Diseases (and Related Health Problems) Internationale Klassifikation der Krankheiten (und verwandter Gesundheitsprobleme) = Diagnoseschlüssel
ICF	International Classification of Functioning, Disability and Health Internationale Klassifikation der Funktionsfähigkeit, Behinderung und Gesundheit (Nachfolger von ICIDH und ICIDH-2)

ICIDH	International Classification of Impairments, Disabilities and Handicaps Internationale Klassifikation der Schädigungen, Fähigkeitsstörungen und Beeinträchtigungen
ICIDH-2	International Classification of Functioning and Disability Internationale Klassifikation der Funktionsfähigkeit und Behinderung
IKK	Innungskrankenkasse (Primärkasse früher RVO-Kasse)
KBV	Kassenärztliche Bundesvereinigung
KV	Kassenärztliche Vereinigung
LÄK	Landesärztekammer
LKK	Landwirtschaftliche Krankenkasse (Primärkasse früher RVO-Kasse)
MDK	Medizinischer Dienst der Krankenkassen
MDS	Medizinischer Dienst der Spitzenverbände (der Krankenkassen)
NOG	GKV-Neuordnungsgesetz (7.1997)
OT	Occupational Therapy (Therapist)
PKV	Private Krankenversicherung
QS	Qualitätssicherung
QM	Qualitätsmanagement
QZ	Qualitätszirkel
RVO	Reichsversicherungsordnung Ehemalige Regelung der Krankenversicherung
SGB	Sozialgesetzbuch
SI	Sensorische Integrationstherapie
VdAK/AEV	Verband der Angestelltenkrankenkassen/ Arbeiterersatzkassenverband
WFOT	World Federation of Occupational Therapists Weltverband der Ergotherapeuten

16 Stichwortverzeichnis

Anmerkungen

1. Im Stichwortverzeichnis sind einzelne Diagnosen nicht aufgeführt. Diese sind in Kapitel 7 (ab Seite 135) zu finden.

2. Einzelheiten zu Befundverfahren in der Ergotherapie sind hier nicht aufgeführt. Diese sind im Kapitel 12 (ab Seite 189) zu finden.

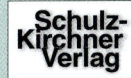
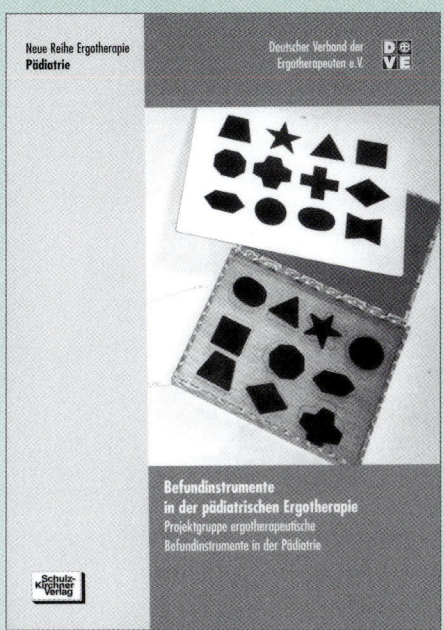
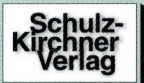

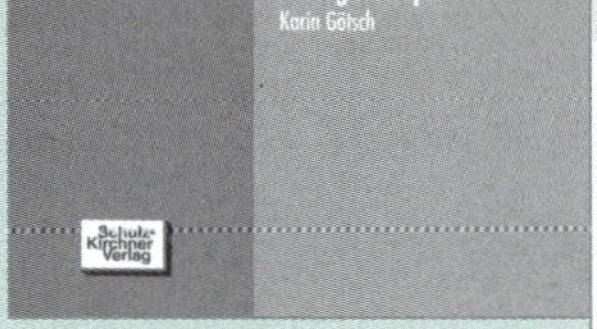

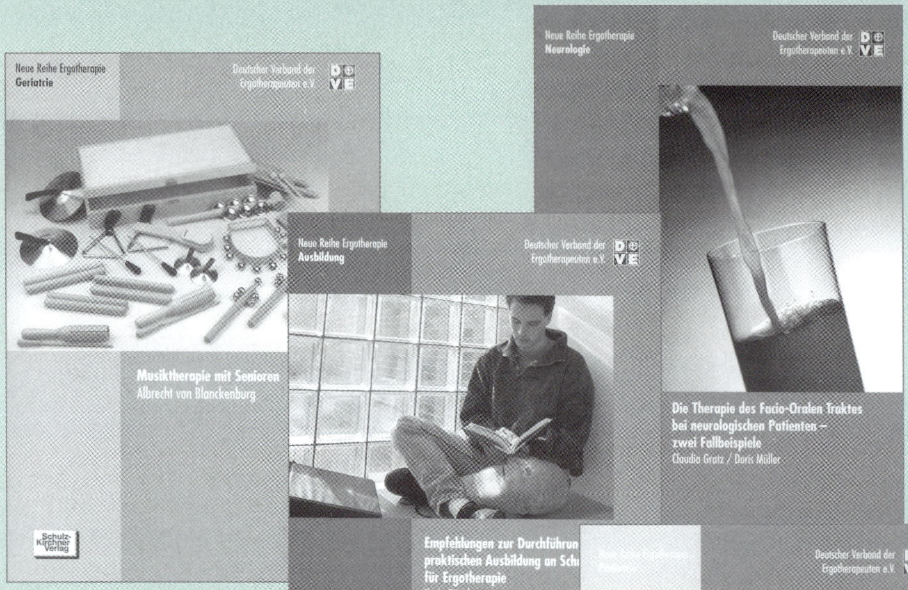

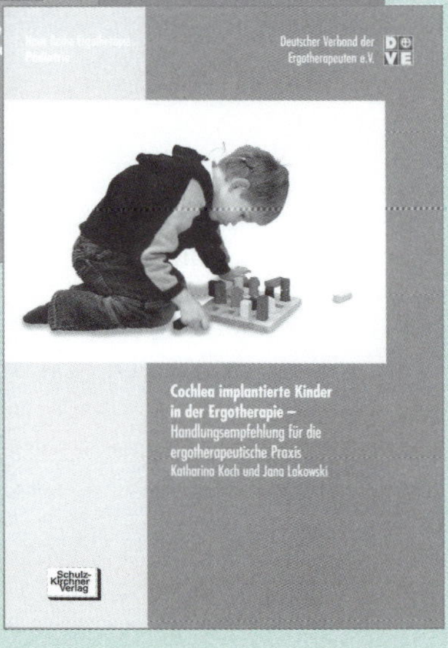

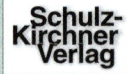
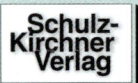